JN121728

子育てハンドブック
～脳性まひ児とともに～

社会福祉法人愛徳福祉会
大阪発達総合療育センター
鈴木　恒彦・船戸　正久・川端　秀彦
監修

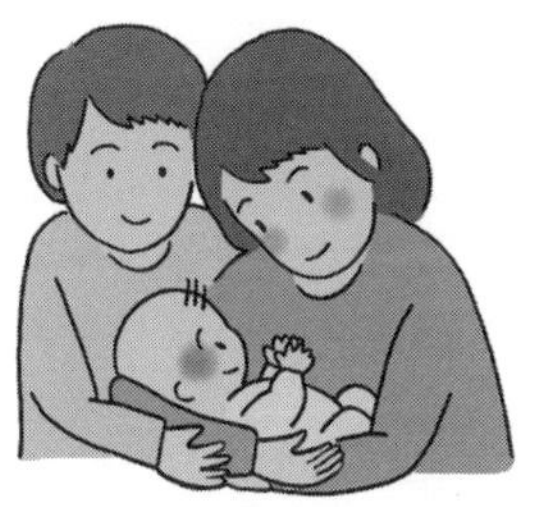

CHI
市村出版

[監　修]

大阪発達総合療育センター

鈴木　恒彦　社会福祉法人愛徳福祉会理事長，リハビリテーション科専門医，整形外科専門医

船戸　正久　センター長，小児科専門医，小児神経科専門医

川端　秀彦　南大阪小児リハビリテーション病院院長，整形外科専門医

[執筆者]

大阪発達総合療育センター

飯島　禎貴　小児科医

押川　龍太　言語聴覚士

大住　亮介　理学療法士

梶浦　一郎　整形外科医
　　　　　　社会福祉法人愛徳福祉会名誉理事長

曲　　洋子　理学療法士

木村　　基　作業療法士

木村　智香　理学療法士

河中真由美　理学療法士

河中　誉真　理学療法士

近藤　正子　MSW（医療ソーシャルワーカー）／看護師

阪口　和代　理学療法士

下平　花菜　言語聴覚士

須貝　京子　作業療法士

杉原　康子　臨床心理士

鈴木　恒彦　整形外科医

関口　　佑　作業療法士

田井　宏治　理学療法士

髙﨑　　睦　作業療法士

出口　奈和　理学療法士

中島　るみ　作業療法士

長田　絵美　看護師

錦織　　忍　作業療法士

濵田　浩子　言語聴覚士

馬場新太郎　理学療法士

飛地　洋美　作業療法士

彦田　龍兵　理学療法士

平原　珠美　HPS（ホスピタルプレイスペシャリスト）

水野　里佳　保育士

山本　典子　言語聴覚士

米持　　喬　作業療法士

（五十音順）

[本文　挿絵・イラスト]

彦田　龍兵　理学療法士

[表紙絵]

古屋　智予　学習指導員

表紙の花はイチゴの花をイメージしています
イチゴの花言葉は
「尊重と愛情」「幸福な家庭」「先見の明」「あなたは私を喜ばせる」
日頃子育てに奮闘する親御さんへの敬意の意味を込めて

本書を手にとられた皆様に

この本は，脳性まひの子どもが自分で手足をうごかしたり移動したりして，機能的活動につながる能力を発達させようとする時に，それをどのように手助けすればいいのか困惑されているご両親・ご家族に役立つように書かれたものです．絶版になったNancie R. Finnie編著（梶浦一郎・鈴木恒彦共訳）の『脳性まひ児の家庭療育（原著第3版）』（1999年　医歯薬出版）を参考に大阪発達総合療育センタースタッフの総力を挙げて執筆しています．

子どもを難しい課題に立ち向かわせながら学ばせるという，普通の子育てで誰でもする養育の手ほどきを使って，脳性まひの子どもが工夫された養育管理の中で学習してゆく様子が説明されています．毎日の決まった育児（課題）を行う際に，子どもを育てるご両親の役に立つように考えられたわかりやすい内容で，特に大事なことは，子どもの異なった運動・動作から起こりがちな障がいを避けて，親子でできるだけたくさんの日常的経験を一緒に楽しめるようにも工夫されていることです．

自分の子どもが何らかの脳損傷を受け，そのために脳性まひと診断されたとわかれば，多くのご両親にとってはひどいショックであり，インターネットで脳性まひの情報を片っ端から探し続けたりして，パニック状態に陥るものです．そして心の中で“脳性まひって一体どんなもの？”，“どうやったら子どもを助けられるの？”，“脳性まひのことは何もわからないけど…なにが期待できるの？”などと自分を問い詰めることになるでしょう．クリニックを訪れて子どもの治療と養育担当のさまざまな専門スタッフにみてもらうことは，元気づけられると同時に少し怖いという気がするかもしれません．本書の医学的側面の章や両親が感ずる問題についての章を読んでいただければ，このような気持ちは自分達だけではないんだと，少しでもほっとした感じを持っていただけるかもしれません．また，脳性まひの子どものケアに対応できる多分野からの医療・療育チームのメンバー全員が，いつも養育（育児）の疑問に答えられるように待ち構えていてくれることが理解いただければ，少しでも元気づけられるかもしれません．

Nancie R. Finnieさんは，英国のボバース夫妻の下で脳性まひの療育に長年携わってこられた療法士です．私どもの施設は，ボバース夫妻の考えを学んで，わが国で初めて「脳性まひ療育はゼロ歳から」を実践してきた施設であり，今年で創立50周年を迎えました．実は『脳性まひ児の家庭療育（原著第3版）』絶版後に，私どもに寄せられた療育に関する多数のご質問やご意見，ご要望が多岐にわたりました．同種の解説書を出版することによって，これにお答えするつもりで，創立50周年を記念して今回本書の出版を企画しました．

脳性まひに対する適切な治療法に関する考え方は，この100年の間にいくつかの変遷がありましたが，治療プログラムを組んで早期介入を行うことは，60年前頃から出てきた考えです．出生前の脳損傷が，出生後にいろいろな障がいを大きくする脳性まひの病態に注目した英国のボバース夫妻が，治療的ハンドリングを赤ちゃんの時から養育に組み込む提言をしてから広まりました．当初は病院などの医療機関中心の医療サービスの提供でしたが，次第に家庭を基盤とした地域社会で行う考え方に変わってきました．けれども，その子を乳幼児期から大人になるまであるがままの唯一無二の人間として，総合的な発達の中で障がいをとらえる子どものニーズへの全人的アプローチに考えの原点を持つことに変わりはありません.

どんな赤ちゃんでもお乳をのませたり，清拭・入浴・トイレをさせたり，抱っこされて移動することが連日同じように繰り返され，こういった育児作業は，母親の育児技能が備わる以前にどっと一挙に押し寄せるため,誰しもお手上げになるかもしれません．しかし，このような育児を通して芽生えてくるご自分と赤ちゃんの間のかえがたい絆がしだいに強まり，わが子が新しいことを覚えてくる度に報われた満足を感じて嬉しくなるのも事実です．同じような喜びは脳性まひの子どものお母さんにもあるはずですが，思ったように反応してくれない姿勢変化や異常に変化する筋緊張に困惑した中では，言われているような育児課題を繰り返すことが困難で，赤ちゃんが新しいことを覚える感動には至らないかもしれません．さらに育児作業のやりとりの中で，母子ともに一緒になって楽しく学習する機会が妨げられ，ご家族みんなで喜ぶ場面が少なくなるかもしれませんが，そこで行き詰まってはいけません．どこが問題かを考えましょう.

この本は，そのような課題にどう対応し解決する糸口を見つけてゆくかをご一緒に考え工夫し，本来の楽しい育児場面に変えてゆくヒントとハンドリングを提供することを最大の目標にしています．ここでいうハンドリングとは，直接的な治療の方法ではなく，両親が子どもの能力を引き出すために用いる扱い方,どのように手を差しのべるかのことです.子どもは治療時間内で新しく覚えた運動・動作を，適切なハンドリングの中で一日中練習して，ひとつの動作のある部分と他の動作を結びつけることができ，その結果，自分の能力や達成できる分野が増える体験ができます．このような方法で子どもの問題に取り組めば，ご両親は日常的な活動の中で子どもを扱うわけですから，限られた治療時間で得られた効果を生活の中に発展させられることになります.

一人の脳性まひの子どもの生下時から大人になるまでの成長・発達を考えてみてください．病院での疾病治療がその始まりかもしれませんが，まもなく月齢に伴う養育環境が,やがて年齢に伴う教育～就労環境が重なって津波のように脳性まひの子どもとご家族の上に押し寄せます．この結果，医療チームのメンバーだけでなく，保育，教育，福祉，就労などの専門家からのお手伝いの必要も増してきます.

この本はリハビリ処方を示しているわけではなく，ましてや子どもの治療を担当している専門の療法士の治療実践にとって代わろうとするものでもありません.この本の内容は,生後から5歳くらいまでの数年間を扱っているにすぎませんが，ここで述べる課題や活動は，その子が大人になり最終的に独立するために基本となる事柄です．大人までの成長過程に生じるさまざまな問題に，対応できるような活動についての解説が本来求められることは十分承知していますが，ご両親がもっとも悩み困惑する始まりは，私どもの経験から生後からの数年間と考えるからです.

この本を手にとられた読者の皆様の動機は，きっと脳性まひ児の困難に突然向き合うことになったことに違いありません．そうした方々のために，初めに脳性まひの医学的側面をふまえた心構えについて最新の情報を提供し，その後脳性まひがどんな意味を持つかを述べています．読者の皆様には，是非，基本的知識の枠組みから，適切なハンドリングをご理解いただければ幸いです.

2021年5月

鈴木　恒彦

推薦文
「子育てハンドブック～脳性まひ児とともに～」

児玉　和夫
公益社団法人日本重症心身障害福祉協会　理事長
堺市立重症心身障害者（児）支援センター　センター長

長きにわたりフィニー女史の「脳性まひ児の家庭療育」は，脳性まひ児がいるご家庭での子育てバイブルでした．関わるリハビリテーションのスタッフや医師にとってもご両親とともに学ぶ教材でした．日本語訳も1970年の第1版は7刷，1976年の第2版は25刷まで出されていました．1999年の第3版の発行数は知りませんが，非常に多くの人たちがこの本を手にしていたことがわかります．その本が絶版になるというニュースはとても残念でなりませんでしたが，今回訳者でもあった鈴木恒彦先生をはじめとする方々の手で後継本が出されることになり，私にとっては嬉しい限りです．

フィニーさんに私が初めてお会いしたのは1977年の秋でした．私はその年の10月から12月にかけてロンドンのボバースセンターで開催されていた，ボバース法8週間講習会に参加していたのですが，間を見てロンドン有数の教育医療病院であるガイ病院（Guy's Hospital）を訪問しました．そこでは小児科のジョリー教授が主宰する発達支援センターがあり，フィニー女史はそこの責任者でした．

このセンターにはロンドン内外で脳性まひの子どもを持ったご家族が，総合的な評価や家庭での育て方，リハビリテーションの組み方などを求めて来られます．数週間のコースがあり，遠い方は宿泊しながら通います．コースの最後には各セラピスト，心理士やケースワーカーが加わったまとめのミーティングが開かれます．もちろん当のご家族に，居住地域のケースワーカーやセラピストも一緒です．議長役はジョリー教授です．このコースには必ず医学部の学生が加わっています．彼らはそれぞれ脳性まひのお子さんを担当し，医学的な評価とともに，この子たちが育つために何が必要かを学ぶのです．そこでいつも的確な説明をし，ご家族を励ましていたのがフィニー女史でした．それまで脳性まひ児のリハビリテーションに取り組んでいた私でしたが，脳性まひの治療というより，脳性まひを持った子どもさんを育てる，ということの大事さを学ばせていただきました．

これに感銘を受け，1981年に私が勤務していた心身障害児総合医療療育センターにPTであるフィニー女史ともう一人ポーランドからのOTをお招きし，長期の講習会を開催しました．全国からたくさんのリハビリテーションスタッフと何人かの医師が参加しましたが，そこで多くの人が，脳性まひの子どもたちの支援に必要な多くのことを学んだと思います．

私にとっては親子の関係の大事さ，感覚・知覚・認知の重要性などが強く印象に残っています．障害があるからリハビリテーションで正常に追いつく，というより障害について多くの支援を用意し，できる限りの経験を可能にしてあげる，そのためにご家族に知っておいてもらいたいこと，私たちが学ばなければならないことなどがたくさんあると思います．この本で執筆者となった先生方は，大阪発達総合療育センターで長く脳性まひのお子さんとご家族に接して来られています．その経験が活かされて，良き導きの書になってくれることを願います．

2021年5月

目　　次

第1章　医療知識の基礎を理解するために

1　養育支援をふまえた心構え

脳性まひは複雑な病気ですので，この病気のすべての面を理解するのは困難です．その特質を理解しようという試みには，これまでたくさんの時間と費用がつぎ込まれ，現在もそれは続いています．毎年たくさんの新しい研究が発表され，脳性まひについての私たちの知識は常に変化しています．一方,脳性まひ児が必要とする援助の多くは,普通児のそれとまったく同じだということもご理解ください．彼らは家族の愛情を必要とし，その潜在能力を家庭で十分に見つけ出す機会が与えられなければならないはずです．しかし，家族内でも家族間においても，養育の負担には大きな差が生ずることから，子どものニーズのみならず，ご家族の養育環境のニーズについても考慮して家庭療育が進められる必要があります．育児の原則として,「生まれた時に正常であっても障がいがあっても，幸福で満ち足りた仲の良い家族の中で育てられれば，子どもはいともたやすく幸福感を達成し，大人として十分に社会的役割を果たすようになる」が，よく知られています．このことは，どのような子も，家族から愛され，受け入れられる必要があり，どんな困難や問題を抱えていても，ありのままを受け入れてあげるのが基本という意味です．脳性まひの子でも，できるだけ障がいに打ち勝つ手助けの特別な技術は必要ですが，育児の原則はまったく同じです．普通に受け入れることで，脳性まひの子と家族の間に楽しい人間関係が築かれ，望ましい環境の中で子どもの個性を育むことができるからです．

脳性まひ児の治療と養育管理では，広範な問題に長期に立ち向かうことになります．治療経過の中では，まひ症状が重い状況〜軽い状況まで変化しますし，筋緊張の変化による場面毎に変わる体のこわばりによる姿勢保持や運動の拙劣さ，さらにてんかん発作や感染症等の合併症が加わってきます．脳性まひ児は，目的に応じて効率的に運動することは誰もが苦手ですが，それだけではありません．感覚刺激の受け取り方は一人ひとり個別的であるため，誰一人まったく同じ障がいを体験する子どもはいません．それに伴い，運動まひの状態も発達に伴って一人ひとり異なってきますが，四肢・体幹の運動まひが全身にわたって均等に及ぶことはありません．安定した筋緊張が求められる頚部や体幹，肩や股関節の運動まひは，あらゆる姿勢保持を難しくします．自由な運動を可能にしている肘や手指，膝や足の運動まひは，随意的な動作や行動を止めてしまいます．脳性まひでは,これらが身体にまばらに広がっているので,片麻痺，両麻痺，四肢麻痺というような診断名について説明は加えてありますが，本文全体を通しては重要視していません．むしろ子どもがどんな症状を示すのかとか,姿勢による体のこわばりや,よく見られる運動・動作の困難の有無を重視しています．例えば筋緊張が高い（または痙直型）子どもは，運動の種類が少なくて定型化してゆき，次第に全身が屈曲位か伸展位の姿勢に固まってきます．また環境の変化と同期して常時姿勢の筋緊張が変わるジストニア型では，本来の相反的筋活動が妨げられ，主動作筋と拮抗筋の同時収縮によって関節が固まってきます．筋緊張が変動し，不随意運動と間欠的スパズムを伴うアテトーゼタイプの子どもでは，動くことはできますが，姿勢の崩れたばらばらの動きのため，姿勢コントロールが安定しません．筋緊張が低い低緊張あるいは失調型の子どもは，起き上がりや立ち上がり時に姿勢がぐらついて，何かに寄りかからなければ姿勢保持ができません．こうした障がいによって，頭部のコントロール不良や左右の非対称が不安定な姿勢を生み出す原因になり，自分の運動機能を効率的に協調させてゆく本来の子どもの自然な発達能力に影響を及ぼすことになります．これに加えてさらに目や耳の障がい，言葉の障がいを伴う場合があるかもしれません．この結果，脳性まひでは子ども一人ひとり，他とは異なった本来の定型プログラムから逸脱した運動の感覚を学習してしまい，ことによると学習面や行動面でも問題を抱えることになります．知的能力は問題なし～少し劣る程度，それ以下まで広範囲にわたり，加えて暦のうえでの年齢と発達年齢が多くの子どもで一致しません．発達のすべての面で一様に遅れていることもあれば，項目によって発達のばらつきがみられることもあります．すべての領域で2歳レベルの発達に留まっている4歳児がいる一方，大まかな運動能力は正常範囲内にあるにもかかわらず，手を使った細かな動作をするのが困難だったり，お話が難しい子どもだったりします．もちろんここに書かれた障がいのすべてが，どの子どもにも当てはまるわけでもなく不確実な部分が多いことをご理解ください．一般の子の生活で起こる何百とある事柄を，脳性まひの子も同様に経験する必要があります．障がいのない子どもにはなんでもないおもちゃの操作でも，脳性まひの子がそれを経験するには助けが必要になります．しかし子どもは年齢もさまざまなら障がいもそれぞれ違っているので，脳性まひの子に役立つ助けのすべてを網羅することは難しいと言えます．それを補うためには，その時，その時のお子さんの示す能力と，先々に期待される潜在能力についての情報を，関わる専門職とご両親との間で共有しなければいけません．一方で，本書に提示された多くの困難におじけづいてしまうご両親がおられても無理のないことかもしれません．しかし旅行に出かける時，最悪の事態を避けるために十分な計画をしようとすれば，旅先の国や地域の情報を前もって調べ，それで完ぺきとは言えないまでも，ご自分の目標達成に努力しようと決意されるはずです．

将来の予測不能な発達を悩んで考え込むのではなく，子どもの現在の発達状況を現実的に見据えて，最大限に能力を発揮する手助けをしようと決意することです．日々着実に巧みに働きかけていくご両親の確かな認識ほど，苦悩をいやしてくれるものはありません．ただし，脚の訓練にあまりに集中すると，普段の活動を組み込まなければならないことを忘れがちです．子どもに障がいがあってはいても，成長する子どもである事実を押しつぶしてはなりません．できるだけたくさん，子どもが経験することをさせてあげる必要があります．しかし互いに必死に頑張ってはいけません．赤ちゃんとご両親にとって楽しい時間をもつためには，いつも手本を示して→待って→励まして→待って→また手本を示して，を繰り返して赤ちゃんが反応するまで待ってあげてください．お母さんが赤ちゃんを助けて言語習得前のコミュニケーションを育む際の働きかけは，その後の発語の発達での「聞き取りと話しかけ」場面でも家族とのコミュニケーションの拡大に向けた有益な方法論につながります．異なった活動の重複が自然に生じて一体化され，次の発達に達する場面は，子どもの発達が進むと数多く見られます．子どものニーズの評価，総合的療育プログラムの作成と実行にあたっては，両親と専門職の間，異なる分野の専門職の間の効果的なコミュニケーションがなくてはならないものです（図1-1）．お一人でがんばり過ぎたり，ご家族だけで療育を乗り切ろうとせずに，専門職の知恵と力を十分利用されてお

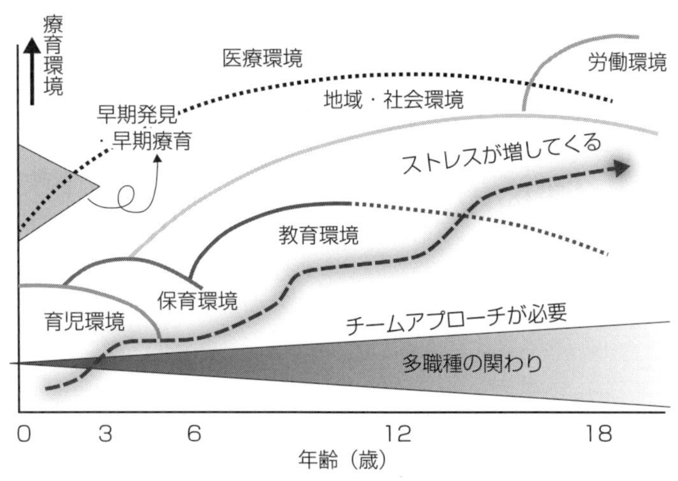

図1-1　脳性まひの療育環境の加重

子さんの能力を引き出してあげてください.

[鈴木　恒彦]

[参考文献]

1）Nancie R. Finnie（編著），梶浦一郎　他（訳）：脳性まひ児の家庭療育　原著第3版．医歯薬出版，2008.

2）梶浦一郎・鈴木恒彦（編集）：脳性麻痺のリハビリテーション実践ハンドブック．市村出版，2014.

2　医学的側面のはなし

1. 発見と診断

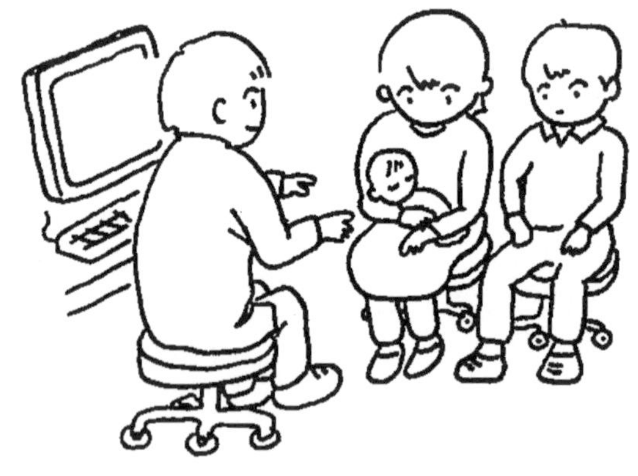

脳性まひの子どもの数は，先進国と発展途上国では異なりますが，わが国では，生まれてくる赤ちゃん1,000人につき2人よりやや多い比率です．最近では妊娠中からの検査の結果，出生前から脳性まひが疑われ，生直後から診断がなされることもあります．しかし多くの赤ちゃんは，1～2歳までに診断されます．脳性まひが「運動と姿勢の障がい」という病気のため，以前は整形外科医が診断に関わっていました．しかし現在は，病気の原因の多くが出産期までの間の虚血脳（後述）によることがわかってきて，産科や小児科，新生児科や小児神経科の医師が診断を行うことが多くなっています．私どもの経験では，脳性まひの赤ちゃんの少なくとも40％以上が早産，未熟児で，NICU（新生児集中治療部門）に関わる専門医が診断することもあります．一方生後4～6カ月頃になって，運動の発達の遅れに気づいてから診断される場合もあります．しかしいずれの場合も，腫瘍や筋病，変性疾患，染色体異常，先天異常症候群などの他の病気を除外して診断されますので，脳性まひの確定診断までに時間がかかるのはやむを得ないと言えます．一般の病気では，確定診断を待って病気の治療が行われますが，脳性まひでは，確定診断前の脳の発達の遅れが診断された時から，発達を促す支援を組み込んだ養育をできるだけ早く始めるように医師から勧められるはずです．しかし確定診断までの間，ご両親やご家族には，明らかに不安な時間を過ごされることになります．自分の子どもがひどく悪いと知ってショックを受け，以後の医師からの説明を受け入れられなくなったりするかもしれません．そんな時には，是非ご自分の信ずる子どもの能力を記録した状況（家庭での録画や写真等）を準備してクリニックを受診してください．記録の中には，診療場面ではみられない貴重な情報が含まれていたり，診断をさらに裏付ける情報があるかもしれません．大事なことは，脳性まひの診断までの間に子どもの能力の情報を医療者との間で互いに共有し，望むべき子どもの発達に向けた療育（後述）の準備をする必要があるからです．理解いただきたいことは，診断上で脳損傷があったとすれば，現時点では損傷部分を新しい脳細胞に取り換えるような治療法はないこと，しかし脳の発達を手助けできるいろいろな方法がたくさん準備されていることです．このような治療が組み込まれた養育のことをわが国では「療育もしくは，ハビリテー

ション」と呼び，医師のみならず療法士，看護師，保育士，介護福祉士等の専門ケアスタッフが参加したチームにより実践されます．脳性まひの診断後は，担当医と相談されて，このような療育サービスの利用をお勧めします．

2. 脳性まひのタイプ

まひのタイプには，手足が硬くなって動きに抵抗を示す痙直型やジストニア型と，自分の意思とは無関係に勝手に手足が動くアテトーゼ型，起き上がり動作や姿勢保持の時にふらついて動作ができない失調型などがあります．しかし多くの場合，初めて脳性まひの診断がなされた時には，まひの部位はわかりますが，タイプまでは観察からはわかりません．また，まひが軽ければ，部位すらわかりません．多くの脳性まひの赤ちゃんは，筋肉の病気に似て，筋緊張が弱いと言えます．もちろん脳の画像分析からわかる損傷部位やその範囲が細かく検討されて，まひのタイプを推測することはできますが，はっきりしてくるのは，療育が始まり赤ちゃんが自ら動き出して，腕で支えた起き上がり動作やお座り，つかまり立ち等の筋活動が活発になってからです．遅くとも，5歳頃までには，まひのタイプがはっきりしてきます．

3. 運動障がいの治療

診療場面では，ご両親やご家族から「うちの子は歩けるようになりますか」という質問をよく受けます．赤ちゃんの時期と，幼児期の時とでは，ご両親の知りたい情報の内容がかなり違うとは思いますが，脳性まひの子どもの最初で最大の関心事が，運動障がいにあることは間違いありません．その子が2歳頃になると，運動まひの状況から，将来歩くかどうかを予測することは実はそれほど難しくありません．しかしご家族がイメージされる「歩ける」能力は，みえない認知機能の発達によってその内容が異なることを覚えておいてください．ともあれ，治療で最初に考えなければならないことは，運動発達の遅れを考えて，正常発達でみられる姿勢や運動を促すことです．このための訓練方法は，実は古くから枚挙のいとまがないほどたくさんありました．またこれが最上の方法だと信じるさまざまな人たちもたくさんいます．しかし，脳の発達に関わる最近の科学的研究の進歩から，脳性まひの発達に合わせて変わる障がいに対して，適切な環境を準備して，適切な手助けをすることが重要であることがわかってきました．運動発達の遅れの治療は，赤ちゃんが持つ発達に向けた潜在能力を理解して，適切に援助することです．生まれたばかりの新生児では，初め地球の引力下で動くことが難しいのですが，脳の成熟が1年～1年半を超えると歩くようになります．歩行は進化の過程でヒトの中に組み込まれた遺伝情報による発達の一側面です．現在は，生後の学習によって歩行ができるのではないことがわかっています．手の運動についても同じように，学習によって指のつまみ運動ができるものではありません．運動発達の過程では，腹ばいからお座りへの起き上がりや，物につかまった立ち上がりには，必ず手全体を使った握り動作を伴います．この後に，自然に親指と人差し指を対向させてつまむ動作をします．この頃までに，指の基本運動に関わる大脳皮質由来の長い神経線維が，脊髄の他の神経とつながるわけです．さらに，支えなしの二本足で立つためには，両足の狭い基底面の上に，体の重心点が維持できるバランス反応が備わっていなければなりません．バランス反応は，身体の成長と神経系（脳，脊髄，末梢神経）の発達が，生後10カ月を超す頃に，上手く適合して現れてくる重要な反応です．しかし脳性まひでは，これらの反応がみられず，起き上がり動作もせず，手を握ったままで遊ぼうとします．バランス反応や指の基本運動の発現のために発達すべき脳の領域の発育が単に遅れる場合もありますが，多くは，損傷された脳神経の回路網の発達が，本来の発達プログラムから外れてしまうためです．したがって，

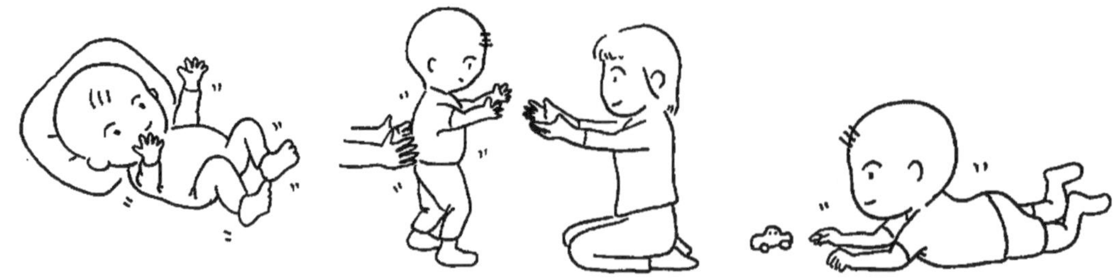

治療のために次に考えなければならないことは，生後の早い時期から，本来の発達プログラムから外れた奇妙な姿勢や運動を修正することです．本来の発達プログラムが外れることは，運動障がいだけではなく，知覚の本来の発達も外れて合併症（後述）にもつながるので，赤ちゃんの24時間の生活全体の養育方法を上手に調整する必要があります．どのように工夫した育児を行うかは，ご家庭の状況に合わせて療育チームのスタッフとよく相談しましょう．先に述べたように一人で歩けるようになるのは立位バランスがとれるようになってからです．何にもつかまらずに独り立ちができれば，歩くことは難しくはありません．運動障がいの治療のポイントのひとつは，二足立位の機能向上に向けたバランス反応を補う運動を容易にする体勢（3章7ポジショニングを参照）を，子どもの発達に合わせて育てることです．

(1) 身体の変形予防

脳性まひのお子さんでは，身体の成長と自発運動が妨げられるため，全身の発達のバランスがとれない結果，適切な処置をとらなければ手足の変形が避けられません．下肢では，足関節がつま先立ちになる尖足や，膝が伸びにくくなる膝屈曲，両脚が交叉してくることなどはよく見られる変形です．上肢では，腕を前に運べない肩の後退（リトラクション）や肘屈曲，肘から先の前腕回内，手首の掌屈，親指が閉じた変形がみられます．また脊柱の変形も見られます．一部の先天奇形を除いて，これらは初めからある変形ではなく，年齢が進むにつれて気が付かれるものです．したがって，変形が生じる前から予想して，適切なハンドリングを毎日継続することや，適切な矯正の補装具を使うこと，変形に関わる筋緊張を緩くする薬剤の服用や注射による治療などが必要です．また場合によっては，整形外科の手術が必要になります．特に脊柱変形（側弯症など）に対する整形外科治療については，この分野に熟達した医療機関への紹介が必要になります．いずれの処置や治療も，クリニックの医師，療法士，義肢装具士が関わりますので，変形の始まりに気づいた時には，日常の養育に身近なご両親や保育士の方々がすぐに相談してください．

(2) 筋痙縮とジストニア

運動障がいの原因の大部分が，脳損傷に伴い発達とともにみられる「体が硬くなる」原因となる筋痙縮とジストニアです．自らの運動が乏しいため，一日中同じ姿勢でいる時間が長く続いた場合に目立ってきます．一方では，発達を促すハンドリングによって子どもの自発運動が発達し，自分から動く筋活動が活発になるのに並行して現れてくる症状でもあります．脳性まひでは効率的な運動が難しく，ひとつの随意運動に多数の原始反射や連合運動が常に加わる状況から，普通より多くの筋活動とエネルギーが動員されるためです．これらを治療するためには，近年多くの薬剤と手術による治療法が普及してきました．薬剤としては，多数の筋弛緩薬の服薬療法，ボツリヌストキシンの注射療法，バクロフェンの脊髄腔内持続注入療法等があります．手術療法としては，選択的脊髄後根切離術や，筋腱解離術，延長術等の整形外科手術が一般化しています．しかしこれまでの歴史がある服薬療法と整形外科手術を除いて，他の治療法は一般化してからの経過が未だ10年程度のために，長期にわたる脳性まひの療育に寄与する役割は未だ明瞭ではありません．これらの治療の先進国の米国や韓国での長期にわたる治療成績でも，治療に効果的な痙縮やジストニアの脳性まひの子どもをどのように選ぶかが課題のようです．いずれにしても，痙縮やジストニアの治療だけで脳性まひの発達が正常に向かうわけではありません．大切な本質は，痙縮やジストニアの治療にかかわらず，ご自分のお子さんの発達に合わせた療育に適切なハンドリングと環境が維持できることです．

（3）逸脱行動

脳性まひの子どもでは，動けるようになって自己主張が明確になってくるに伴い，問題となる行動を示す場合がみられます．わずかなストレスに対する過剰な興奮や，集中力が乏しい一方，ひとつの物ごとにこだわりが強かったりすることなどです．この結果，幼少時では学習障がいが問題になったり，自閉的行動が集団生活への適応を困難にさせたりします．注意の集中力の持続時間が少しでも持てること，過剰な興奮に伴う運動が我慢できるようになることは脳性まひの子の重要な発達の要素であり，このための環境を作るようにしましょう．

（4）合併症

運動障がいの次にご両親から質問されるのは，「この子はどのくらいの知能になりますか」ということです．3歳頃にご家庭での療育がある程度軌道に乗ってきた頃に経験します．地域によっては，定期健診でお子さんの発達検査が行われ，指摘された知的発達の遅れが脳性まひの合併症とされる場合もあります．実際に，脳損傷に由来して思いもかけない学習障がいが生じることが珍しくありません．これまでの一般論では，半数以上のお子さんで，中等度以上の知的発達の障がいを来すともいわれています．しかし知的発達の要因となる学習障がいの中身は，読むのが苦手，読むのと算数は得意でも形を覚えるのが苦手，ものを描くことが難しいなどさまざまです．このことは，就学後の授業に参加する場面で時として困難を伴い，結果として知的発達障がいをもたらします．ですから常に学習過程をチェックし続ける必要があります．また重度の学習障がいでは，歩けるようになるのが遅れ，おしゃべりも遅れてしまいます．脳性まひの学習障がいの要因は，脳損傷による感覚情報の処理能力の発達の遅れです．処理能力の働きは，出生時に関わる新生児の合併症の管理から始まります．近年わが国では，脳性まひは整形外科ではなく，新生児科や小児科，小児神経科の医師が診断を行うことが多いことを述べました．それに伴い，運動と姿勢の障がいに加えて，呼吸や循環，栄養に関わる問題やけいれん発作を伴って発達が障がいされた状態で私どものところに紹介いただく場面が現在は一般的といえます．このため，脳性まひは単一の運動と姿勢の障がいの病気ではなく，さまざまな複合機能障がいを有する症候群と考えたほうが良いのではないかとも言われています．しかしすべてをまとめて診ることは難しいので，合併症の治療は，一般的にそれぞれの専門の診療科に依頼されます．このため，実際には各地域にある「こども総合病院」や「母子総合医療センター」が，合併症の治療にあたる場合が多いと言えます．以下に述べるような障がいごとに専門診療科を受診され，お子さんの複合障がいの程度と見通しについての情報を，ご両親と療育関係者の間で常に共有することをお勧めします．

1）視覚障がい（小児眼科）

目が見えない場合，赤ちゃんは触れられることや姿勢変化にとても敏感で，音についても過敏になります．このため，抱っこの姿勢から離した姿勢保持が難しく，しがみついて離れない時間が長くなります．その結果，一人座りや立ち上がりが苦手で，歩けるようになるのがひどく遅れます．また目が見えている場合でも視力検査が難しく，どの程度見えているかわかりません．しかし，乱視や弱視がかなりの頻度でみられます．このために眼鏡が必要になりますが，着けるのを初めひどく嫌がったりします．眼鏡によってよく見えてくれば，落ち着いて療育ができるようになりますので待ちましょう．

2）聴覚障がい（小児耳鼻咽喉科）

以前は，アテトーゼ型の赤ちゃんでよく見られましたが，現在は2歳以上になっても気づかれないことがよくあります．乳児期早期から聴性脳幹誘発電位（ABR）検査が一般化して，聞こえるか否かの判談が現在は容易になっています．しかし，2歳になっても発声の模倣がまったくない場合や，初めできていた発声が年齢とともに，出なくなった時には聴力検査が必要です．特に視覚に問題がなく，表情が豊かな赤ちゃんでは，3歳になっても一見聴覚の問題はないように見えます．人工内耳の手術やその後のトレーニングも含めて，集中して取り組む必要があります．難聴の場合は，早期から補聴器の使用を勧められますが，初めは長く着けてくれません．聴覚障がいは言葉の発達だけでなく，学習障がいにも影響が大きいといわれていますので，着けてくれるのを根気よく待ちましょう．

3）言葉の障がい（小児科）

話し言葉の表出障がいが，脳性まひの子には多く見られます．音づくりには適正圧と量の呼気と，顔面筋や口腔内筋の活動が必要ですが，アテトーゼやジストニア型のお子さんでは，これを調整することがとても困難です．このため優れた内言語をもっていても，自分の言いたいことを正確に伝えられないストレスから，心理的ジレンマに陥ることが珍しくありません．このことによって，さらに強まった筋緊張が全身に拡がり姿勢保持が難しくなります．おもに言語聴覚士が評価と治療に当たりますが，日々の生活の中で繰り返される子どもからのトイレやお腹がすいた訴えに対する介助の時の大人の話しかけタイミングが大切になります．その時の環境と姿勢も大きく影響しますので，保育や育児支援の中で工夫していきましょう．

4）てんかん（小児神経科）

脳性まひのお子さんでは，半分以上でひきつけ発作を起こすといわれています．新生児けいれんを起こす場合から，幼少時に1～2回の発作だけで済んでしまう子までいろいろあるようです．てんかんは，脳波の検査，発作が全身性か局所性か，発作の時の意識障がいの有無，頻度等からいろいろなタイプに分類されています．周りが気づかないものもありますので，発作が生じた時には，専門医による十分な検査と治療を優先する必要があります．通常は，てんかん発作の治療と並行して療育は継続されますが，難治性のてんかんの場合，療法士のハンドリングに困難を来すことがあります．発作を止めるための薬剤の多剤併用や大量服用から，子どもが日中も眠い状態が続く場合です．睡眠の調整がつかない場合も同様ですが，覚醒状態が低いために学習の積み重ねが難しいことです．メリハリのある日常生活を前提とした役立つ姿勢や運動を覚えるための働きかけが通じないことです．発作が起きてしまっても困りますが，発作はないものの薬のために日中低緊張で眠っている場面も，療育実践には不都合です．幸いこの分野の専門医は，この問題には精通しておられますので，ご両親やご家族はてんかんの治療方針に従って療育に臨んでください．

5）食事の問題（小児科）

脳性まひでは多くの赤ちゃんが栄養摂取の問題を生じます．もともと早産・未熟児では口からの授乳が初めうまくいきませんが，満期産期に達する頃までに哺乳瓶から上手に授乳できるような舌と口腔内機能が確立します．しかし脳性まひではいつまでも授乳が上手にならないので，栄養摂取の問題に関わってきます．正常な嚥下の発達では，首がすわる以前の飲み込みから，首が安定し離乳を始める頃からの飲み込みの変化が見られます．しかし脳性まひでは乳首に吸い付く反射はあっても，舌を使って乳汁を押し出す運動と乳汁を飲み込む運動が弱く，のどの奥の構造に従って乳汁は飲み込まれます．そのままの飲み込みが続くと，随意的と思えるような舌が口腔内で食べ物を押したり探したりする運動が発達しません．またその後に起きる，食べ物が舌に集められて一塊になり後方に送られる本来の舌の運動や，喉頭蓋によって気管口が自動的に閉じて飲み込みが起きる規則的な反射運動は，活動する機会が失われます．このことが別の重大な問題を生じさせます．それは口からの摂食後に生じる誤嚥（食物が誤って気管に入る飲み込み）の問題です．通常はせき込み(せき反射）によって誤嚥が防止されますが，脳性まひではこの反射だけでは防げない問題が生じます．誤嚥によって肺の感染症が生じると，全身の健康が損なわれて全体の発達がさらに妨げられます．無事に食べ物が食道から胃に送られた後にも起きる問題があります．胃食道の逆流です．生後間もない赤ちゃんにも起きる現象ですが，脳性まひの中にはこれが長く続くお子さんがおられます．その場合，胃酸が食道の粘膜をいためて食事の時に痛みを生じます．その結果食事を嫌がり栄養障がいをきたします.これらの問題に対しては，食事の時の姿勢と介助スプーンの使い方，適切な食物の形状と量等の工夫が必要になります．十分なカロリーのためには補助食品の投入も考えます．しかしどうしても口からの摂食が難しい時には，鼻から食道にチューブを通して胃にミルクや食物を入れる方法がとられます．これまでの経験から，長い期間チューブを入れておくと飲み込みや嘔吐反射に影響し，口からの食事をかえって難しくすることから，胃ろうの造設が現在は勧められています．子どもの栄養状態を維持しながら口からの食事も並行して行い，食事が普通にできるようになったら胃ろう部を閉じればいいわけです．食事の支援に関しては,療法士（言語聴覚士）や摂食支援専門の看護師がこの分野では熱心ですので，小児科医と相談しながらお子さんに合った方法を工夫してください．

6）よだれ（小児科）

口周辺のもうひとつの問題は，脳性まひでは唾液を飲み込むコントロールが困難のため，長い間前かけが必要になることです．どんな赤ちゃんでも唾液がたくさん出て,よだれ前掛けをしますが,長くても10カ月頃までには口を閉じて唾液を飲み込むことを覚えます．しかし脳性まひでは口を閉じることが難しく，年長になってもよだれで前を濡らしていることが珍しくありません．唾液がたくさん出ることは良いことですが，喉に溜まった分だけ飲み込むには，その瞬間唇を閉じる必要があります．口を自分で閉じることができるようになれば解決できるのですが，口唇からよだれが漏れそうになっても気づかないことも多いようです．また食べ物の取り込みや咀嚼運動にも大きく関係しています．さらに口唇音の発声にも影響しますので，この分野に関わる言語聴覚士と相談しながら，子どもに合わせた介助方法を工夫していきましょう．

7）歯の問題（小児歯科）

脳性まひでは姿勢や筋緊張の問題，口腔周囲筋の問題などが重なって，特徴的な口腔形態を示します．①長期にわたる背臥位が続くことによる下顎の後下方への落ち込み，②舌や口唇筋の筋活動が乏しいことによる歯列不正，③適切な舌運動が行われないことによる前歯～小臼歯の開咬（上下のかみ合わせが不可）が代表的です．これらの形態異常は幼児期から容易にう蝕（むし歯）と歯周病を起こす原因になります．またてんかん発作時の不用意な打撲や，噛み込みによる歯の摩耗や損傷，口腔粘膜や舌の咬傷も起こしやすいと言えます．抗けいれん薬の副作用による歯肉の増殖・肥厚は，口腔内の衛生環境を清潔に保つことを難しくします．このため脳性まひの歯の健康については，入念な歯磨きと歯科医による検診が大切なことを是非ご理解ください．清潔な口腔衛生が維持できなければ，日常的に歯肉炎を起こしやすく楽しく食べることが難しくなります．その結果栄養状態に影響を及ぼし，家庭療育を進めるのに困難をきたすことにもなります.

8）排泄の問題（小児科，泌尿器科）

運動障がいと摂食障がいのある脳性まひにとっては，避けられないこととして慢性の便秘と排尿コントロールの障がいがあります．どちらも早い時期から援助して，排便，排尿の習慣をつける必要があります．保育園や通園施設を利用され，規則正しい子どもの生活パターンが見込まれた時には，おむつを外すタイミングを考える必要があります．また繊維質の食べ物の工夫や，座薬等の利用で慢性の便秘を防ぐ必要があります．排尿のコントロールは難しく，排尿時の尿線の勢いのチェックが必要です．尿失禁の状態が続けば感染症の心配がありますので，検査をして対応方法を相談してください．

［鈴木　恒彦］

[参考文献]

1）Surveillance of Cerebral Palsy in Europe Prevalence and characteristics of children with cerebral palsy in Europe. Dev. Med. Child Neurol. 44: 633–640, 2002.

2）Christensen, D. et al: Prevalence of cerebral palsy, co-occurring autism spectrum disorders and motor functioning---Autism and Developmental Disabilities Monitoring Network, USA. Dev. Med. Child Neurol. 56: 59–65, 2014.

3）横地健治：脳性麻痺の考え方. 脳と発達, 41: 327–333, 2009.

3　病態からの家庭療育の実践

「脳性まひ」は100年以上前に英国の整形外科医，リットル氏が，お産の時に仮死分娩が疑われる病歴を持つ子どもにみられた運動まひとして初めて発表した病気です．しかしその後は，ポリオウイルスによる脊髄性小児の運動まひと一緒にされ，両方とも不治の病の「小児まひ」と呼ばれ，機能訓練によるがんばり（リハビリテーション）だけが求められました．しかしポリオワクチンによって，その後消滅した脊髄性小児まひと異なり，いろいろな障がいが運動まひと一緒に合併する脳性小児まひは，出生時期の前後に脳に損傷があることが原因であり，どんな損傷が機能障がいをもたらすのかについて，これまで世界中でさまざまな研究が長年なされて現在に至っています．その結果，今までのところわかっているのは，次のようなことです．

①脳性まひのおよそ90％は先天的脳奇形ではなく健常な脳が損傷され，そのおもな原因は虚血脳(脳を栄養する血液が酸素欠乏になった状態)である．

②虚血脳が，胎生期～出産期の間の脳の発達の何時の時期に，どの部分にどのように（一過性か継続的か）生じたかによって，損傷の程度が左右され，障がいが大きく異なる．

③脳の損傷修復のための神経膠細胞(グリア細胞)の増殖によって，その後の神経回路の成熟過程が妨げられ発達が障がいされる．

④未熟児では，容易に虚血状態となりやすい．

⑤胎生期（妊娠）早期に生じる炎症は，未熟児出産や脳の発達障がいを起こす．

①～⑤の損傷が胎生期の発達脳のいつの時期に，どこの部位に，どの範囲に起きるのかにより，脳の成熟段階に応じて麻痺の部位やタイプが異なり，障がいの大きさが違ってくることがおおよそわかってきました．少し難しいお話しになりますが，虚血脳の状態になると細胞エネルギーの枯渇や，過剰興奮による化学伝達物質（グルタミン酸）の過剰放出，酸化ストレスによるミトコンドリア損傷が生じて，神経細胞やグリア細胞が壊れてしまいます．その結果，中枢神経線維の髄鞘（ミエリン鞘）を作る乏突起膠細胞も損傷され，神経の髄鞘化が障がいされます．髄鞘化の障がいは，脳の神経の情報処理の遅滞・効率性の低下による学習機能の障がい，適応機能の神経回路網の発達障がいを来すことになります．元々出生時の新生児の脳の中心部（脳幹とその周辺）を除いた大脳の神経線維には髄鞘がありませんので，出生前から髄鞘化の準備が遅れる脳性まひでは，生後の地球環境に生きるあらゆる手がかりや手立ての適応が難しい状態となるわけです．ここまでは専門的な難しい部分のお話しですが，脳の障がいのお子さんをいくら注意深く観察しても見つけられない部分でもあります．長年にわたるこのような脳科学の研究から，脳性まひの原因は，現在かなりの部分でわかってきていますが，その結果ますますわからない部分も増えてきました．それは，科学的な研究結果として示された脳の画像解析と，そこから推測される臨床症状が必ずしも一致しないことや，想定を外れたてんかん発作をはじめとする多くの合併症状を持つことです．赤ちゃんの時の自らの動きが少ない運動障がいは，皮膚や筋肉，関節などからの体性感覚だけでなく，視覚や聴覚

を含む感覚刺激の適正分化と統合を妨げ，単純化させます．感覚刺激が単純化すると，複雑な運動の学習を大きく妨げ，知覚の形成障がいをもたらし，認知機能の発達障がいに至ります．結果として複合障がいをもたらすことになります．現在言えることは，私たちが実際に観察できる脳性まひの症状は，大げさに言えば，赤ちゃんが生後の地球環境に生きるための適応が難しいままに懸命に発達し，発達に伴って合併症や，次の発達につながる更なる障がいが目立ってきた身体の状況といえます．このため，生まれるまでの母体内の環境と生後の育児環境が，脳性まひの障がいに大きく影響するにちがいないと現在は考えられています．しかしこのような考え方は，60年前までは小児医療にはまったくありませんでした．このことに注目し，赤ちゃんの早い時期から療育を始めたほうが，障がいが重くならないかもしれないことを初めて指摘したのが英国のボバース夫妻でした．この本の序文でも述べられているとおり，ボバース夫妻の下で長らく働いておられた療法士のナンシー・フィニーさんが書かれた『脳性まひ児の家庭療育（原著第3版）』の後継書として出版された理由がここにあります．ボバース夫妻は，脳性まひの子どもの養育の中に組み込むべき治療的ハンドリングの技術と考え方を，これまで長年にわたり世界中の医療関係者に伝えてきました．その結果，家庭療育の中のハンドリングの考え方は，わが国を含め世界中の脳性まひを扱う関係者にとって一般的な考え方になったと言えます．その根幹にあるのが，子ども一人ひとりの個性を大事にして，家庭で受け入れられる範囲の24時間，育児の中で子どもの発達を促す潜在能力を探して伸ばそうとするものです．このために赤ちゃんの時から，その子の障がいの特徴に応じた育児の工夫と，関わるべき専門職の適切な支援，そして少しでも役立つ情報をご両親やご家族にどう伝えるかを重要視しています．本書で扱う5歳までの乳幼児期の頃は，運動能力が発達するとともに，感情，知性，コミュニケーション，社会性などの面で急速な成長がみられます．ちょうど次々と絵模様が変化するあの万華鏡によく似ています．将来の発達にとって有益な多くの事象が次々と起こっている時期なのに，反応が乏しい子どもの行動に接する都度，気が重いことが多く，もし療法士の支援が得られなければ，家庭での時間は両親にとって簡単な課題さえ重荷に感じられるかもしれません．お子さんが将来歩けるようになるのか，話せるようになるのか，脳性まひの赤ちゃんがどのように成長するのかは，実はわかりません．なぜかと言うと，今の医学では頭の検査をしても，その時点の損傷と発達の段階の説明ができても，予測的なことはほとんどわからないからです．遺伝子の検査も，どこに異常があるのかがわかっても，その子の症状の特徴を説明できることは限られています．どこまで異常に関係があるかはわからないことがほとんどです．では，医学でできることは無いのか？　そんなことはありません．例えば小脳が傷害されているとバランスを崩しやすいなど，大まかにわかっていることがあります．そういう子ども達は，眼で見ることを利用して自分のバランスを調整することで傷害されている小脳の働きをカバーしています．自分の力だけでそのやり方を学ぶのは難しいですが，療法士が赤ちゃんの生活を担うご両親をサポートすることで学びやすくなります．生まれたばかりで泣くことしかできない赤ちゃんが，何ができないかは誰もわかりません．しかし大きくなっていくのに合わせてわかってゆく「できる」，「できない」を組み合わせて運動能力を伸ばしていくうちに，どこまでできるかハッキリしてきます．子どもの療育は「できること」探しです．お子さんのできることを探して，見つけて，少しずつ伸ばしていって，できることを増やしていくことです．療法士の治療場面や保育の時間だけではお子さんのできることを全部見つけることは難しいかもしれません．ぜひご家族で「できること」探しを手伝っていただいて，できることを増やしていって下さい．「できない」ことを別の「できる」ことでカバーして，食べる，歩くなど運動能力を伸ばしていきましょう．ではできない時にはどうしましょう．みんなで一緒になって考えて，小さなできることを集めていきましょう．例えば脳性まひのお子さんは，身体の姿勢を整えるのが苦手なことがあります．手の位置や足の位置を思うように決められなくて，全身に力を入れて緊張するばかりで姿勢を思ったように直せない．そんな時には，まず安心させる声がけと介助によってより緊張の少ない環境を作りましょう．でき上がった姿勢は，子どもの目指した姿勢ではないかもしれません．療法士にも相談し，もっと容易なハンドリングによって，どんな姿勢が一番楽なのかを見つけてゆきましょう．本人ができること，親ができること，療法士の先生，看護師さん，お医者さん，できることを集めることで，時間はかかるかもしれませんが，多くのことを乗り越えられます．自分一人でがんばる必要はありません．脳性まひと言う病名では無く，○△君，□◇ちゃんという個性を持ったお子さんの人生を豊かにする手伝いを私達にもさせて下さい．

［飯島　禎貴・鈴木　恒彦］

［参考文献］

1）Bax, M. et al: Clinical and MRI corelates of cerebral palsy: the European Cerebral Palsy Study. JAMA 296: 1602–1608, 2006.

2）Raybaud, C.: Destructive lesions of the brain, Neuroradiology 25: 265–291, 1983.

3）Dan, B. et al (eds): Cerebral Palsy: Science and Clinical Practice, Mac Keith Press, 2014.

4）Babcock, K. A. et al: Injury to the preterm brain and cerebral palsy: clinical aspects, molecular mechanisms, unanswered questions and future research directions, J. Child Neurol. 24: 1064–1084, 2009.

5）Talos, D. M. et al: Developmental regulation of α-amino- 3-hydroxy-5-methyl-4-isoxazole-propionic acid receptor subunit expression in forebrain and relationship to regional susceptibility to hypoxic/ischemic injury. II. Human cerebral white matter and cortex. J Comp Neurol. 497: 61–77, 2006.

6）Emery, B.: Regulation of oligodendrocyte differentiation and myelination. Science 330: 779–782, 2010.

7）大野伸彦：総説；軸索と髄鞘の相互作用の分子メカニズム．山梨医科学誌 29（1）：19–30，2014.

8）Ohtaka-Maruyama C, et al: Synaptic transmission from subplate neurons controls radial migration of neocortical neurons. Science Apr. 14 2:00 pm online, 2018.

第2章 子どもの発達状態を理解するために（基本的知識）

1 基本動作の発達・運動のはなし

この章では，「運動」，「目と手」，「食べる」機能の大きく3つの視点から子どもの発達について示します．子どもの発達は，これらさまざまな要素が相互に影響しあって成り立っています．

1．粗大運動発達の基本要素

（1）重力（図2-1）

地球上では，支えるものがないと物体は地面に落ちてしまいます．このように地面に向かって引っ張られる力（引力）のことを「重力」といいます．私たち人間も常に「重力」がかかった状態にいます．赤ちゃんは,生まれた直後からその「重力」に適応しようと動きはじめます．

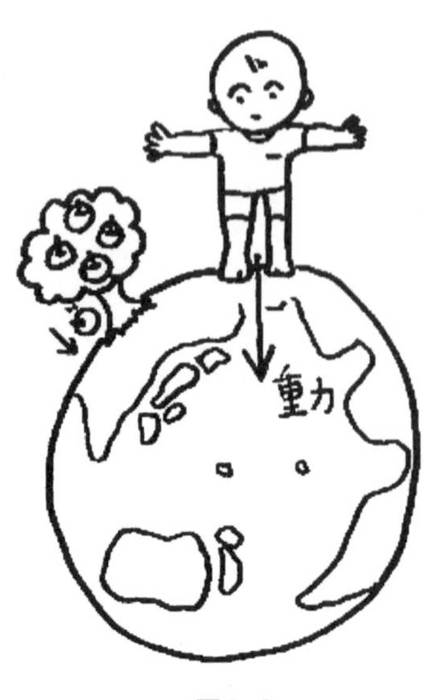

図2-1

（2）支持面（図2-2）

「重力」がかかると，人は空間に浮いていることができないので，必ずどこかに触れて体重をあずけています（図2-2a）．親に抱っこされている赤ちゃんであれば，母親の胸や腕に触れている背中やお尻の部分です（図2-2b）．その体重を受けている部位を，「支持面」といいます．「支持面」に注目すると，子どもの姿勢や運動がイメージしやすくなります．

例えば，体全体の広い面が床についている仰向けの姿勢は，「支持面」が大きく，体が安定しているとイメージできます．つま先で立っている姿勢は，「支持面」が小さく，体が不安定であるとイメージできます．つま先で立っても倒れないということは，重力と反対方向に体を起こそうとするバランスがとれているとわかります（図2-2c）．

（3）運動発達と支持面の変化（図2-3）

うつぶせで頭を挙げる運動は，「支持面」が狭くなる不安定な状態へと変化します．頭が挙がったぶん，体の重心は高くなります．そこから四つ這いになることは，お腹全体の広い支持面から手

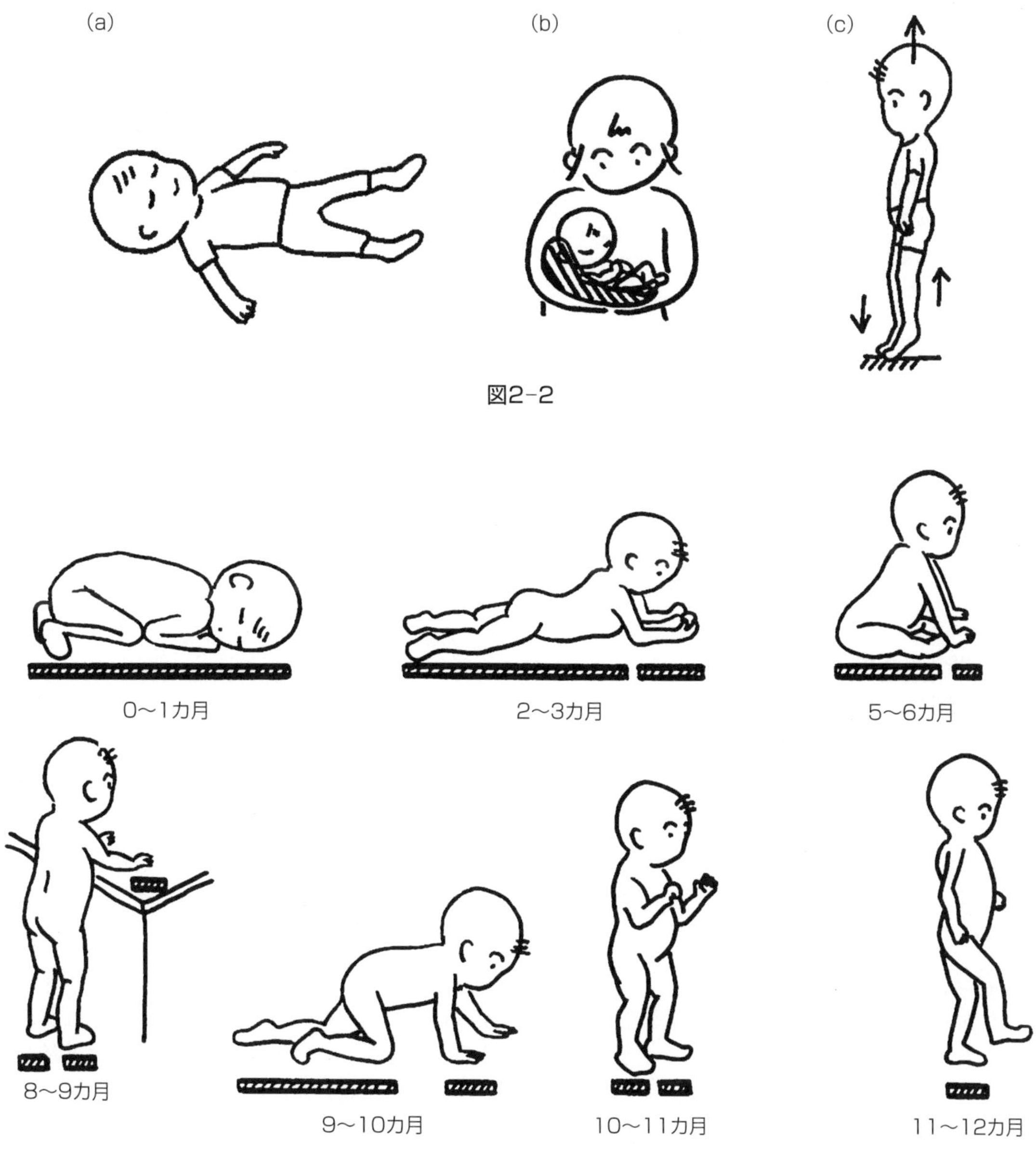

図2-2

図2-3　姿勢と支持面の変化

のひらと両膝へと支持面の場所も広さも変わることです．運動発達は，支持面と重心の変化とともに，子ども自身が自分の体を安定させ，重力に負けないように体を起こして，バランスをとることが上手になっていく過程といえます．

何らかの疾患によって運動に障がいのある子どもでは，自分の体を安定させたり，重力に負けないように体を起こしたり，バランスをとることがうまくできません．子どもはどんなふうに動くか．あるがままの動きを見守ると，その子なりに重力のかかる環境で，安定した支持面を得るために，できる限りの運動をしていることに気づくでしょう．個人差はありますが，例えば，不安定で落ち着いた姿勢がとれない子どもであれば，包み込むように抱っこして「支持面」を得られるようにしてあげれば,そこに適応して安定することができ,その結果リラックスできるかもしれません.このように「支持面」を意識することができれば,子どもの運動の理解が深まります.また,どのような抱っこや姿勢のとり方が子どもによいのかを考える手がかりにもなるでしょう.

2. 定型運動発達

運動障がいのある子どもたちの運動発達を理解するためには,健常児の発達をある程度知っておくことが大切です.ここからは,子どもの定型発達を背臥位（仰向け）・腹臥位（うつぶせ）・座位・立位・歩行に分けて整理していきます.

(1) 背臥位の発達（新生児～6カ月）

生まれて間もなくとる姿勢のほとんどは背臥位,仰向けの姿勢です.正常発達では平均生後3カ月で首がすわり,お座りができるようになるまでの6カ月間は,頭や首の姿勢を保つ力をつけるために費やされます.

1）新生児～2カ月

新生児の背臥位の姿勢の特徴は,手足を曲げて全身を丸くさせていることです.手や足が重力にしたがって伸びることもありますが,すぐにコイルが巻き戻るように曲がります.まだ筋肉の緊張のコントロールは難しいので,頭をまっすぐ正面に保持することは難しく,右か左のどちらかを向いています.この時手足は,向いている方の手と脚が伸びて,反対の手と脚は曲がる姿勢（非対称性緊張性頚反射）が一般的ですが,手指を口でしゃぶる動作が見られます.反射的に手足を伸ばす運動によって,支持面の変化を感じる経験がはじまります.

2）3カ月～6カ月

生まれた頃と比べると,体幹の左右対称性が高まり,頭を正面で保持することができるようになります.頚定,いわゆる「首がすわる」の始まりです.頭や体幹が真ん中で安定してくると自分の手を見ることができるようになり,手と手を合わせる運動が起こります.両足は同時に持ち上げ,対称的な姿勢や運動が増えてきます（図2-4a).4カ月過ぎから,首が見えるようになり,顎を少し引くような動きをして体幹が起きやすくなります.お腹の筋肉が働いてお尻や足を床から離して,自分で膝やふとももを触ることができます.足は空間の運動だけでなく,床に押しつけるようにもなります.押しつける足の動きは土台となる体幹をさらに安定させます.その後足を床についたままお尻を挙げるブリッジ運動をすることがあります（図2-4b).このブリッジの動きで偶発的に頭のほうへ進むことがあり,移動の気づきになります.首がすわった生後5カ月頃には,両肩が浮くくらい頭と腕を上げる子もいます.お尻と足を宙に浮かした左右外側にドスンと落とす運動の繰り返し（遊び）をして,体幹が回転する運動から寝返り運動を覚えていきます.

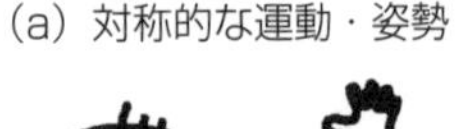

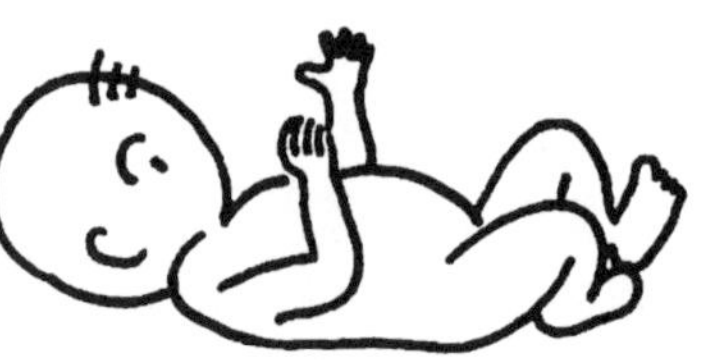

(b) ブリッジ

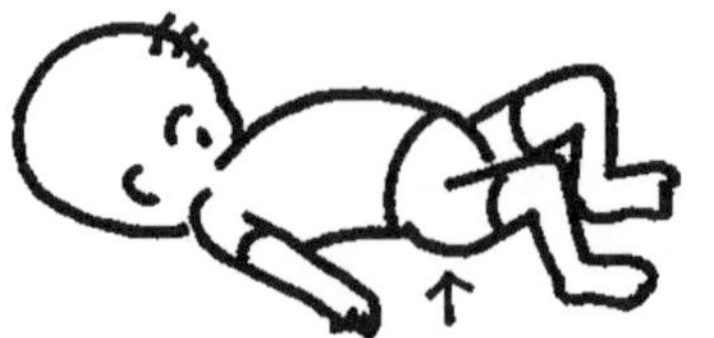

(c) 手で足を掴む

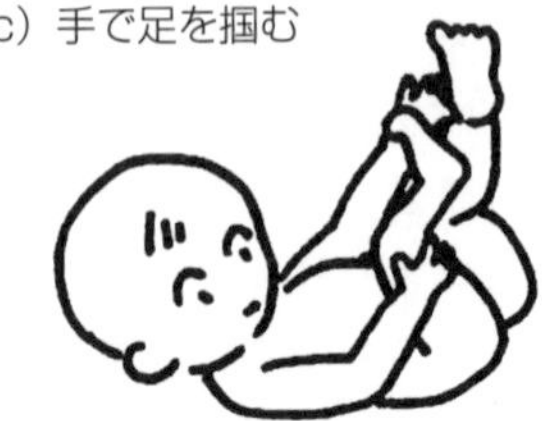

図2-4

6カ月になるとさらに足を宙に浮かし，そのまま膝を伸ばして保持し（図2-4c），手で足をつかんだり，足を口に入れたりもします．これは自分の体を知るための大事な活動で，頚や腹筋の筋活動がさらに増えてきます．

筋肉の緊張の低い子では体を起こす活動が弱く，頭や体を真ん中で保持することが難しいため，体幹が安定せず非対称に体がねじれたような姿勢が見られます．もともと自分の動きの少ないこともあり，床に張り付いているように見えるかもしれません．しかし，この姿勢や運動も，子どもが自分の体を重力環境に適応しながら安定させようと，自分なりに頭や手足を動かし支持面を広くした結果とも考えられます．背臥位の発達では，生まれた直後の丸みを帯びた転がりやすい体を，左右の真ん中で保つことができるようになることが重要な要素になってきます．

(2) 腹臥位の発達（新生児～6カ月）

腹臥位，うつ伏せの姿勢は，将来，立位や歩行などの重力に対抗する姿勢をとるための準備となる重要な姿勢です．またこの姿勢で始まる体を起こすための腕や肩で支える運動は，手や腕の発達にも関係してきます．

1）新生児～2カ月

生まれてすぐの赤ちゃんは背臥位の時と同じように，手足を強く曲げた姿勢をとり，床かお尻が浮いた状態になります．この時重力は首や肩，胸に加わります．まだ頭を挙げる力は無く，呼吸をするために首は右か左を向いています．2カ月頃になると頭を床面からあごを離す程度の高さまで挙げます．そうすることで体重が少しずつ足の方にかかり，お尻が下がり，お腹が床への支持面となります．頭をあげることによって，頚と胸が伸びる運動が促され，股関節も伸びる方向に力がかかり，曲がっていた手足の伸展の動きが出現します．

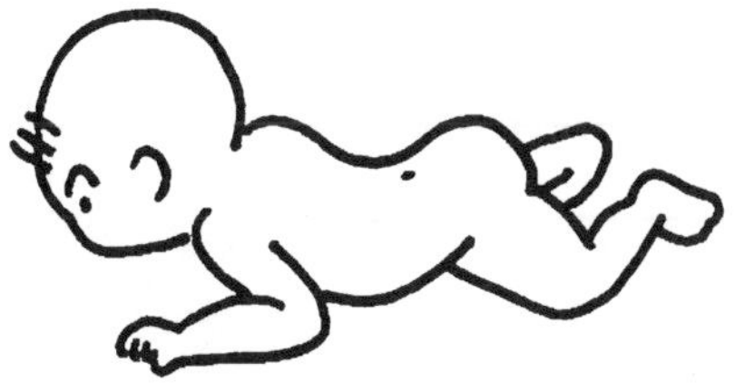

図2-5

2）3カ月～6カ月

3カ月になると，さらに脚が伸びる方向に活動が高まり，腕（肘）で体重を支えて頭をまっすぐに挙げます（図2-5）．頭の向きによって左右に重心を移動させ，自分の支持面の端がわかるようになり，バランスの幅が広がります．4カ月から5カ月にかけてさらに股関節が伸びる運動と，目の発達により遠方を見ようとする頭の持ち上げ，肘を伸ばして腕で支える肩関節の運動との間の前後の押し戻し運動が始まります．ついには手のひらで支えて頭を挙げる姿勢がとれるようになり，重心は次第に腹部，足の方へ移動します．その結果，視線をより遠方に向けることができ，視野が拡大します．時として，支えている手の位置が不安定のためにバランスを崩して偶発的に背臥位に戻ったり，何かを取ろうとして手を伸ばしてバランスを失って姿勢を崩したりします．こういった活動の中でいろんな動きをたくさん経験し，体の向きを変える移動能力も発達します．6カ月になると赤ちゃんにとって腹臥位は遊びやすい姿勢となっていきます．この時期には支持面はお腹へと移動し，そこを支点として全身を伸展させ，将来の立位での脚の支えに関与します．これは飛行機が飛んでいるような姿勢なので，エアプレーン姿勢（図2-6）と呼ばれ，人生で最大の伸展活動になります．また，お腹を支点にして動けるので，子ども自身が望む方向へ向きを換えることができ，四つ這いの姿勢がとれることもあります．しかしこの時期は，まだ移動することはできません．

腹臥位の発達では，頭部のコントロール，手や足を伸ばした支持運動（抗重力活動）を生み出すため，支持面が大きな役割を果たします．体の動

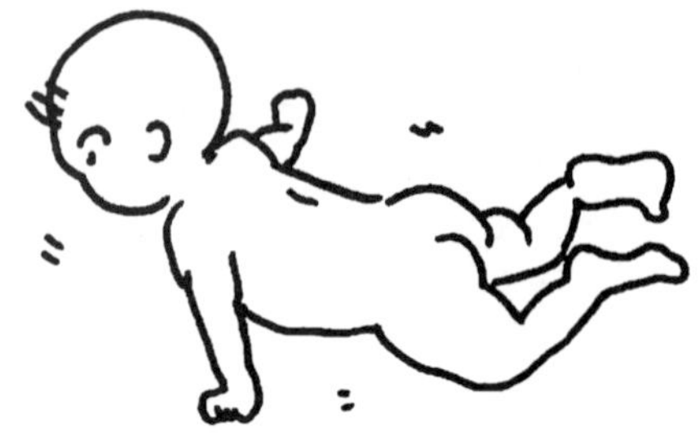

図2-6　エアプレーン

きに応じて安定した土台が徐々にできあがっていきます．床から頭を持ち上げるのが難しい子どもは，自身の体の支持面と動かすことができる部位の調和ができていない可能性があります．こんな場合，肩や胸に体重が乗り，お尻が浮いている腹臥位では，動けないまま姿勢と運動の自由が利かないので，もっとも嫌いな姿勢になってしまう恐れがあります．

(3) 座位の発達（新生児〜8カ月）

座ることは，赤ちゃんにとって重要な抗重力位の姿勢です．首がすわった後に，両手とお尻で支えたお座りの支持面は，その後の発達で背中がしだいに垂直に起きてくると狭くなり，重心点は高くなります．骨盤と脚だけの支持面で，手の支えなしでも体幹が安定すると，両手が空間で自由に使え，遠くまで物を見ることができます．

1）新生児〜3カ月

新生児期には，自分一人で座ることはできず，座らせようとしても二つ折りになります．2カ月頃に体幹を支えてあげると，お座りの形はとれますが，首の筋肉の発達が未熟で外からは首が見えません．3カ月頃に首がみえるようになり，支えなしでは座れませんが，あぐら座りのように支持面が広がり，特に横方向に倒れにくくなります．この時期はベビーチェアーなどに背中とお尻を支持面として座ります．首がすわりつつあり，正面を向くことが増えてきます．赤ちゃんは周りを見ることを楽しみ，さらなる頭のコントロールの向上につながります．

2）4カ月〜6カ月

4カ月では首がすわって体幹は前にかがんで安定し，左右へ首を動かすことで重心も微妙に右や左に動き，その動きをお尻と両足で広がった支持面で感じます．左右だけでなく，自分で身体を前後に揺らして遊び，前後方向の重心移動も感じます．しかし一人で支えなしで座れるほどの安定感はありません．5カ月を過ぎると，股関節の開きはさらに大きくなり，足の筋活動も高まって支持面はさらに広くなります．この座り方をリング座位といい，安定感が増します．座っている状態での体の動きが激しくなり，同時に手を床について，自分で座位をコントロールできてきます．首も安定するので視界も広がり，遊ぼうとするしぐさが増えてきます．この時期にいろいろな遊びのチャレンジをすることはバランスの発達に非常に重要になってきます．6カ月になると，多くの赤ちゃんは自分一人で必要な時は手をついて，1分間以上支えなしで座ることができます．両手を床から上げる子もいますが，姿勢が崩れて転んでしまいます．そのため，座位で手を使う遊びをしようとすれば，骨盤に支えが必要です．その中で赤ちゃんは自分の支持面の端を知り，バランスがさらに高まります．このころの赤ちゃんは前方への崩れに対して，とっさに手の支えの反応が出ます（保護伸展反応）．

3）7カ月以降

手で支えることなく座ることが容易になり，両手を遊びに使い安定感を増します．もちろん，おもちゃなどに手を伸ばす際に，片手を床について支えることもあります．ここまでの発達で，赤ちゃんはしっかりとお尻で支持面をとらえることができ，体幹がぐらぐらしないので手を空間で使うことができます．支持面の縁まで重心を動かして，今までよりもさらに遠くに手を伸ばすことができると，そのまま片方の足へ体重を移動することをします．このことによって，座位から他の姿勢（膝立ちや腹臥位）への姿勢変換のバランス学習ができます．8カ月になると今までのリング座位だけではなく，足を投げ出した座位（長座位）や横座り，割座などの座位のバリエーションが増えていきます．特に長座位とリング座位を組み合わせた姿勢は，すぐに四つ這いへ移行できるので，赤ちゃんはよくこの姿勢をとります．保護伸展反応は側方から後方にも起こるようになり，自立した座位はほとんど完成されます．

(4) 立位の発達（新生児～12カ月）

立つことは，座位と比べて支持面が狭く，重心が高い位置にあるために，全身の姿勢のコントロールが必要になります．支持面は足の裏だけになるので，頭や体を重力に抗して起こす力だけでなく，腰や脚の筋活動により安定したバランスをとることが必要となります．

1) 新生児～3カ月

新生児はもちろん一人で立つことはできませんが，脇から支えると足の踏ん張りができます．この状態からすこし身体を前に傾けると自然と足を振り出すこともあります．これらはお母さんのお腹の中で，赤ちゃんが立つ・歩くための練習を積んできたことを意味しています．しかし2カ月過ぎになると，同じように脇の支えで立たせても，足を引き込んで支えないことが1カ月程度続きます．3カ月を過ぎると再び立つようになりますが，このときの立ち方は両手を上に挙げて足を広げます．手を挙げることで体を起こし，足は広げて支持面を安定させ，体重がかかる足のゆびは床を掴むように曲がり，この足趾反応は歩行が始まる12カ月頃まで残存します．

2) 4カ月～6カ月

4カ月では，同じように立たせると腕は少しずつ下がり，両足の間の幅も狭くなります．

これは少しずつ姿勢をとることが容易になってきたことを意味します．腹臥位での伸展活動が高まることも影響し，お尻も真っ直ぐに近い位置まで伸びます．しかし，股関節の構造上，脚の荷重で，突然ガクッと膝が崩れてしまいます．腰は少し反った姿勢で固定し，体幹の立ち直り運動は見られないので，体幹の支えが必要です．5カ月では，座った状態から手を引いてあげると立ち上がることもあります．頭部は安定し，右や左を見ることで外界への興味が一層広がります．その結果，介助立位では，重心を動かして，介助支持部を含む支持面の端を感じ，手の位置が下がってきます．これは，手をバランス維持に使わなくても姿勢保持ができることを意味し，自由に手を使う機会が増えます．頭部のコントロールが向上し，手が自由に使えると，興味があるものに手を伸ばし，さらに広範囲の支持面を感じることになります．自分で脚を曲げ伸ばしすることが多くなり，膝を自分でコントロールする練習を積み重ねます．6カ月では，肩が安定してさらに手が使いやすくなり，立たせるとつかまって立てるようになります．脚全体の支えが上手になり，立位の介助量は格段に減ってきます．足底全体に体重をかけることが可能になってきて，支持面を狭くしても足趾反応が弱くなります．同時に立位姿勢のバランスのとり方を覚え，ベッドの柵などに掴まって自分で体を持ち上げ，足を出そうとすることがあります．

3) 7カ月以降

7カ月くらいになると，どこかに掴まって立ち上ろうとします．立ち上がり動作の中では，支持面から重心をはみ出さない範囲の姿勢変化が生じます．どの方向にも足を出せて，手の支持点を変え，支持面内の重心移動が体幹・首の自由な運動によって保たれると，立ち上がり動作は成功します．しかし，途中で支持面から重心がはみ出すと姿勢が崩れ，しっかりした手の支えが常時無ければ大きく転ぶため危険です．一人での立ち上がり動作は，この時期難しいかもしれません．つかまり立ちでは，支えがある状態でつま先立ちをして立位を楽しむ様子がよく見られます．この時期，多様な床面（カーペットや大人の膝の上，硬い床等）から立つことを経験することは，とても重要な事です．8～9カ月では，機会があればすぐにでもつかまり立ちへ移行していきます．初めは両手支えから始まり，その後片手だけの支えで立位をとることもできますが，握る力が尽きると，重力に負けてドスンとお尻をついて，再び床に座り込む不安定な運動を繰り返します．さらに発達が進み，10カ月前後になると，これまでよりも座位から立ち上がるのに，より足を使って立ち上がることができるようになります．片膝立ちと呼ばれる立ち上がり方と，つかまり立ちから再び床上のお座りに戻る動作の成功や失敗を繰り返し，バランスを伴う立位姿勢のコントロールを学習していきます．お誕生日を過ぎて，片方の手の支えで不安定な床面であっても立ち上がることができるようになってきます．多くの子どもは横になることを嫌い，高いところへよじ登ろうとしたり，立位で活動することを望みます．着替えなども立位ですることを望むので，発達には大きなチャンスです．例えば，ズボンを履き替える際には，人にもたれますが，片足を宙に上げる片足立ちのバランスの経験を積みます．このように狭い支持面の中で自分の体をコントロールすることは，歩行の発達にも関係してきます．

はじめは手を伸ばすと上体が落ち込むように立位姿勢が崩れますが，次第に足を踏み替えてステップし支持面を自分で変えることで，立位姿勢を崩すことなく興味を持ったものに触ることができるようになります．

多くの子どもでは，興味を持ったものに触ろうとして支持面を変えた時に，偶発的に手が離れて一人で立つ（独立位）を経験します．この時はまだ短い時間だけですが，少しずつ立つ時間も支持面の変化に対する安定感も向上してきます（図2-7）．

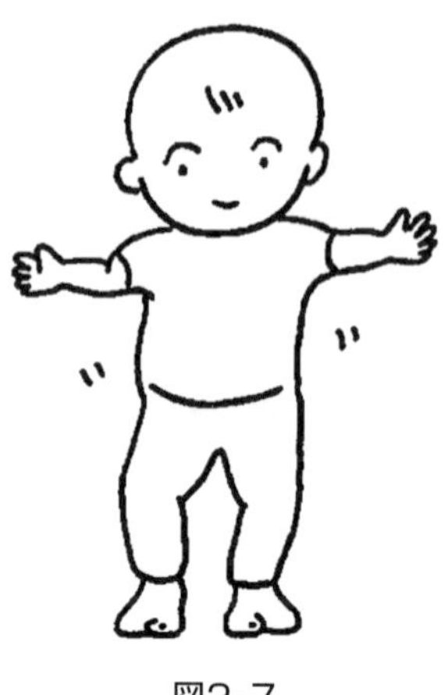

図2-7

(5) 歩行の発達 (8カ月～12カ月)

赤ちゃんが発達をしていく上で一番わかりやすく，感動的な発達といえば，歩くことです．そしてヒトにとって，進化の結果獲得した一番効率的な移動手段ともいえます．

1) 8カ月～10カ月

つかまり立ちができるようになると，多くの赤ちゃんは伝い歩きへ移行します．ベッドや安定した支持物につかまって，横に脚を踏み出すようになります．この時に横方向への支持面の移動を足底で感じます．大人であれば振り出した足は踵から床に接地しますが，赤ちゃんは足を大きく上げてペタっと足全体からつくような接地をします．振り出した足に体がついていかずに反り返る子もいます．移動できることが楽しいので，赤ちゃんは積極的に歩こうとします．自分のお気に入りの空間だけを繰り返し伝い歩きする子や，安定した押し車やショッピングカートなどを自分でコントロールしながら歩く子もいます．まれですが，筋肉の緊張が低めの子では，伝い歩きなしでいきなり独歩へ移行する子もいます．この時期，片手をつないで歩くこともありますが，伝い歩きと同様に足を大きく上げて足底全体でペタっとつくように接地をします．つないでいない片方の手は大きく上に上げて姿勢をコントロールするために使っています．時には不安定なままに足を出して支持面を失い，赤ちゃんは支えている手にしがみつき姿勢を崩してしまいます．このような経験の中で支持面と重心の位置関係を学習し，立位バランスを有する姿勢コントロールを向上していきます．

2）11カ月以降

お誕生日の頃までに，歩行の始まりは立位から偶発的に起こります．つかまり立ちが安定し，片方の手を離して別の物につかまろうとしたり取ろうとするところから，1歩2歩とステップが出ることが歩行の始まりです．一人で歩けるようになる時期はその子たちによりばらばらですが，多くの子は大体この頃までに歩くようになります．歩行の初めはかなり不安定で，足を大きく開いたワイドベースで，両方の手は外に開いてハイガードの姿勢をとります．伝い歩きと同じく足を大きく上げて出すような振り出しで，床に接地するときは踵からではなくつま先からの接地となります．足を出すタイミングは必ずしもリズミカルではなく，時には片方の足に重心を乗せた状態で止まり，ゆっくり足を出したりもします．片方の足に重心が移る十分な時間を学習すると，足を出すことは非常にリズミカルになってきます．急な刺激や不安定な場所での歩行では，腕を大きく外に広げるようにして姿勢をコントロールします．手が歩行の姿勢コントロールから解放されるには，まだ数カ月の時間が必要です．手を交互に振って歩けるのは，早くても歩行を始めて半年以上経ってからです．3歳頃に，安定した成人のような歩行に近づき，6～7歳頃に大人に近い歩行ができるといわれています．

［出口　奈和・大住　亮介］

［参考文献］

1）Rona Alexander他：機能的姿勢―運動スキルの発達．高橋智宏他．第一版，協同医書出版社，1997年，総ページ276．

2）森岡　周：発達を学ぶ～人間発達学レクチャー～．協同医書出版社，2015年，総ページ数154．

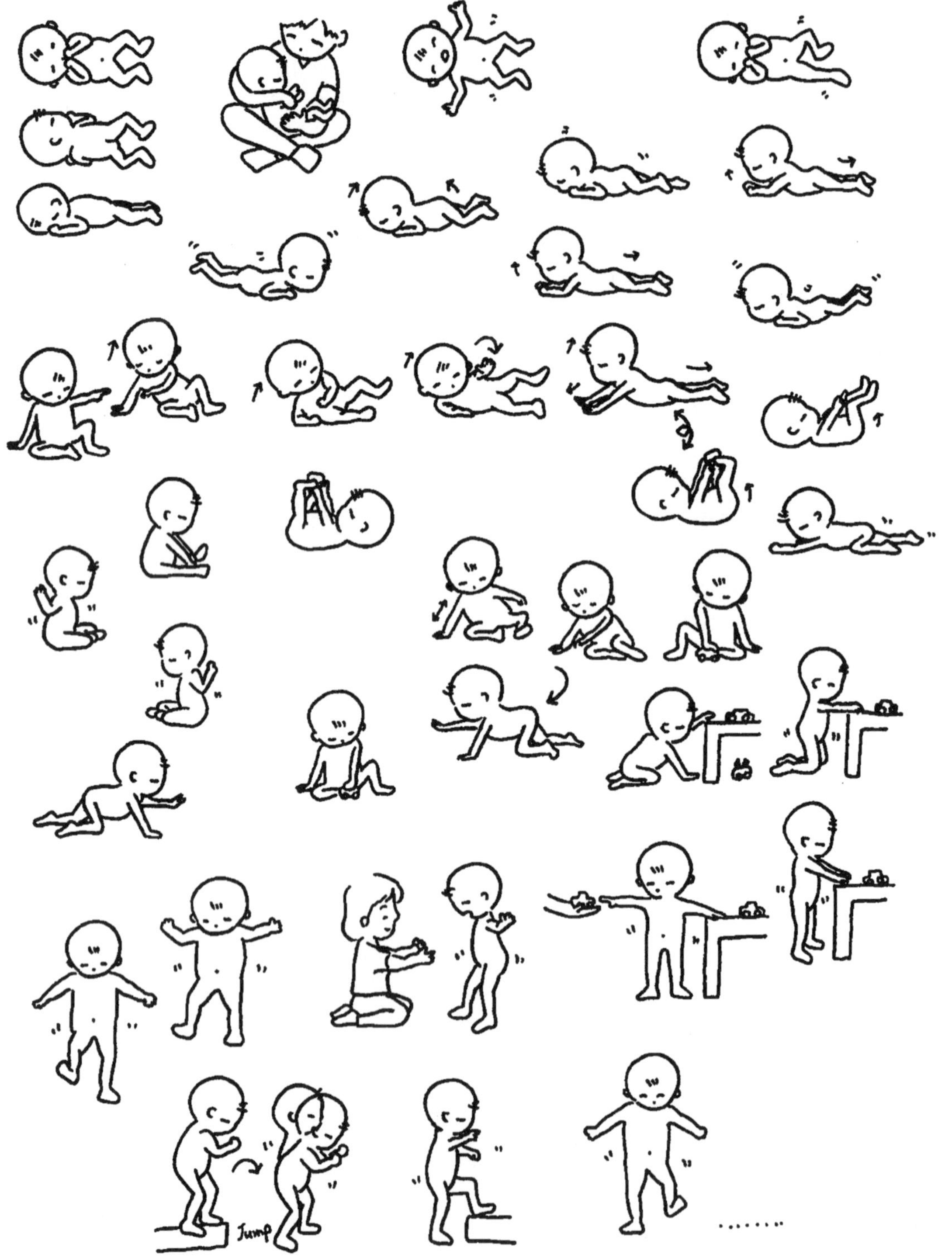
Jump

2　目と手の機能の発達

遊びや食事，学習など日常生活における活動の大部分は手を使います．子どもはそれらの活動を通して手を使う経験を繰り返しながら成長します．障がいのある子どもは，筋肉の緊張が高すぎたり，低すぎたり，あるいは感覚が敏感だったり，鈍感だったりして，目的に応じて手を使うことが難しいといえます．それが失敗体験として積み重なり，活動を楽しめず，自信を持てなかったり，やりたがらなかったりして，知的発達にも影響してくることもあります．子どもは成長の過程でさまざまな活動を経験していくため，発達段階に応じた手の機能の学習について考えることは重要です．手の使い方は，目の使い方と強く影響するため，ここでは目と手それぞれの機能について関連付けながら，それらの発達について整理していきます．

1．目の使い方について

見ることは人間のもっとも強い感覚のひとつであり，私たちの行動は見ることを中心に，触ったり聴いたりしながら，環境を探索して日常生活の物や知識を深めています．

(1) 見ることの発達

見ることは生後3～12カ月前後で急速に発達します．そして8歳頃までは緩やかに就学前頃には大人と同等の視覚／視知覚能力になります．乳児期では自分で姿勢を保持することが難しいため，支持面を広くし姿勢が安定するように介助し，見やすいように工夫してあげましょう．例えば，お母さんの膝の上に赤ちゃんを仰向けにし，頭をまっすぐに保ち，安定した姿勢で赤ちゃんとお母さんが互いの顔を見つめあうことから見る力は育っていきます（図2-8）．

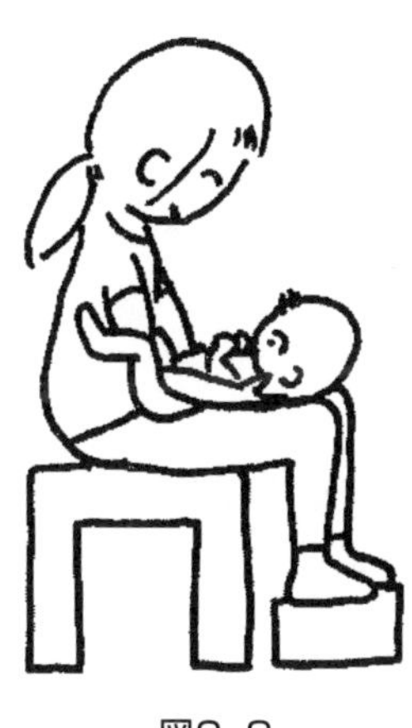

図2-8

見た物を理解する力を育てるには，生活の中で時計や洗濯機，戸棚の中など家の中にある物などの色や形，輪郭に興味や注意を向けることが大切です．何かをぼんやり見ているだけでは見る力は育ちません．自分で移動できない場合でも，家族の抱っこで一緒に子どもが見たいところに移動し（図2-9），実際に触ってもらうことで見る力は育ちます．例えば，一緒に冷蔵庫のドアを開ける，リモコンボタンを押すなど目と手を使うことの経験を共有することが大切です．

(2) 目の動き

身の周りの物や環境を捉えるために目は常に動

き，注意が向くと止まりますので，これらについて説明します．

1）注　視

玩具や人の顔などの対象物をじっと見つめる力です．生後数カ月の赤ちゃんの視力は遠視で0.02～0.05程度と明瞭さに欠けますが，お母さんの顔はもっとも楽しめる玩具になります．授乳の時など赤ちゃんがリラックスしているときにアイコンタクトをとり，お母さんの顔に注目する機会を持つこと（図2–10）や，お母さんが表情を変化させること，リズムや抑揚をつけて話しかけることは注視を促します．

2）追　視

対象物の動きを目で追う力です．生後5～6カ月頃になると，赤ちゃんは寝返りするようになり，動きたい方向に顔を向け，頭を床から持ち上げるなど頭を自由に動かせるようになります．これらの動作から，頭を動かさずに目だけを動かして対象物を見るようになり，さまざまなスピードや焦点距離で動く対象物への追視ができるようになります．お母さんが赤ちゃんと見つめ合いができると感じたら，赤ちゃんが興味を持ちやすい光る物や，コントラストのはっきりした物，音の鳴るガラガラなどを用いて追視を促します（図2–11a）．頭が安定しにくいときはクッションで頭から首の後ろを支えること（図2–11b），タオルやブランケットで肩と体幹部を巻き姿勢を安定させること（図2–11c）で目の動きを促すことができます．

3）輻輳（ふくそう）・開散

近く，あるいは遠くにある対象物との焦点を調整して見る力です．目が内側によったり，元の位

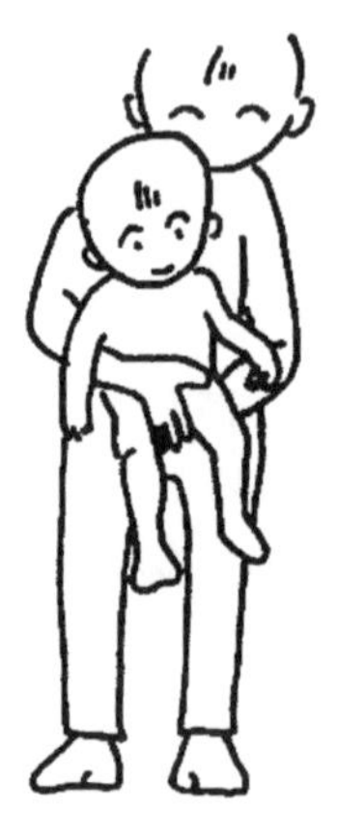

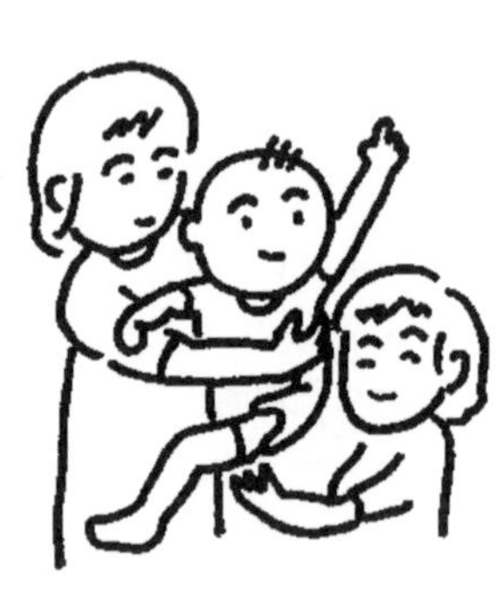

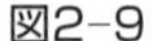

図2–9

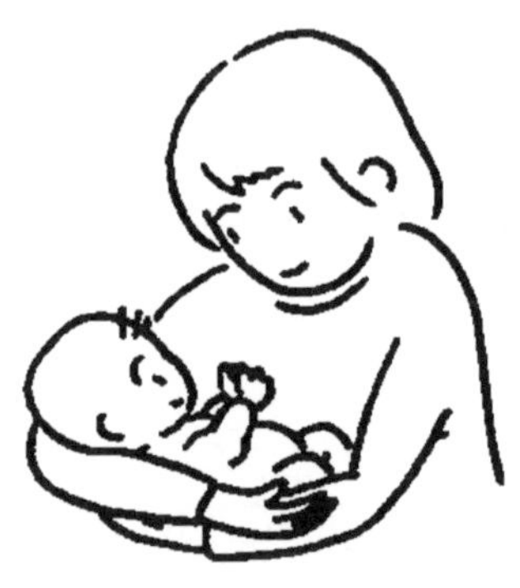

図2–10

(a)

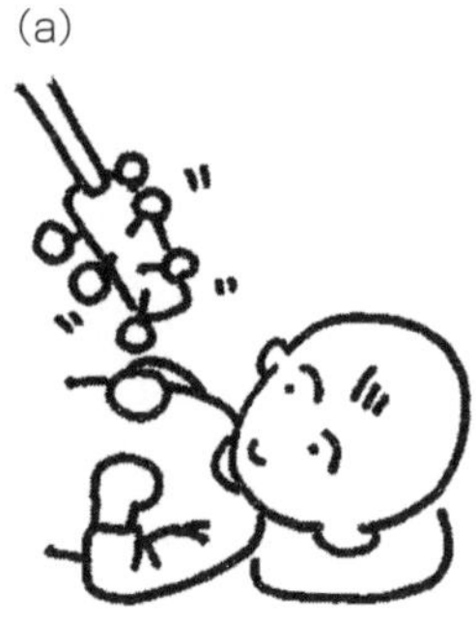

(b)

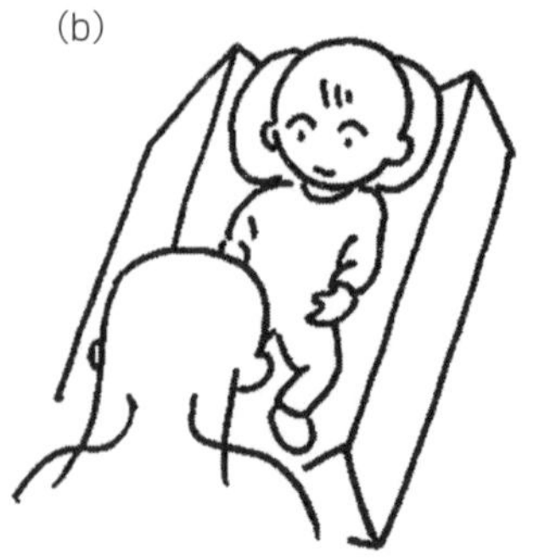

(c)

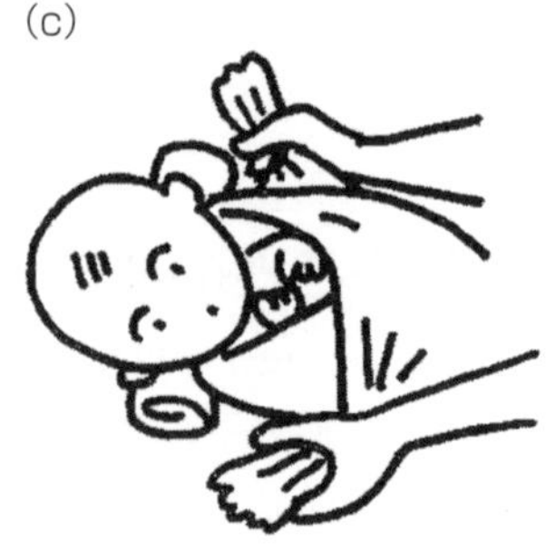

図2–11

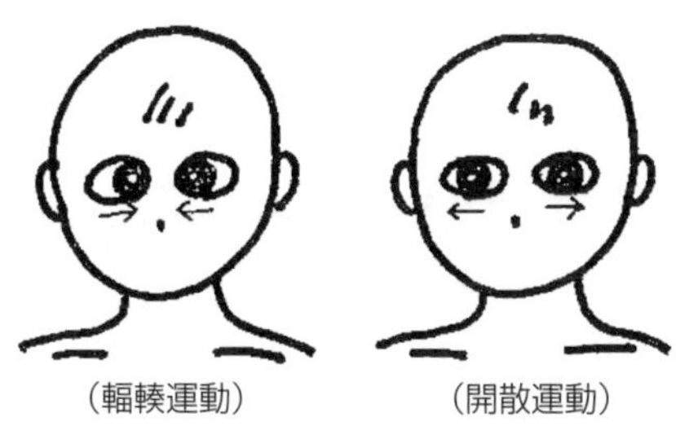

図2-12

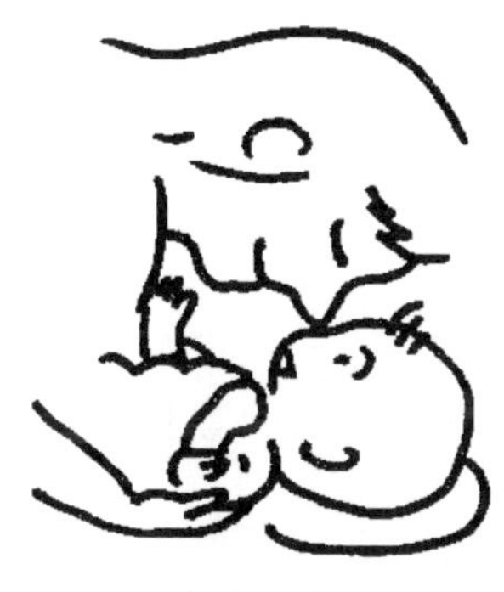
図2-13

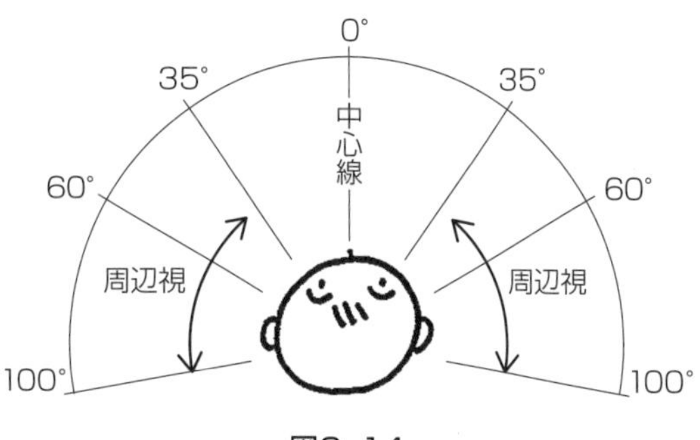

図2-14

置に戻ったりする動きです（図2-12）．この力は，仰向け／うつ伏せなどの寝転んだ姿勢で玩具に手を伸ばすことや，寝返りの動きの中で発達します．赤ちゃんとの関わりの中で，お母さんの顔や手(図2-13)，絵本や玩具を目に近づけたり離したりしながら提示することは空間での位置や物との距離にピントを合わせることに繋がります．

(3) 中心視と周辺視

中心視は対象物をしっかり見て色や形などの特徴を捉える力です．これに対して，周辺視は明暗を感知し，対象物が視野の中で動いたことに気づき，その大まかな位置や動きを捉える力です．中心視と周辺視の情報（図2-14）により，対象物の全体像や周囲との位置関係を把握することができます．

(4) 視知覚

形や大きさを理解したり，物と自分の位置関係，距離感を把握したりする力で，視力とは異なります．視力がピントをきれいに合わせて写真を撮る力とすれば，視知覚はその写真の意味を理解する力になります．視力が良いので対象物はよく見えているはずなのに，それが何かが理解できないという場合は，視知覚が苦手なことが考えられます．この力は見た物に対して，実際に移動して触った感触，筋肉の活動で感じた感覚，聴覚など他の感覚と統合処理することで確立されます．お話は上手で理解しているように見えても，視知覚が苦手だと生活の中でチグハグな行動が見られます．例えば，お着替えの時に衣服の表裏や前後，靴の左右を間違える，探し物が見つけられない，折り紙やブロックを構成できない，本読みで読み飛ばす，文字が鏡文字になる，マス目に合わせて書くことができない，算数の図形がわからない等です．子どもとの関わりの中で，このような気になることがあった際には担当のセラピストに相談し検査を依頼することもできます．

(5) 障がいのある子どもの見る力の支援

早産や低出生体重児に多く見られる未熟児網膜症，脳内出血による視覚経路の損傷のような発達歴がある場合，斜視や遠視・近視・乱視のような視力に難しさが見られることがあります．加えて，子どもは動くことで自分の周りの世界を見て・聞いて・触れて認識します．そのため，見る力の発達には寝返り，座位，立位などの運動発達が必須で，空間での探索活動を通して機能を高めていきます．例えば，筋緊張が高く反り返る子どもや，

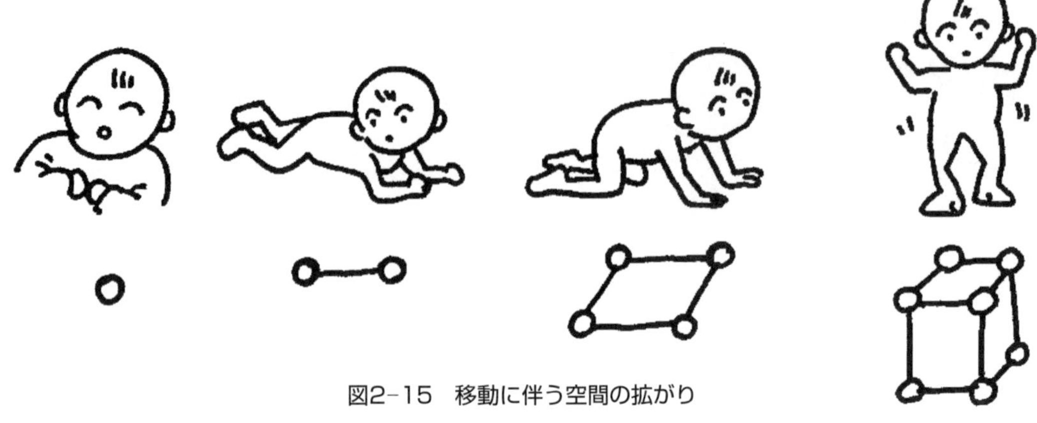

図2−15　移動に伴う空間の拡がり

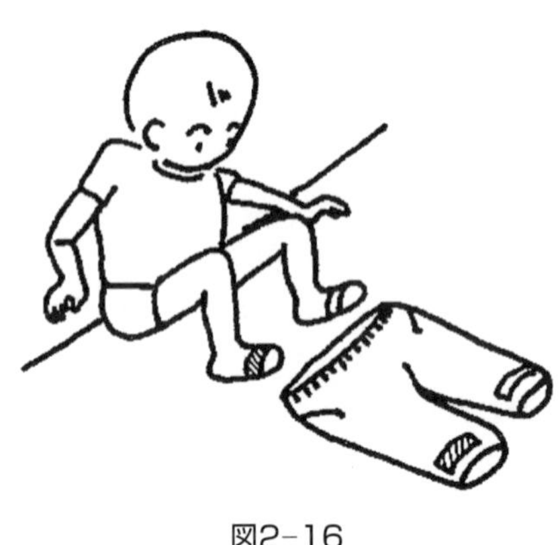

図2−16

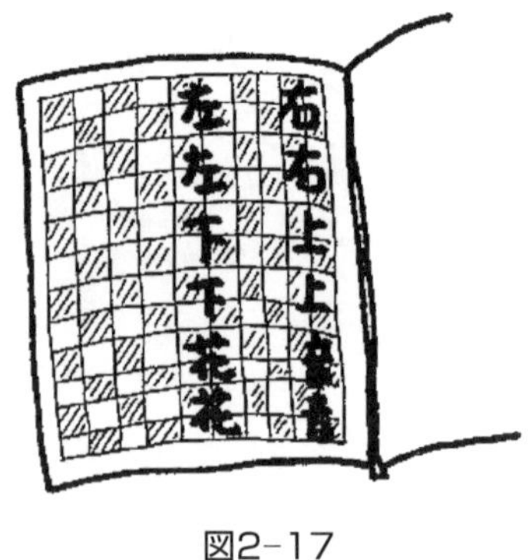

図2−17

反対に筋緊張が低く頭を持ち上げることが難しい子どもでは，どちらも安定した姿勢の種類が少なく，寝返り，座位，立位等の姿勢変換が難しくなります．そのため，活動や状況に合わせて自分で姿勢を換えることができません．このような姿勢や運動の難しさは，結果的に両眼で見ること，空間や物を三次元的（縦・横・奥行き）に捉えることに強く影響すると考えられます（図2−15）．

障がいのある子どもの視覚機能を促すためには，玩具や絵本などが見やすい姿勢を見つけ，子どもが好む見やすい色・形・大きさや好きなキャラクターなどを利用して，遊びや普段の生活の中に取り入れることが大切です．例えば，更衣では衣服に印を付けて前後の理解を図る（図2−16），洗濯表示などのタグで表裏を確認しやすくします．学習では教科書を拡大コピーし読みやすい文字サイズにする，ノートのマス目を色づけして強調する（図2−17）などが有効な場合があります．具体的な支援方法については，普段の子どもさんの生活から考えることが重要となりますので，セラピストと相談しながら一緒に考えていきましょう．

2. 手の使い方について

(1) 身体活動の中の手の機能

手を上手に使うには，頭が安定した姿勢コントロールのもとでの肩・肘・手首のそれぞれの関節運動が影響します．特に肩甲帯（肩周り）の筋肉は手の動きに密接に関係します．中心となる肩甲

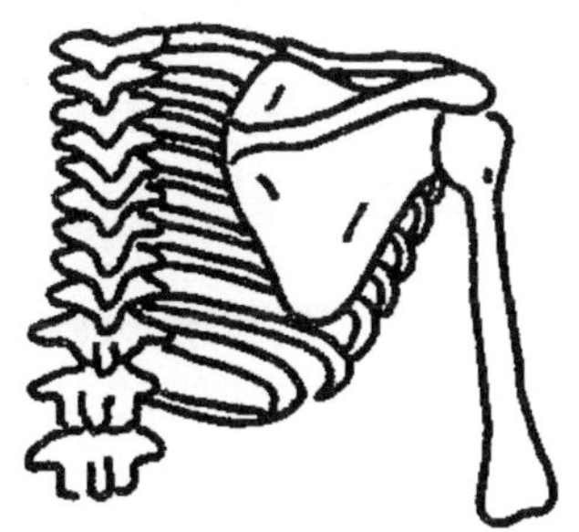

図2-18　右肩甲骨の状態

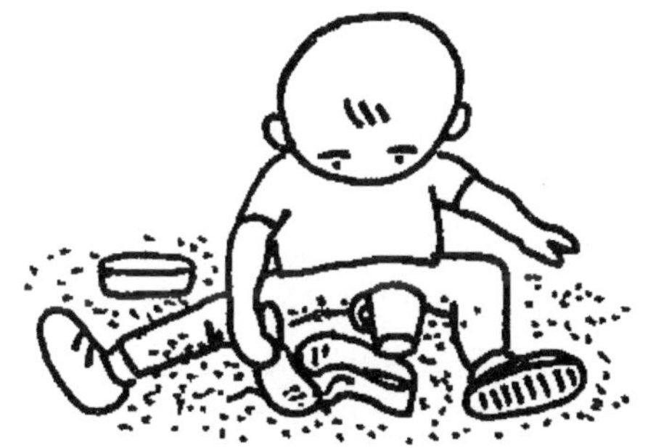

図2-19　両手を使って遊ぶ

骨は，構造上，肋骨の上に浮いている状態で，筋肉が支えあっているだけなので，不安定な状態にあります（図2-18）．肩甲帯の安定には，発達過程でのうつ伏せ･仰向けから座位への起き上がり，這い這い，つかまり立ち，伝い歩きに至る運動の中で，手掌や足の裏で支える体験の繰り返しが必要です．起き上がりの重心移動の発達の中で安定性は獲得されてゆきます．

ドイツの哲学者イマヌエル・カントは「手は人間の外に出た脳である」と言いました．私たち人間はさまざまな場面で手を使い，物を扱います．つまり，手はヒトとして環境を探索するための道具で，それを繰り返すことにより人間としての認知機能も開発されます．さらに新たな実験の試み･挑戦を繰り返すことによって知的面の発達に強く影響します（図2-19）．手には，①支える，②物を持つ，③バランスを保つ，④探索・識別する，⑤物を直接操作する，⑥道具を操作する，⑦物を創り上げる，⑧コミュニケーションを取る，などの機能があります．

この中で①～③は動作をスムーズに行うために必要なことですが，寝返りや這い這い立ち上がりなどの粗大運動の中で発達します．手を上手に使うには，手を動かすこと以外に見ること，触ること，安定姿勢，種々の認知機能の発達レベルも影響します．特に発達の初期には見た物に手を伸ばす様子がよく見られますが，距離感がつかめずに手が届かない時や，バランスを崩して転倒することもあります．子どもは失敗と成功を繰り返していく中で結果的に安定した姿勢を保てるようになり，姿勢が安定した結果，より細かな手先の操作ができるようになります．

(2) 姿勢コントロールと手の発達

ここでは姿勢の発達と手の発達の関係について紹介します．

1～3カ月の赤ちゃんはうつ伏せ姿勢では頭を持ち上げることが難しく，体重の大部分を頭部（顔）や腕，手で受け止めています．頭部を左右に動かすことや足で床面を蹴ることによってさらに顔や肩，前腕（肘から手にかけての部分）の支える力が発達します（図2-20）．

4～6カ月になると，仰向け姿勢では手を顔の前で使用することを学び始めます．腕や手で身体を押し上げる経験をします（図2-21）．物を探索するために両手を使い始める時期ですが，物の持ち替えはまだ難しく，片手で奪い取るようにします．

7～9カ月頃には，起き上がりなど手掌や手首で支える機会が増え，撓側（親指側）—尺側（小指側）の重心移動や手掌や指の伸展活動が増します．これに伴い肩周りの筋肉や体幹筋の働きが高まり姿勢の安定性が増します．垂直位に起きた安定したお座りでは，両手が姿勢を保持することから解放され，物を持ち替えたり，遊ぶために自由に使えるようになります．

10～12カ月頃には，手でつかまって立位を保つことによって周辺の筋肉はさらに発達し，人差し指で指さしを始めたり，物をつまんだり，手先

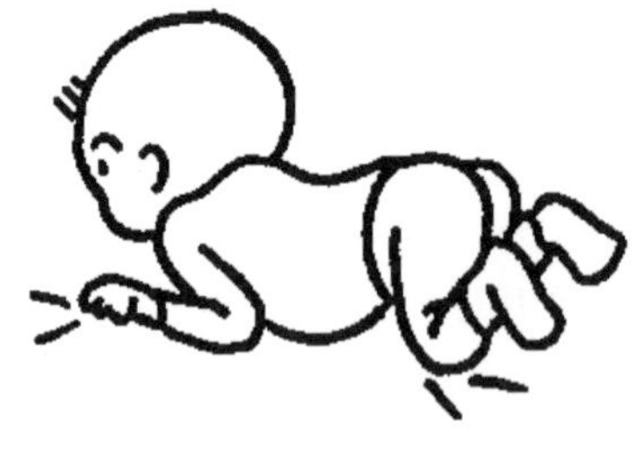

図2-20

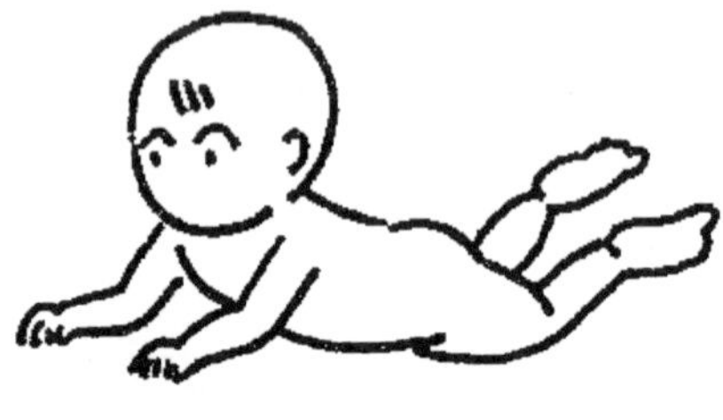

図2-21

の操作性も向上していきます．また，容器を開けるときに片手で保持してもう片方で開けるなど，左右の手がそれぞれ異なった運動を行う両手動作もこの時期に見られてきます．

(3) 手で物を扱うこと

私たちは手で物に触れる，扱う中でその物のいろいろな情報を感じ取っています．その情報を糸口に，自分と外の環境の関係についても学習していきます．手で直接，対象物に触れ，扱う動作として「手づかみ食べ」が挙げられます．食物に直接触れ，こねる，握りつぶす，こすりつける等，食物の変化を感じる経験を繰り返すことで，食物に応じた手の使い方を学んでいきます．スプーンやお箸，鉛筆などの道具を扱う際には，道具の性質，例えば，スプーンの形や長さ，重さを自分の手の中で感じながら，食物の形状，質感を感じ取れるだけの繊細な手の感覚が求められます．私たちはさまざまな道具に触れる中で，直接手で触れなくても，道具を介して，対象となる物の変化に気づき，力やスピードなど扱い方を変化させることを学んでいきます．

(4) 障がいのある子どもの手の使い方（手の機能に影響する要素について）

安定姿勢が取れないことは手の使い方に影響を与えます．体幹の緊張が低く，姿勢が不安定な場合，手は姿勢を支えるために使われることが多くなります．そのため，玩具などの対象物に伸ばす，つかむ，離す，操作するなどの余裕がなくなります．両手で遊ぶ機会が減り，片手のみで操作するため，意図した動作が成功しにくくなるだけではなく，非対称な姿勢を強めることや背骨の歪みや変形にも繋がります．また，手が使えても力を入れすぎることが多く見られます．この結果，手で触れて物を認識し物の扱い方を試行錯誤する経験は少なくなり，手の巧緻性や操作性の発達が阻害され，知的発達にも影響します．感覚が敏感だったり，鈍感だったりしても，手の使い方に影響します．過敏な場合は物に触ることを嫌がるかもしれませんし，感じにくいと力が入り過ぎて物の形に合わせて扱うことが難しく，玩具を壊してしまうかもしれません．手を使うことを難しくしているのは，このように手の運動だけに限らず，見る，触るといった感覚要因，どのような運動のイメージを持っているかなどの認知的要因なども考えられます．

(5) 手の使い方を促す支援

これまで述べてきたように，手の使い方に影響する要素は多くあり，子どもによってその症状はさまざまです．このため，活動場面で手を使うことを促す前には子どもの手の状態を確認することが必要です．例えば手指を握り込んでいることが多い時には，手を使う準備として手指を伸ばす動作や親指を外側に広げることを行います．手の中にはザラザラ，つるつるなど触った触感を感じとる感覚受容器が多くあり，敏感な部位なので，肩や肘など大きな関節から動かし始めます．その後に手部へとゆっくりとリラックスできるよう動かすことが必要です（図2-22）．

緊張が高く筋肉が短縮していることもあるため，無理はせず子どもが不快に感じない範囲で動

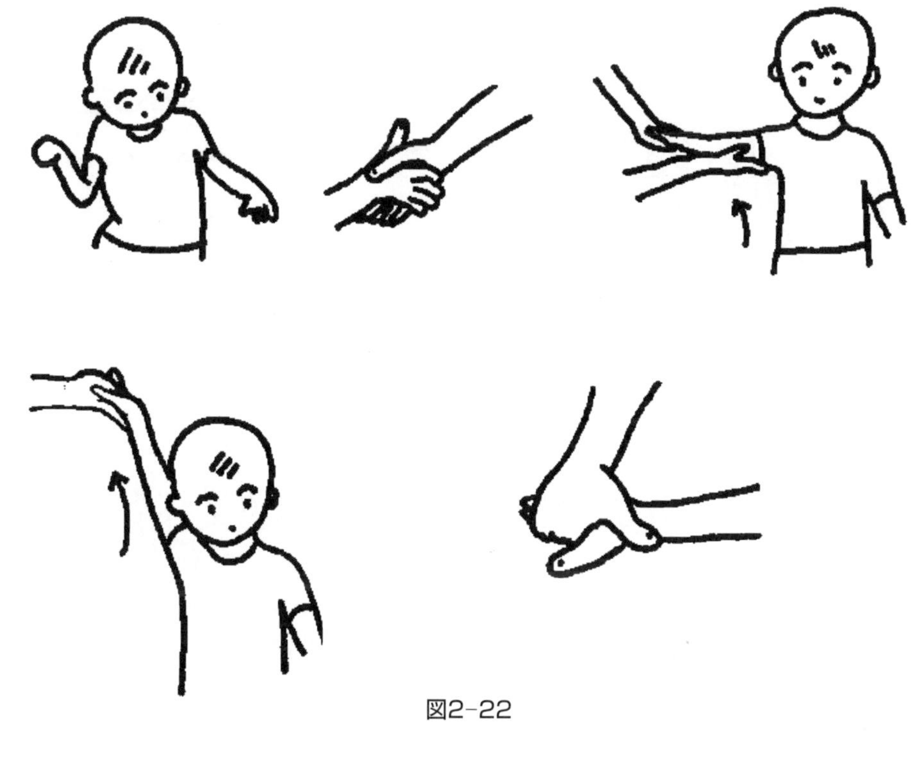

図2-22

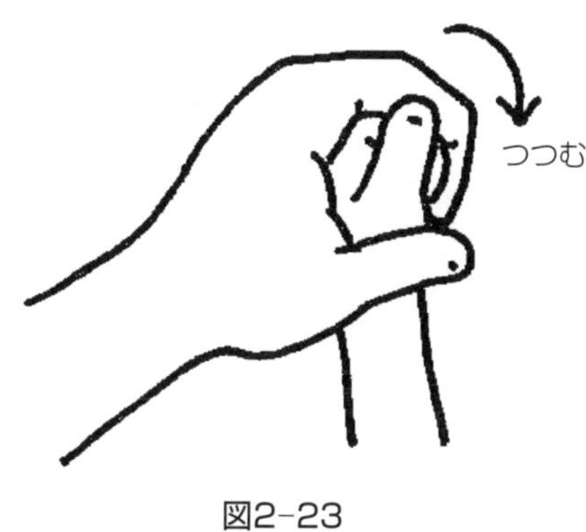

図2-23

かしていきます．例えば，握り込んでいる手をいきなり広げようとすれば嫌がるかもしれません．握り込んでいる手の上からそっと手を添えて，一緒に握り込んであげましょう（図2-23）．握ることに満足（あるいは飽きる）すれば，少し緊張を緩めて自ら拡げてくれるかもしれません．子どもが嫌がらなければ，開いた手に大人の手を合わせて軽く圧迫し，親指側と小指側から保持し手掌を広げるように動きを加えます．可能であれば，開いた手を子ども自身の体に触れさせてみることや質感の異なる硬い・柔らかい玩具に触ること，机の面に触れて支える等の機会を取り入れていきます．触られることに敏感な赤ちゃんには，受け入れられる感覚刺激を広げることが必要になります．手に直接触れられることを嫌がる場合には，手部ではなく肩や肘から支えて，赤ちゃんが自分の手と手を触れ合わせ，押しつけ，こすり合わせるように誘導します．この時大事なことは，手元の様子を目で確認できるような頭の位置と姿勢を整えることです．手遊びやスキンシップ遊びのように楽しみながら手で自分の身体や他者に触れる経験を積み慣れることが大切です．子どもが活動を楽しみ，活動に応じて座位や立位など姿勢を選択すること，手元や扱っている物の変化を目で見て確認できるように頭が安定していることが必要です．手を使うことが他の身体部位に影響することもあるため，手の使い方や緊張の変動にも配慮する必要があります．

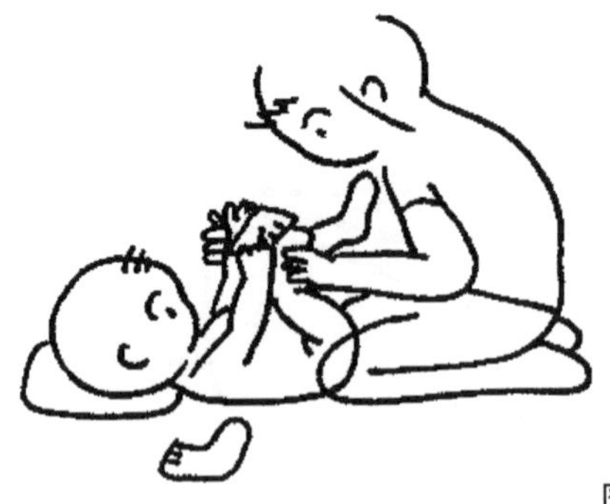

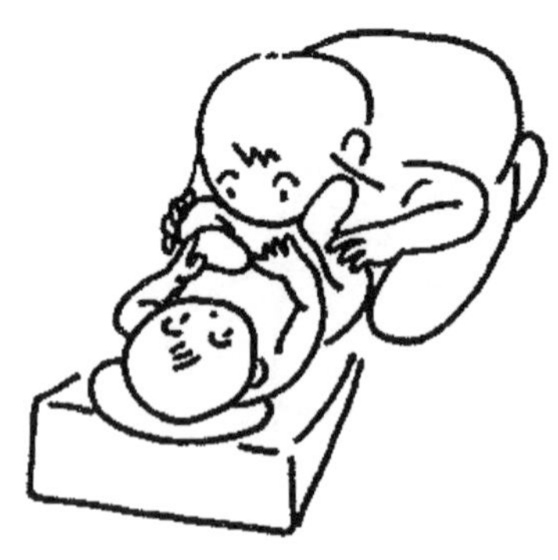

図2–24

3. 見ることと手の使い方の発達

(1) 目と手の協調

生後4カ月頃になると，目から約7～30cmの距離にある対象物に気づいて片手を伸ばすなど目と手の協調活動が始まります．手にした玩具（ガラガラ）に気づき，手の動きを止めてじっと見つめるようになります．口に入れて形や性質を探索しますが，時々口から出してもう一度見つめます．そして，生後7カ月頃には見た目で物を判断できるようになります．大きな物には両手を，小さな物は片手を伸ばすようになります．子どもは目で見て手で扱う，それによる変化を目で確認しさらに操作する経験を繰り返していきます．生後10～12カ月頃には見なくても意図的に手から物を離すことができるようになります．

(2) 障がいのある子どもの目と手の協調の支援

大人に介助されても，目で見る，手を使う経験を積むことは，子どもが自分の操作している物の変化を，目と手で感じる大切な機会になります．例えば，日常生活においては，靴下を脱ぐ際に介助者が足を子どもの方に近づけ，靴下を一緒に持ち引っ張り，出てきた足に触れるなど，自分の運動と感覚を合わせることで，身体の使い方を感じることが大切です（図2–24）．

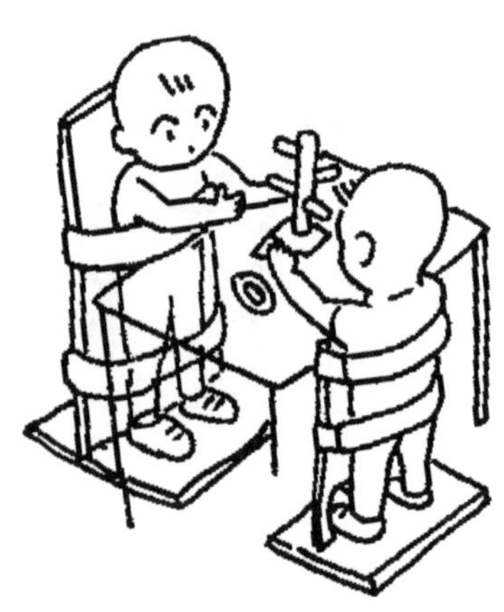

図2–25

体を動かしにくい子どもでは，寝た姿勢よりもお尻と足の裏で支えた座位保持，立位台を利用するなど安定した姿勢の方が遊びやすいこともあります（図2–25）．対称的な姿勢で頭をまっすぐに保つことや，手を身体の前に出して物に触れることを繰り返し，目と手の協調した運動経験を促していきます．遊びが成立すれば，その後の手の動きの変化を注意深く観察し，姿勢の崩れがあれば修正するようにしましょう．利き手が決まる前に両手を視野の中でたくさん使える機会を作ってあげましょう．

(3) 遊　び

赤ちゃんは遊んでいる時，常に動いています．遊びを通して見る，聞く，触るなどさまざまな感覚情報を取り込んでいます．玩具に手が届かず，バランスを崩すことがあったとしても，その経験は玩具と自分との距離感や自分の手の長さを学んでいます．障がいのある子どもでは，姿勢を換えることや姿勢を保つことが難しく，姿勢のバリエーションが少ないため，いつも同じ姿勢になりがちです．誰と，どこで，どんな目的で遊ぶのかを考え，目と手の協調動作が少しでも得られる，最適な姿勢をいろいろと試してみましょう．短時間でも子どもが楽しんで遊べる姿勢が見つかればしめたものです．遊ぶ時には子どもが見やすい場所，手の届きやすい位置を確認しましょう．

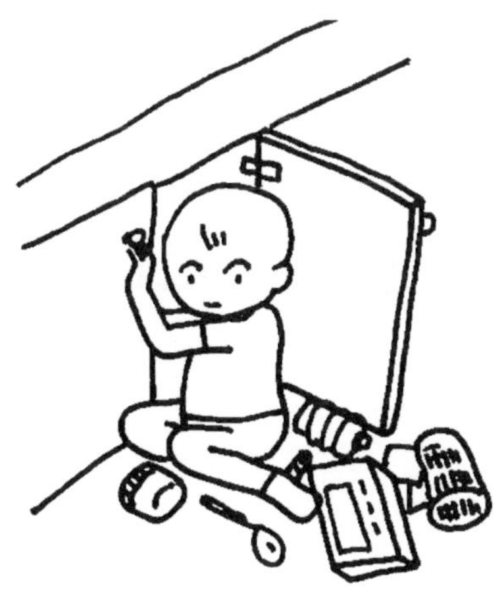

図2-26

(4) 適切な玩具を選ぶ

どのような玩具を選ぶかは子どもの目や手の発達に影響を与えます．発達過程にある乳児期では，色彩に配慮することも重要です．黒や白，赤などの基本的な色，背景とのコントラストがわかりやすい方が注目を促しやすくなります．また，音がなったり，光が反射したり，子どもが触れる・扱うことによって変化が生じる玩具は因果関係の発達には欠かせません．

子どもにとって，普段生活している家の中は魅力的な遊び場所です．例えば，台所の戸棚を開けて中を探索し，ザルやお鍋の蓋，泡立て器などを見つけて手で触れ，持ち上げる，頭にかぶる，叩く，覗くなどするかもしれません．子どもは家庭の中で，自分の過ごす空間を探すことを繰り返し，身近な物を玩具にしながら目と手の協調機能を発達させていきます（図2-26）．

まとめ

見る力と手の使用の発達は，協調しながら高度な認知機能の発達に大きく影響します．発達段階に応じた手と目の使い方は互いに強く影響し合い，結果として床上からの立ち上がり動作の発達にも関係します．専門職の支援を最大限利用し，子どもの潜在する能力を生活場面で可能な範囲で引き出し，生活の中で楽しく遊べるようにできるだけ工夫をしてあげましょう．

［中島　るみ・米持　喬］

［参考文献］

1）辻　薫・広田真由美編集：上肢・手の機能と作業療法　子どもから大人まで．作業療法ジャーナル，三輪書店，2017年7月　VOL.51 No.8（7月増刊号）総ページ数247.

2）新田　収・竹井　仁・三浦香織編集：小児・発達期の包括的アプローチ—PT・OTのための実践的リハビリテーション　第1版．文光堂，2013年，総ページ数498.

3）Jane Case-Smith, Jane Clifford O'Brien編集：Occupational Therapy for Children. Sixth Edition, MOSBY ELSEVIER, 2010年，総ページ数857.

3　食べることについて

食べることは単に栄養摂取をするだけではなく，欲求を満たすことや文化や習慣などを学ぶ機会でもあります．また，子どもたちは食事を通してさまざまな感覚を受け取り，自ら求めていくことで，口腔機能や認知・コミュニケーション能力も発達させていきます．そのためには，子どもにとって食事が美味しく楽しく安全であることが大切です．食べる機能は，全身的な運動や離乳食の形態の影響を受けながら発達していきます．食事姿勢や食形態の調整に加え，支援者がどのように関わるのかによっても食事の環境は大きく変化します．子どもたちに美味しく楽しく安全な食事場面を提供できるよう，この章では食べる機能の仕組みやその発達について，また脳性まひの子どもたちの食事の難しさやそれに対する支援方法について紹介していきます．

1. かみかみごっくん（摂食嚥下）の仕組み

(1) 摂食機能の仕組み

「摂食」とは，食べる前，噛む（もぐもぐ），飲む（ごっくん）の大きく3つの段階に分けることができます．私たちは普段あまり意識することなく自然と行っていますが，食べるという運動はさまざまな体の部分が複雑に協調し合って行われています．ここでは食べる機能の仕組みとその発達の過程について紹介していきます．

1) 食べる前

私たちは食べる前に目の前の食材の見た目や匂いなどと過去の記憶とを照らし合わせ，その食べ物が何かを判断し，適切な口の大きさとかじりとる力を準備して食べ物を口に取り込むことができます．また，味を想像して唾液が分泌され，口の中での処理が行いやすいように準備がされます．こういった力が身につくためには，目で見た情報・耳で聞いた情報・鼻で嗅いだ情報，食べたときの味や硬さなど，さまざまな感覚がその子のなかで経験として蓄積されていくことが大切です．子どもたちが食べ物で遊ぶのもそのための探索行動のひとつです．

2) 噛む：咀嚼（そしゃく）：もぐもぐ

口の中では顎，舌，頬を協調的に動かし，食べ物を飲み込みやすい形にして喉に送ります．固形物であれば，舌で歯の上に乗せ，噛みつぶして唾液と混ぜて喉に送り込みます．その際に歯の上から食べ物が落ちないように舌や頬を使って食べ物が歯の上に乗り続けるようにしています．舌は口の中で形を変えながらさまざまな方向へと動き，下顎も食べ物をすり潰すように回旋しながら動きます．このように口の中では，さまざまな部分が複雑に協調して動いています．

3) 飲み込む：嚥下（えんげ）：ごっくん

食べ物が喉の奥に送られてくると，飲み込む反射が起こります．この反射の際に喉が持ち上がり，それによって食道が開いて食べ物が胃へと送られていきます．飲み込むには喉を持ち上げる筋力と，

表2-1

	ペースト（離乳初期食）	マッシュ（離乳中期食）	ふつう（離乳後期食）
下顎の動き	単純上下 ―――――――――――――――→		回旋
舌の動き	前後	上下	左右側方

その間の首を支える筋力が必要です．しかしまだ首の座っていない赤ちゃんでは，喉が短いつくりで高い喉頭蓋に気管口が守られているため，安全に飲み込みやすくなっています．ただ離乳食が始まる首が座る頃から，喉頭蓋の位置が下がってきて，飲み込み反射によってのみ気管口が守られるようになります．このため，頭のコントロールが上達していくのに伴って下顎，口唇，舌を複雑に動かすことができるようになり，さまざまな食材を食べる経験の中で，口の動きのバリエーションが広がっていきます（表2-1）．

子どもにとって食事が安全で快適な体験であれば，子どもはより主体的に食事場面で得られる感覚や運動の経験を積み重ねていきます．月齢や年齢ではなく，その子の口の発達段階に適切な食形態を楽しく食べられる食事環境であることが大切です．

(2) 脳性まひの子どもの食べることの難しさ

1) 姿　勢

食べるために必要な口や喉の運動は姿勢の影響を大きく受けます．それらの運動を効率よく行うには，頭の位置が整っていること，そしてリラックスした状態であることが必要です．

脳性まひの子どもは，頭を持ち上げ続けることが難しかったり，なんとか姿勢を保とうと努力して反り返ったり，腕を後ろに引いたりします．頭と体の位置関係が崩れると，口や喉の筋緊張が不均衡になり，力が入り過ぎてしまったり，飲み込むための十分な力が発揮できません．そのため食事中にむせたり，ひどいときには，誤嚥性肺炎を起こしてしまったりします．このような食事のリスクに対する工夫を考える際には，口や喉だけではなく，全体の姿勢について考えることも大切です．また，食事は目で見たり手で触ったり，さまざまな感覚を経験し学習する機会でもあります．口に入れる前に触って，食べ物に馴染むことは，食べることをスムーズに進めるためにも重要です．これらの経験を通して，コミュニケーションや認知機能を育むためにも，目や手が使いやすい頭が安定した快適な姿勢が必要です．姿勢を整え，食事を楽しむ場面を通して，さまざまな感覚が学習できる機会を作っていきましょう．

2) 口の運動

脳性まひの子どもは姿勢の難しさに伴って，食べるときの口腔運動にも以下のような代償的な適応が見られます．①咀嚼できず，押しつぶすだけになる，②丸のみになる，③舌が前に出てきてしまう，④口が開かない，もしくは開きすぎてしまう，⑤スプーンなどを咬みこんでしまう，⑥口の外に食べ物がこぼれる，⑦口の中に食べ物が残る，⑧むせる，⑨のどに詰める，などです．このようなことは，安定した姿勢を保つことができず，口や喉の緊張が過剰または緊張不全になり，口唇や舌の運動のバリエーションが乏しく，本人なりの食べ方を習得した結果といえます．この代償的な適応が，食事中のむせや誤嚥性肺炎，窒息など食事の安全性の低下や，食事に時間がかかり，量が取れない，介助者が変わると食事が難しくなるなどの効率の低下につながっています．

3) 口腔器官にみられる反射

生後数カ月間は乳首を探す探索反射や，乳汁を吸うための吸啜反射によって乳汁を摂取します．脳性まひ児ではこれらの反射が弱いため，哺乳に苦労する場合があります．これらの反射は，通常7カ月ごろにはみられなくなりますが，脳性まひ児では引き続き残ることがあり，固形物を取りこんで咀嚼するなどの口腔機能を学習する妨げとなります．生涯を通して起こる反射として，食物を飲み込む嚥下反射や，飲み込んではいけないものを吐き出そうとする咽頭（いんとう）反射，食物や水分が誤って気管に入りそうになるのを咳で押し戻す咳嗽（がいそう）反射があります．しかし残念ですが脳性まひ児では，これらの反射が弱かったり，起こらない場合があります．嚥下（えんげ）反射が弱いと唾液や食物が咽頭に貯留し，常にゴロゴロという音が聞かれます．咳嗽反射が弱いと，誤嚥してもむせがみられないことがあります．また，全身の過緊張と口腔の過敏によって，スプーンが歯や歯茎に触れると強く咬みこんでしまう緊張性咬反射がみられることがあります．

4）感覚障がい

顔面や口唇，口腔内に過敏または反応に乏しいなどの感覚の異常が生じることがあります．触覚が過敏であると食物やスプーンが口腔内に入ることを嫌がり，嚥下にも至らないことがあります．逆に反応が乏しいと，食物が口腔内にあることに気づかず，顎や舌の運動が起こらず，運動が途中で止まってしまうこともあります．温度に対して過敏な場合は，常温よりもわずかに熱いまたは冷たい食物でも嫌がることがあります．また味や匂いにおいても，過敏な場合は味の濃いものや特定の味以外の食物を受け付けないなどの問題がみられることがあります．

（3）支援方法の実際

1）食形態（とろみ）の工夫

脳性まひの子どもは，顎・唇・舌を協調して動かすことが難しく，食物をうまくつぶして送り込み，飲み込むことが難しい場合が多いといえます．離乳食の進め方を目安としながら，食物形態の調理の工夫が必要です．これまでの離乳食は食物の大きさを変えることを中心に考えられていましたが，現在は口の機能の発達を促し，安全に食べるために硬さを変えることが重要になっています．口の中でつぶして，唾液と混ぜ合わせてまとまった状態だと，飲み込みやすいからです．細かく刻んでも硬くて噛み潰すことができないと，丸呑みしてしまいます．時として，のどに引っかかってむせたり，誤嚥することもあります．食物の性質も食べやすさに大きく影響します．①つぶれやすい，②まとまりやすい，③はりつかない，④流れやすい，⑤固形と液体が混じらない，などが大切です．子どもの口の動きに合わせて，食物形態を工夫することも必要です．調理の工夫として，繊維質な野菜や肉類は加熱して軟らかくするとつぶしやすくなります．サラサラの水分や，ばらばらになりやすいものは増粘剤などでとろみをつけたり，ゼラチンなどで固形状にすることもあります．ただし，とろみが強いと喉に残り，硬いゼリーはつぶれないことがあるので注意が必要です．味や匂い，食感や温度も食べやすさに影響します．濃い味と薄い味など変化がある方が，口の動きがよい場合があります．食べる前に匂いを嗅いでもらい，食べる構えを作ってください．ざらざらやつぶつぶの食感で，えずきやむせが起こる場合は，裏ごしにかけて滑らかにする配慮が必要です．食べ物の冷たさ・温かさによっても，受け入れ方が異なることがあります．

2）丸のみの問題

「丸のみの改善」の相談がしばしばあります．大きなものを丸のみすることは窒息の要因になり，大変危険で注意が必要です．丸のみの背景はさまざまで，噛む能力はあるのに通過の「のどごし」を楽しんだり，噛むことに努力を要し疲れるため，そのまま飲み込む場合等です．しかし，習慣的に長年丸のみを続けた後に改善することは難しいので，幼少期からの取り組みが大切になります．丸のみは，噛む力が発揮される前に「早く離乳食を終わらせたい」「食べられるから」として，口腔内の食べる能力よりも難しい食材を，口に入れることから始まります．焦らず，口の噛む力や飲み込みのタイミングに合った食材から始めることが大切です．

3）脱感作・感覚の馴れ

子どもの中には，顔や口の中を触れられることに対してひどく嫌がる場合があります．これは筋緊張が高く敏感になっているためや，不快を逃れて，指やおもちゃをしゃぶる経験が少ないためなどが考えられます．この場合は食事時間以外にも，整容，着替え，遊びの場面などで，段階的，組織的に口への刺激を導入していきます．顔をふくときに，さっとなでるようにではなく一定の圧をかけて拭く，子どもの手で顔や口の中を触る，いろいろな素材を口に入れることなどです．反対に感じにくく，自分で顔や口を動かすことが難しく，皮膚，筋，靭帯自体が短縮している場合は，動けるための条件や環境を整え，実際に運動を誘導することを行います．頭部を安定させたうえで，頬や口唇，舌のマッサージを行い，歯がためやガーゼに包んだ固形物を噛ませることで，下顎・舌の運動を引き出していきます．

4）摂食拒否

噛んだり，飲んだりすることに問題がなかったり，感覚過敏がなくても食べたがらない子ども達，いわゆる摂食拒否の子どもがいます．その要因のひとつに幼少期の医療的処置や嘔吐の経験などによって，食物が喉を通過する感覚を不快に感じている可能性があります．このような場合，食べることを強要すると子どもはますます拒否して逆効果になるかもしれません．子どもの好きな物で栄養を確保し，食べたくなるような家族の雰囲気作りなどが重要です．食べる機能があれば，次第に食べることへの拒否は軽減しますので，決して焦らないように気をつけましょう．

(4) 介助方法

食事は本来，個人が自由にそして主体的に行うものです．自分で食べられる子どもたちは好きな順番で食べ，目の前にある食べ物の見た目や味，食感などについて学ぶことで食事に対する好みが育っていきます．また，食事場面におけるやりとりを楽しみ，食事が好きになっていきます．それは運動が難しい脳性まひの子どもにおいても同じです．食事介助をする際には，子どもが食事を好きになることを一番に考えましょう．介助に対する子どもの反応を見て，どのように感じているかを考え，やりとりをしながら食事介助をすることが大切です．ここでは配慮すべきことについて紹介します．

1）食事環境

周囲の環境は食事中の子どもの集中力や筋緊張に影響します．乳児期には静かな空間で養育者からの声掛けや触れられる感覚，ミルクの甘さといった快適な刺激に集中できる方がよいでしょう．幼児期以降は兄弟や友人，テレビやおもちゃなどさまざまな刺激の中で食事することが増えてきます．周囲の刺激の量が少ない方が良いのか，他に注意が向いている方が食べやすいのか，その子にとって良い状況を考えましょう．

2）一口量

固形物で一口量が多すぎると口の中での処理が難しく，口からこぼれたり無理やり飲み込んで喉を詰まらせてしまう危険性があります．また，液体で一口量が多すぎるといきなり喉に流れ込んでしまいむせたり誤嚥してしまう危険性があります．一方，一口量が少なすぎると口の中で認識されずに口腔内での処理や送り込みが不十分になってしまうことがあります．その子どもの口の大きさに合ったスプーンに軽く盛った程度が基本的な一口量になります．しかし固形物なのか水分なのか，また食事姿勢によっても喉に送り込まれる速度が変化するため，適切な一口量を決めるには注意深い観察が必要です．

3）食べる順番

食事をしているときに喉からゴロゴロと水っぽい音が聞こえる場合，喉に食べ物や唾液が溜まっていることが予想されます．多くの場合，ゼリー状の水分など粘りが少なく飲み込みやすいものを食べることで，喉に溜まっているものも一緒に飲み込むことができます．普段から2～3口に1回程度のペースで水分ゼリーを食べるようにしておくと，喉に食材や唾液が溜まりにくくスムーズに食べられる可能性があります．

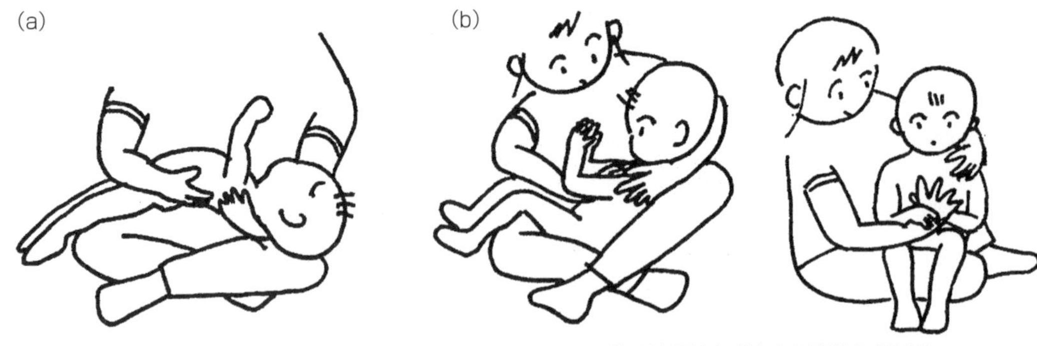

反り返っている子ども　　股関節や膝関節など大きな関節を曲げる

図2–27

4）食事時間

食事時間の目安は，満腹中枢が刺激され食欲が減退し始める40分程度が目安になります．食事時間が延長すると，子どもにとっても介助者にとっても食事は疲弊するものになり，本来の運動機能が発揮されなくなることで誤嚥や窒息のリスクが高くなってしまいます．なるべく許容時間内に食べ終われるような食形態や食事姿勢にすることが望ましいです．

(5) 実際の食事姿勢

食べるために姿勢を整えるポイントは，大きく分けると，1）筋緊張を整える，2）食べやすい姿勢をつくる，3）頭・口周囲のサポートの3つに分けて考えることができます．

1）筋緊張を整える

脳性まひの子どもの筋緊張は過緊張な場合と低緊張な場合，緊張の変動が激しい場合とがあります．姿勢を保ち，運動を起こすためには適度な筋緊張をゆるやかに変動させられることが必要です．筋緊張が高い場合は股関節や膝関節など大きな関節を曲げるようにすると全身での反り返りが緩和することがあります（図2–27）．筋緊張が低い場合は活動性が高まるように好きな刺激（聴覚・視覚・触覚など）や，しっかり座骨や足の裏で支える感覚（座位や立位）を活用して覚醒を高めると有効な場合があります．筋緊張の度合いやその変動の仕方，関節可動域などは個人差があるので，専門職に相談しましょう．

2）食べやすい姿勢をつくる

食べるために口や喉を効率よく使うには，頭が安定していることが大切です．頭が安定するためには体幹と肩甲帯の安定が必要で，そのためには座位保持装置や介助者の子どもに触れている部分がしっかりと子どもの身体を支えるポイントに合っていることが必要です（図2–28）．

3）頭・口周囲のサポート

食べやすい姿勢を整えられても，食べ始めるとなかなか頭が安定しなかったり顎が動かしにくい子どももいます．その場合は下顎を支えること（オーラルコントロール）で頭の安定を助け，顎が動きすぎないようにしたり，口を閉じる補助をすると有効な場合があります（図2–29）．

(6) 実際の食具の工夫

食具と口腔発達にも関係があり，児の特性によって介助方法・食具の種類・素材が異なってきます．

1）スプーンで食べる

スプーンで食べるためには，まず口腔のコントロールが重要になってきます．頭・首ができるだけまっすぐになる位置を探し，スプーンは子ども

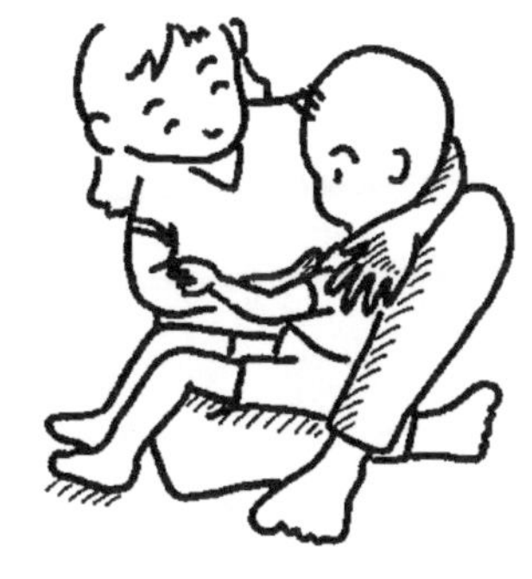

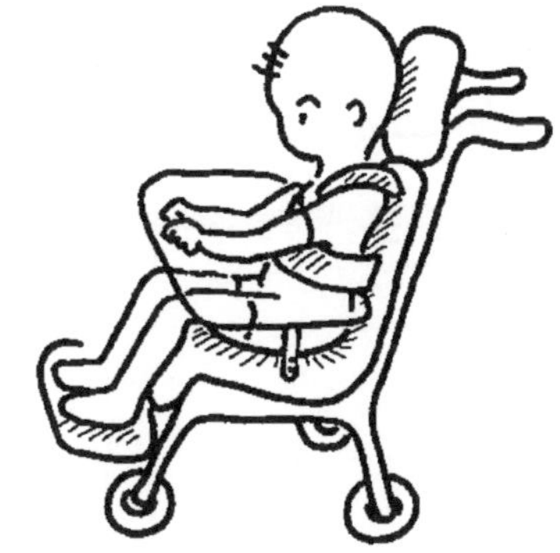

図2−28

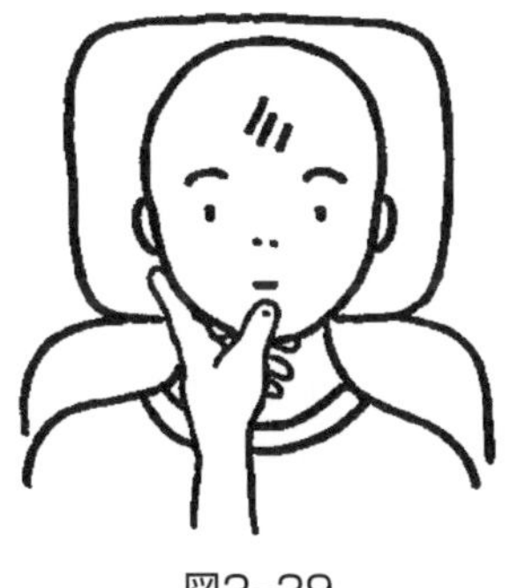

図2−29

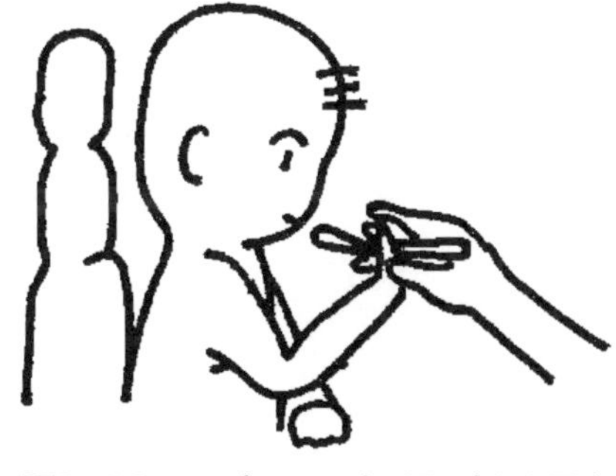

図2−30　スプーンで食べる（やや下方から近づける）

の口よりやや下方から近づけ，まっすぐいれて下方にゆっくりと引き抜きます（図2−30）．そのとき歯や歯茎から取り込むのではなく唇を閉じてスプーンにある食べ物を取り込むことが必要です．唇から取り込むことが難しい場合は上唇に指をあて唇を下に押し下げるようにするのもよいでしょう．口腔のコントロール，頭の安定が難しい脳性まひ児は，歯で取り込みスプーンを噛みこんだり，舌運動が未熟で舌が前後に出てきてしまうことがあります．この場合スプーンの背を舌にあててしっかりと押すと，舌が前に突き出てくるのを防ぎ，唇と舌が自然に使えるようになります．正しい介助をしていく上では食具の種類や素材選びも重要になってきます．舌の上に置きやすく操作しやすい，上唇で取り込みやすいように小さくて浅い，柄が短めのスプーンがいいでしょう．また，強い咬みこみ，過反応がある場合はプラスチック製のスプーンは割れやすいため，シリコンなど柔らかくて丈夫な素材や金属スプーンを使ってください（次節2．食具の種類と使用参照）．

2）コップでのむ

下顎が動きすぎないように下顎の安定（閉口），下唇の安定（閉唇）をし，下唇に優しく置いたコップをゆっくり傾け，上唇に液体が触れるようにします（図2−31）．1回ごとにごっくんしたことを確認し，コップを離さない場合は連続的または多量に流し込まないようにします．唇に押し付けて流し込むと，過敏に反応する，むせる，吐きそうになる，誤嚥をしてしまうことがあるからです．はじめはヨーグルトやとろみのついた飲み物などゆっくりと口の中に入るものからはじめてみましょう．姿勢は座位で顔が上向きにならないようにし，やや下向きで顎を引くようにします．シリコンコップのように唇の大きさ，形にフィットするものや小さめのコップを選びましょう．そうすると介助者が上から水面が見えやすくなり多量に

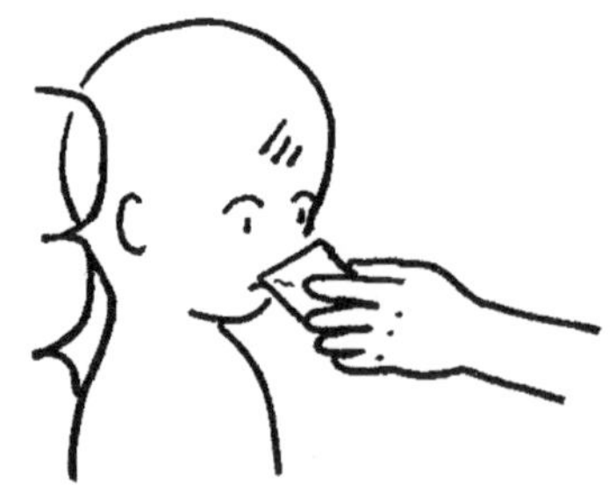

図2-31　コップで飲む

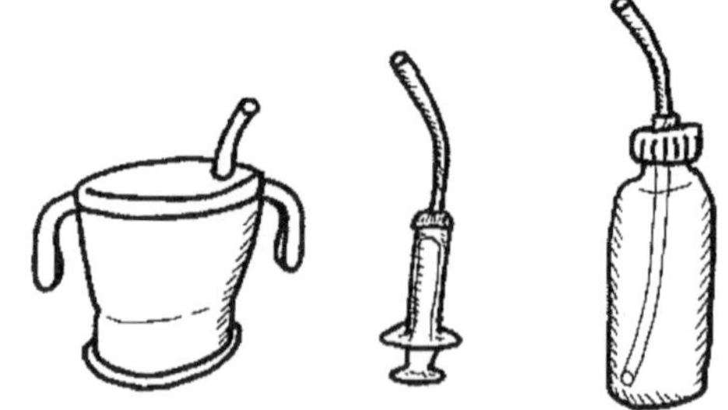

図2-32　ストロー練習に使う食具

流し込むこともなくなります．水面が見えにくい場合や子どもの鼻が縁に当たらないようにコップの上部部分を切り取ることをおすすめします．

のむことが困難な子どもには無理をさせて吸い口のついたコップや広口のコップでは与えないようにしましょう．なぜなら未発達で異常な吸い方に逆戻りさせてしまうからです．

3）ストローでのむ

食事の発達を観察してみるとストローやチューブを使用して吸うことができるのは発達の後期になってできていくことがわかります．脳性まひ児の場合はうまく協調された飲み方ができるまで時間がかかります．協調された運動とは，ストローまたはチューブに唇をぴったりと添わせた時に吸い込み，ちょうどいい量でごっくんすることです．練習のはじめに用いるのは厚みのあるポリエステルのチューブで内径の小さいものを使います．そうすれば1回の吸い込みでは限られた液体しか吸いあがってきませんし，空気を吸い込むこともありません．練習ではチューブは唇で保持し，顎は閉じたまま行います．はじめはカップに蓋がついておりチューブを差し込めるものを使用するとよいでしょう（図2-32）．

（7）栄養（経管，補助食品，体重）

脳性まひ児に限らず，子どもの成長がゆっくりである場合や体重が増えにくい場合大変心配なものです．このような場合，主治医がその子の個別性に合わせた評価をして，栄養士，言語聴覚士，保健師などから必要なサポートを受けることができます．以前までは脳性まひの子どもは小さいままと言われていましたが，現在は栄養補助の食品や経管栄養が用いられるようになってきて十分に成長できる環境が整ってきています．運動発達の観点や介助量を考慮し，医療機関に相談していくことがよいでしょう．手軽に取り入れやすい方法としては，体重増加を改善させるために，いつもの食材にバターやクリーム，チーズを加えるなどスーパーで売っているカロリーの高い食材を取り入れていくのもひとつです．また食べるのがゆっくり，少ない量で効率よくとりたい時，薬局や通販などで販売している高カロリー食（プリンやゼリーなど）やカロリー付加食品（オイルやパウダーなど）の活用を，主治医や栄養士に相談してみることをおすすめします．さらにかかりつけ医から液体状の経腸栄養剤などを処方してもらうこともできます．

口から食べることで誤嚥したり，必要な栄養がまかなえないなど，口からの栄養摂取が困難な場合，ほかの手段も検討していく必要があります．一時的に必要な場合もあれば，継続的に使用していく場合もあります．さらに，水分や薬の摂取時だけ使用する場合，食べる量を調整して体調不良の時に積極的に使用する場合などさまざまな使い方があり，補給方法には以下の選択肢があります．主治医とよく相談して進めていきましょう．

1）経鼻胃管

鼻からチューブを胃の上部までいれる方法です．注入するのは経腸栄養剤や水分，薬などが中心になります．手術は不要で，傷跡は残りにくいです（シールのかぶれなどはある）．体調不良の間だけや，一時的に体重を増やしたいときに適しています．しかし，チューブが入っているため，喉の違和感，不快感があり，うまく飲み込みにくい場合や食べる意欲が低下する場合があります．また，チューブを自分で抜いてしまったり，見た目にも影響します．

2）胃瘻造設

胃壁から胃へ入れる方法で外科的治療が必要です．注入は経腸栄養剤や水分，薬のほかにミキサー食も注入できるため，周囲と同じ食事を形態調整したものを入れることができます．また，服の下に隠すことができるため見た目もよく，引き抜いてしまう心配や口やのどの不快感もほとんどありません．

3）空腸造瘻

チューブを腸に挿入します．逆流がある場合や側弯の程度などで腸に造設する場合があります．

(8) 食事場面のリスク管理

重度の嚥下障がいがある場合は経口摂取が安全に行えるかを摂食時の状態，体調の経過，誤嚥の有無などから総合的に判断することが必要です．摂食時のむせや咳の程度や強さ，食事時間，食事量，食事中や食後に分泌物が増加するかなどに注意をします．体調に関しては呼吸器感染による熱発の有無とその頻度，体重の減少や増加不良，痰の性状などについて観察します．誤嚥の有無について機器による検査で客観的な評価を実施することが必要です．機器を用いた検査にはビデオ透視嚥下造影検査（videofluoroscopic examination of swallowing：VF），嚥下内視鏡検査（videoendoscopic examination of swallowing：VE）があり，食物や水分，唾液の嚥下の一連の状態や誤嚥の有無・程度について確認ができます．またCT，MRI，X線検査で肺の状態を観察するとともに誤嚥の既往の有無が確認できます．

1）誤嚥の防止や軽減

誤嚥による肺炎を生じさせないためには以下の対応が考えられます．

①摂食時の姿勢や食物形態の工夫：食物や水分を誤嚥している場合には，VFやVEでの検査時に背もたれの角度や食物の形態・水分の粘性を調整し，誤嚥が起こりにくい条件を整えます．付着性やまとまりの程度や一口量，口の中や喉に残らないための対応について検討します．

②口腔ケア：細菌を含んだ唾液や鼻汁を誤嚥することによって肺炎が生じる場合があります．食事の前後に歯磨きをしたり，ガーゼで清拭することで口腔内を清潔にすることが必要です．口から食事をしていない状態でも口腔衛生を保つことは重要です．

③排痰：分泌物がたまったまま食事を開始すると途中で呼吸が苦しくなったり，むせや咳によって食事が中断したり，嘔吐につながることがあります．肺や咽頭に溜まっている分泌物を出しやすくするために，食事の前に痰を出しやすくする姿勢をとることも有効です（図2–33）．クッションなどを利用して側臥位や腹臥位，座位での前もたれの姿勢をとります．咳での喀出や吸引を行って分泌物を除去してから食事を始めます．食後は食べたものが逆流して誤嚥しないようにしばらくの間，頭が胃よりも高い姿勢をとることが望ましいです．

［押川　龍太・山本　典子・下平　花菜］

［参考文献］

1）熊倉勇美・椎名英貴　編集：摂食嚥下障害学　第1版．医学書院，2014年，総ページ数324．

2）田角　勝・向井美恵　編著：小児の摂食嚥下リハビリテーション　第2版．医歯薬出版，2014年，総ページ数368．

3）尾本和彦・小沢　浩　編著：小児の摂食嚥下障害と食事支援　第1版．医歯薬出版，2019年，総ページ数216．

4）田角　勝：田角　勝のこれだけは伝えたい　子どもの意欲を引き出す摂食嚥下支援，第1版，2019年，総ページ数184．

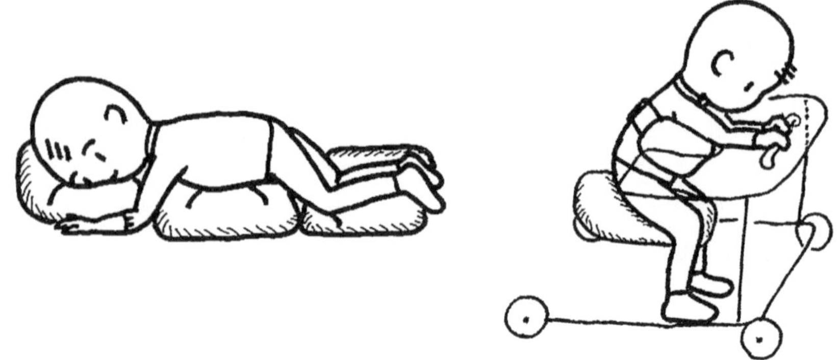

図2-33　排痰姿勢

2. 食具の種類と使用

(1) 日本の食文化：日本における食具の歴史と環境

日本の食卓ではさまざまな色，形，デザインの物が使われています．また，料理の種類によっても食器を変化させる特徴が日本の食文化にはあると言えます．各家庭においても使われる食器の種類は異なっています．料理は食べるだけでなく，見た目や香り，温かさなども楽しむものだと言えます．世界の国々では，食事中に皿は持ち上げずテーブルに置いて食べることが多いのに対して，私たち日本人は子どもの時からお茶碗や汁碗を持って食べることを習慣づけられています．そのため，肘を着いて食事をすることはマナーが悪いとされたりします．また食物に応じて，スプーンやフォーク，箸を使い分けています．このような食文化を踏まえ，子どもの成長過程に応じて食具を工夫し，少しでも自分で食べることができるようにサポートすることが大切です．

(2) どうして子どもにあった食器が必要か

子どもの機能に合わないサイズや性質のものを使用して食事をすれば，多大な努力を要し，食べることそのものがストレスになることもあります．手がうまく使えない場合には，食具の使用を諦めるかも知れません．しかしすぐには判断せずに，必要に応じて食具を改造することで食べられるようになることもあります．そのため，子どもの手の機能に合わせた食事ができる環境を検討し，一人ひとりの子どもにあった食具を使用して，少しでも自分で食べる経験を積み重ねていくことが大切になります．

(3) スプーン

スプーンの特徴には，集めるために食器の面に沿わせながら動かす，角度を調整しながら食物をスプーンの上に乗せる，食物をすくうなどがあります．またスプーン上に乗せた食物を，口まで落とさないようにコントロールし続ける必要もあります．障がいのある子どもの場合は，これらの動作がスムーズに行えないことがあります．例えば脳性まひの子どもでは，筋緊張のコントロールができないため，手指の動きが不十分であったり，手掌で触れた物の特性を感じることやそれらに応じた力や運動の調整が難しい様子が見られます．そのため，スプーンを握る時に過剰に力が入り，手首は強く曲がってしまう状態になります．手首や指を固くすると，お椀やお皿の形状にスプーンを合わせられず，すくい上げる動作が難しくなります．また，すくうことができても，スプーンを口まで運ぶことや，スプーンの先を口に入れることが難しく，口から取りこぼすこともあります．

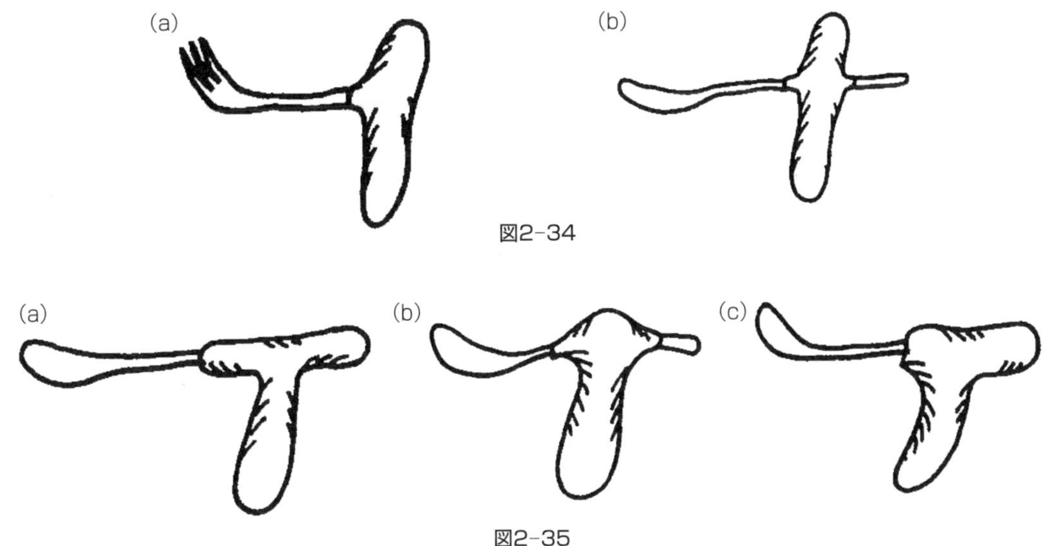

図2-34

図2-35

手掌面に感覚の過敏性がある子どもでは，スプーンに触ること，持ち続けることも難しいことがあります．そのような場合には子どもの動きの難しさを確認し，個々の状況に応じて自助具の使用や，スプーンの改造などを行います．スプーンの先端の素材に関しても，プラスティックやステンレス，木製にこだわらず，噛み込みの強い場合はシリコン製など，子どもの機能に応じて選択してきます．また必要に応じて保持しやすいように，スプーンの持ち手部分の改造を行います．いくつかの改造スプーンの例を説明していきます．

1）T字型（図2-34）

樹脂で作成したグリップ部分を，人差し指と中指の間にスプーンの柄の部分が位置するように，全指で握って持ちます．指や手首の動きが少ない段階であっても，グリップが太く，しっかり握れることで，スプーン自体が安定しやすくなります．中指〜小指は支える働きを，親指と人差し指はスプーンの方向を調整する運動を促すことができます．

2）ピストル型（図2-35）

T字型を使用する中で手首の動きや親指と人差し指の握り込みに緩み（指を伸ばすような動き）が見られる際には手首の柔軟性と手指の独立した動きがあると考えられ，このタイプに移行していきます．中指〜小指でグリップを握り，親指と人差し指は柄の上にのせるか，脇から挟むようにして持ちます．食物をすくう際に親指と人差し指が動きやすく，すくい上げる際の手首の動き（手掌面を上に返す動き）の学習に繋がります．また，スプーンを口に入れる時の，手首と前腕の動きを促すこともできます．手首の動きが不十分な場合には，持ち手の角度の調整をします．手の機能が向上すれば，スプーンの角度をなくしたり，グリップを短くするなどして普通のスプーンに近づけていきます．

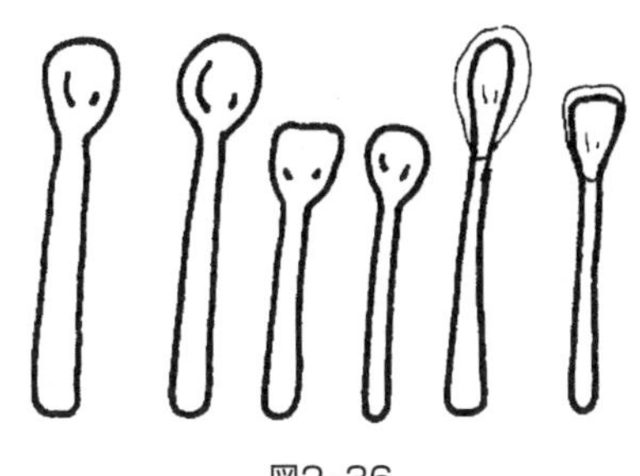

図2-36

3）でんでんスプーン（図2-36）

噛み込みの強い子ども，口腔内の感覚が過敏な子ども用のシリコン製のスプーンです．形とサイズが選べ，噛み込んでも鉄製のスプーンに比べて歯や口腔内の負担が軽減されます．また温度による変化もあまりありません．

(4) フォーク

フォークの特徴は，食物の中心を先端で探り，刺しいれて食物の硬さを先端で感じて刺す力を調整するなどがあります．またフォークにはスプーンとは異なり，口まで運ぶときに食物が落ちにくい特徴もあります．スプーンと同様に，脳性まひの子どもでは操作に難しさが見られます．握り込んで持ち，手の操作の中でフォークの尖端を食物に近づけること，力を調整しながら刺すことが大変難しいことです．このような場合も，スプーンの時と同じように，尖端に角度をつける，柄にグリップをつけるなどの工夫をすれば，動作が成功しやすいことがあります．いずれの場合も，容易に成功するようにサポートするハンドリングを覚えましょう．

(5) 箸

箸は別々の2本の棒をひとつの物として扱う物で，持ち方は人によって若干の違いが見られます．一般的には下の箸（固定ばし）は動かず，上の箸（作用ばし）を動かすことで操作します．箸の特徴には箸先で食物の特徴（柔らかさや長さ，粘りなど）を捉えて，つまむ，はさむなどの力を調整すること，スプーンやフォークに比べると圧倒的に動きが複雑で，巧緻性を要します．また箸を使用するには，指を1本ずつ動かす必要があります．脳性まひのお子さんでは，筋緊張のコントロールが不十分で，箸を持つことが難しく，箸を持てても握り込んでいるため開くことが難しいことがあります．また，箸を開こうとすると，すべての指が同時に広がり，箸自体を落としてしまいます．さらに子ども一般に言えることですが，箸の開閉が行えたとしても，食物の形態に合わせて（ごはん，麺，塊りなど）動きを変化させることが難しい様子が見られます．箸を上手く扱えない，お箸を使って食べてみたいという希望を支援する道具としては，2本の箸同士を離れないように差し込んでピンセット様の形にして，バネやゴムの力を使って掴みやすいように作られているものや，指を入れる部分があり，手からお箸が落ちない構造になっているものがあります．

図2-37に実例を挙げますが，素材はプラスティックやゴム，木が多いようです．

①～⑤のお箸を使用したからといって，普通のお箸が使えるようになるわけではありません．普通箸を使うためには，食事時の姿勢の設定と手指の細かな動作だけでなく，生活環境の中での箸の必要性と日常の習慣が伴わなければ，難しいと言えます．

(6) スプーン，フォーク，箸の操作にむけて

食事の場面で，すくう・刺す・箸でつまむ動作を練習することも必要ですが，これらの動作を繰り返すだけでは，子どもにとっては面白くありません．食事そのものが子どもにとって楽しめる活動になるように，苦手意識を持たない配慮も必要です．そのためには，日常のあそびの中で，どのように手を使うかが重要になります．スプーンやフォーク，箸の持ち方は，鉛筆やペンの持ち方と関係しています．縦—横に線を引くことやぐるぐる丸を描くなど，子どもの楽しめるお絵かきを利用することも，食事場面での安定した道具操作に繋がっていきます．しかし，すべて同じ活動の手順を踏めば良いわけではなく，一人ひとりの子どもの手の機能に応じて，必要となる要素が異なります．例えば，手先の動きを引き出すための活動だけでも，指でつまんで紙を破る，粘土をこねる・丸める，ビーズ通し，砂あそび，ブランコや鉄棒などの遊具などありますが，まず子どもが好む活動を選ぶ必要があります．しかし安定姿勢や動作に伴う筋緊張の不安定の問題もありますので，活動の選択については，専門職に確認して下さい．

(7) お皿，器

通常は料理に応じて食器を変えますが，障がい

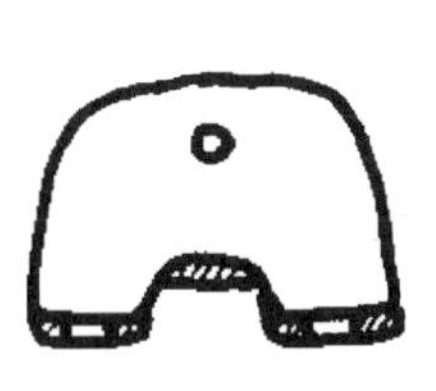
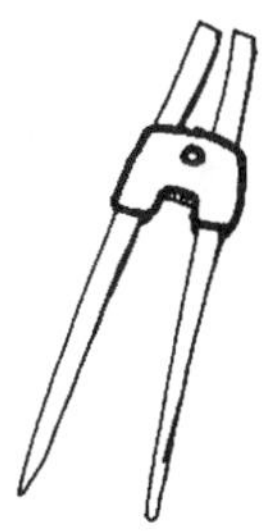

①箸パンツ（アカチャンホンポ）
箸にゴムを通して，親指と人差し指で挟むようにして使用します．箸パンツが柔らかいため，握り込んでしまうと箸先がずれることがあります．

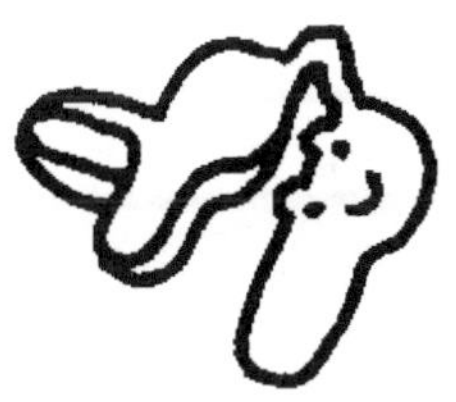
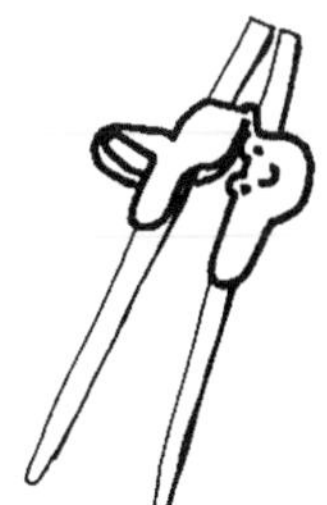

②お箸サポート（ダイソー）
穴に人差し指を入れて使用します．これも親指と人差し指で挟むようにして使用します．

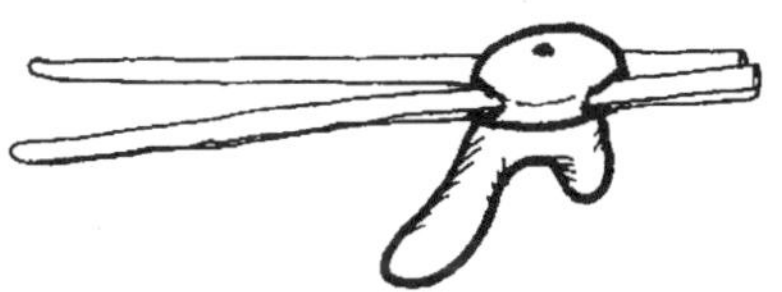

③はじめてサポートおはし（コンビ）
親指と人差し指の間にゴム部分を引っ掛けて使います．動かす時は親指と人差し指で挟むようにして使用します．

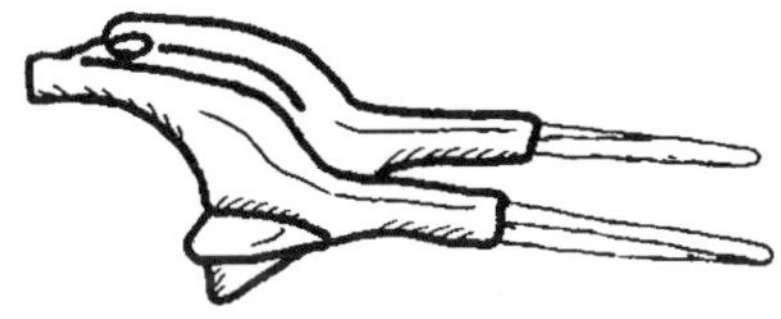

④箸蔵くん（ウインド）
トングを使うように，親指と他の指で挟むように使用します．持ち手が幅広いので手の中で安定しやすい形状となっています．手指が細かく動かせない場合も使いやすい構造になっています．

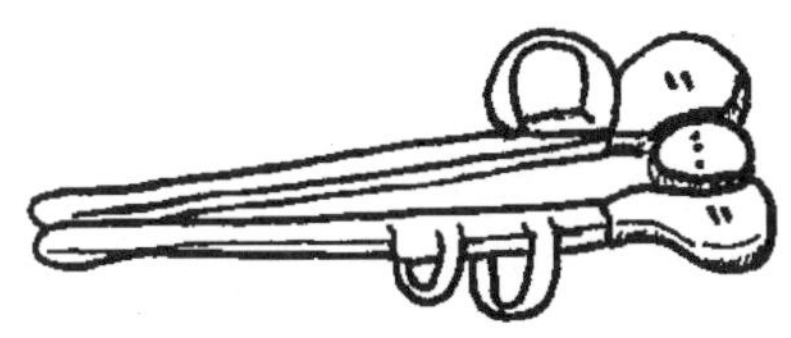

⑤エジソンのお箸（EDISON）
箸についているリング状の指入れに親指，人差し指，中指を入れて使用します．リングに指を入れるため，箸が手から落ちにくい構造になっています．箸の開閉の動きの学習に繋がります．

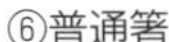

⑥普通箸
手首から中指の先までの距離＋3～5cmの長さが適切な長さといわれています．子どもの手に合った長さの箸を使うと，扱いやすく，食物が掴みやすいといえます．

図2–37

のある子どもでは，食器に合わせてスプーンやフォークの操作を変えることは難しいと言えます．そのため，お皿の形状を変更して食べやすいように工夫することがあります．持ちやすいように持ち手が付いたもの，皿の縁が高くなっていて，スプーンなどですくい上げやすいもの，皿の裏に滑り止めがあるもの，食器自体の重みがあり，スプーンやフォークが当たっても動きにくいものなど，さまざまな特徴を持った器があります．以下に例を挙げます．

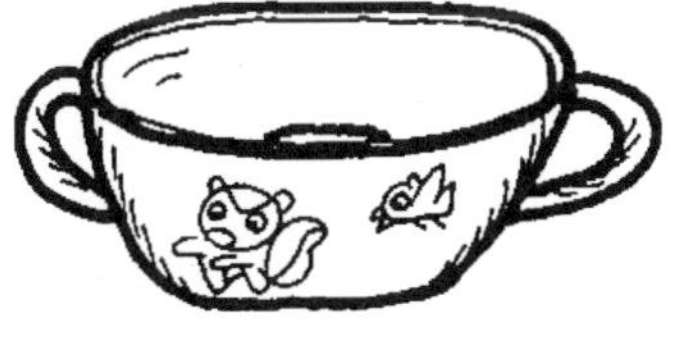

図2–38

1）両手付きカップ（図2–38）

両方に持ち手がついているため，両手で把持して口まで運ぶことが行いやすくなります．

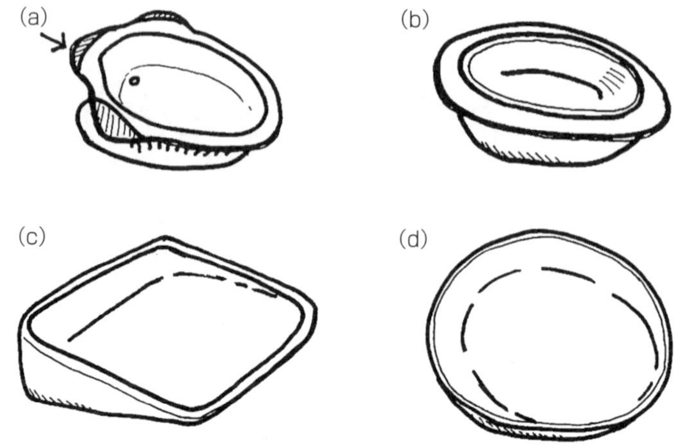

図2-39

2）滑り止め付きの特殊皿（図2-39）

このお皿は持ち上げずに，机においた状態で使用します．食べ物を載せたスプーンの尖端が皿の縁に当たると，すくい上げるきっかけとなるように作られています．そのままではスプーンが皿から飛び出し，すくい上げができない時にこれらのお皿を使用します．スプーンが高くなった皿の縁で止まり，高さに沿って食べ物をこぼさずにすくい上げることができるように考えられています．また，これらのお皿は左右非対称となっています．図2-39aは，狭くなっている方の縁が高くなっています．スプーンを動かす範囲が制限されることによって，食物がすくい上げやすい構造になっています．加えて，矢印部分を利き手でない側の手で押さえることができます．図2-39bは，広くなっている方に向かってスプーンを動かして食物をすくい上げます．広い方の壁は高さがあり，ほぼ垂直に立ち上がっているため，すくい上げた際にスプーン上に食物がのりやすい構造になっています．

図2-39cdのお皿は手前側の縁が低くなっているため，スプーンがお皿の中に入りやすい構造にもなっています．特に図2-39cは形が四角く角があるため，角を利用すればすくい上げやすくなっています．また陶器製で重さもあるため，スプーンを強く押し当ててもお皿がずれることが妨げられます．

まとめ

食事は子どもにとって楽しい時間なはずです．障がいのある子どもでも同じで，さらに自分で食べる経験ができればなお楽しくなるはずです．そのため，一人ひとりの子どもに応じた食具を選択することは，ご家庭での家族との食事，学校や保育所でのお友達との食事時間を楽しむことの一助になります．食事の活動を楽しむことの中には，手の機能以外にも，いろいろの発達要素が含まれていますので，成功体験の積み重ねが必要です．このためにも，成長に伴う手の大きさと機能に応じて使用する食具を変更していくこと，生活のいろいろな場面で食具の使用に必要な手の機能を育てることはとても大切なことです．

［中島　るみ・木村　　基］

［参考文献］

1）岩崎清隆・岸本光夫著，鎌倉矩子・山根　寛・二木淑子　編：発達障害と作業療法［実践編］第2版．三輪書店，2015年，総ページ数392．
2）小西紀一・小松則登・酒井康年　編：子どもの能力から考える発達障害領域の作業療法アプローチ　改定第2版．メジカルビュー社，2018年，総ページ数344．
3）山根　寛・加藤寿宏　編：食べることの障害とアプローチ（作業療法ルネッサンス―ひとと生活障害1）．三輪書店，2002年．

4　ことばとコミュニケーションの発達

子どもの発達の中でことばやコミュニケーションはどのように育っていくのでしょうか．また体の緊張が高すぎたり，低すぎたりすることで子どもはどのような難しさにぶつかるのでしょうか．しゃべりたくてもうまく声が出ない，伝えられないなど，ことば・コミュニケーションの両面で難しい子どもの発達を促すための考え方と，お手伝いの方法をお話しします．

1．ことばの発達の道筋

ことばは何歳になれば出てくる，といったものではありません．生まれた時からその根源は育ち始めています．一番大事なのは保護者との信頼関係がどれぐらいしっかりできるかです．信頼できる大人が一人でもいると子どもは育ちやすくなります．一緒にいると安心する人です．その人との関係を軸にして，子どもは人との付き合い方を覚えていきます．初めは，日々の生活の中で，生理的現象（食べる，出す，痛いなど）の要求を子どもは泣き声で表現します．保護者はそれに応じておっぱいをあげたり，おしめを替えたり，抱っこしたり，というお世話をします．その時には，保護者は子どもの顔を見たり話しかけたりしながら世話をします．この毎日の関わりの中で，子どもは自分に向けられる愛情を感じ取りながら，保護者への信頼を高めていきます．その信頼関係を拠りどころにして，だんだんと外の世界に目を向けられるようになってきます．保護者がすべてだった時から，興味がおもちゃに移り，他の大人や子どもにも移っていくわけです．このような興味が変わって移ってゆく過程は，子どもの認知機能を育て，周りの状況の理解やことばの理解につながってゆきます．もちろん，身体の運動機能との関係も深いものです．興味のあるものを見つけ，そこへ自分で近づき，自分で触って確かめる，という一連の行動が重要になってきます．また，子どもは声を使うことを覚えます．何かが欲しいとき，嫌な時，保護者を呼ぶときなどさまざまな声を使います．これもことばの基礎になります．この頃はことばというよりも，保護者や周りの大人が使うことばのイントネーションや声の大きさなどを学習・模倣し，場面ごとでその使い方を覚えていきます．そして声やしぐさ，指差しなどで，人とやり取りすることを覚えていきます．

摂食機能など口腔運動機能の発達とともに，子どもはいろいろな音を作ることを覚えます．そして音がつながってことばになっていくことを，やはり日々の生活の中で覚えます．ここでは聴覚が重要な役割を果たします．主な母音（ア，ウ，オ）やアクセントをまねた発声による成功体験が大切になります．自分が発した音がことばになり，それが相手に伝わるのだという経験を積み重ねて，ことばによるコミュニケーションが発達していきます．言葉はコミュニケーンを取るためのひとつの手段ですが，述べてきたように人とのかかわりや物とのかかわりの中で，やり取りの仕方を学ぶことが重要です．そのためには体の使い方を学ぶ，運動発達も重要な基礎になります．以下に簡単にコミュニケーション・ことばの発達を表2-2として示します．

表2-2　コミュニケーション発達

表出（手段）	（身体的反応）	理　解	
・生理的発声			
→泣き・笑い	表情	（アイコンタクト）	
・随意的発声			
		人とのかかわり	3カ月頃
・意図的発声	視線		
・声のバリエーション		物へのかかわり	
・手差し			1歳頃
		状況の理解	
・音のバリエーション			
	指差し	認識の向上	
・構音の分化	ゼスチャー	ことば・絵・写真等の理解	
	サイン		3歳頃
	シンボル	サイン・シンボルの理解	
・はなしことば			

（高見葉津：コミュニケーションの発達援助.（日本聴能言語士協会講習会実行委員会編：脳性麻痺．協同医書出版社，2002）を参考に濱田改変）

2. 姿勢保持や運動が難しい子どもへの支援

自分で動くことが難しい子どもや，頭や姿勢が安定しにくい子どもは，どのようにすればコミュニケーションを発達させることができるでしょうか．まず大切なことは，保護者はできるだけ子どもの顔が見える位置から話しかけ，お世話してあげることです．図2-40aのように，保護者の太ももに子どもを座らせて，頭を支えてあげましょう．体が大きくなってきたら，前もたれにできる歩行器やいすを使うのもいいでしょう（図2-40b）．いずれにしても，保護者が子どもと対面できて，その表情が読み取りやすいところ，子どもも保護者の顔が見えるところで食事をしたりする時間をつくってください．保護者がはっきりと表情を作り，話しかけ，伝えることが大切です．

子どもさんの体が小さい間は抱っこして動くことが可能ですが，大きくなれば，移動補助具を上手に利用して，一緒に動くようにしましょう．大切なことは，おもちゃのあるところへ一緒に行く，そこで実際におもちゃを触らせる，体を大きく動かして遊ぶ，公園の遊具に一緒に乗るなど，同じ場面で同じ感覚を共有する機会を多くすることです．それは，人と感情や場面を共有することが言葉の発達に大きく影響するからです．保護者も子どもさんと一緒に，「楽しいね」「おもしろいね」「怖かったね」などの感情をその場で言葉にしながら，顔を見て子どもの表情や発声を確認していきましょう．

子どもが言葉や状況を理解していくためには，例えば，子どもがしていることを大人が言葉で表現する（○○ちゃん，もぐもぐしてるね，ドア開けてるの，など），または大人が子どもの前でやって見せるなど，子どもの聴覚・視覚などの感覚に働きかけ，場面や状況を学習できるようにしていくことが大事です．そして何度も繰り返し，動作や音，ことばの模倣を促していきましょう．

(1) 声の出し方

体の緊張が発声にどのような影響を及ぼすか考えてみましょう．緊張が高すぎたり，反り返るこ

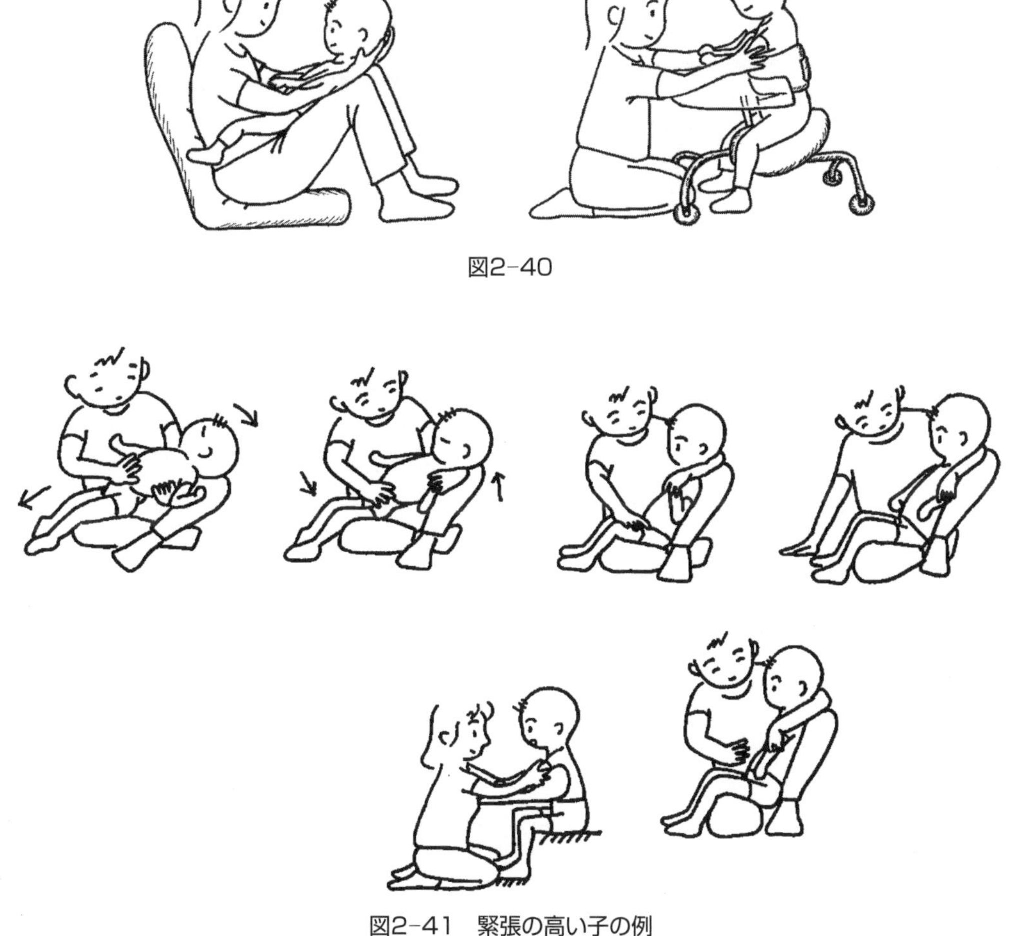

図2-40

図2-41　緊張の高い子の例

とが多い子どもでは，思うように声が出ません．

緊張が高い子どもでは絞り出すような声になったり，爆発的な短い声になったりします．このような場合は，まず体の緊張を緩めてあげることをします．ゆっくりと肩や首を動かしていき，腕を後ろに引かれないように前に出しやすい姿勢にします．足が突っ張らないよう足底をちゃんと床につけることも考えます．このような一連のハンドリングのあとに，反り返らず前もたれの姿勢にすると，子どもは楽に声を出しやすくなります（図2-41）．大事なことは，保護者が子どもの顔が見える前の位置にきて働きかけることです．

緊張が低い子どもでは，声が弱くなり，出していても周りが気づきにくいことがあります．このような子どもには，体の真ん中に近い所をしっかり支えて，頭も上がりやすい姿勢にしてあげると（図2-42），子ども自身が周りの人や物に気づきやすくなります．子どもの顔が見えることで，周りの大人も子どもの意図に気付きやすくなります．そこで子どもの興味が惹かれるものがあれば，思わず大きな声を出すことがあります．

体だけでなく，顔面の筋肉が固いと口が動きにくく，いろいろな音を作るための動きが出にくくなります．しっかり食べることは口腔運動の基本を作りますが，音を作りことばをしゃべるには，それよりももっと細かい動きを出す必要があります．

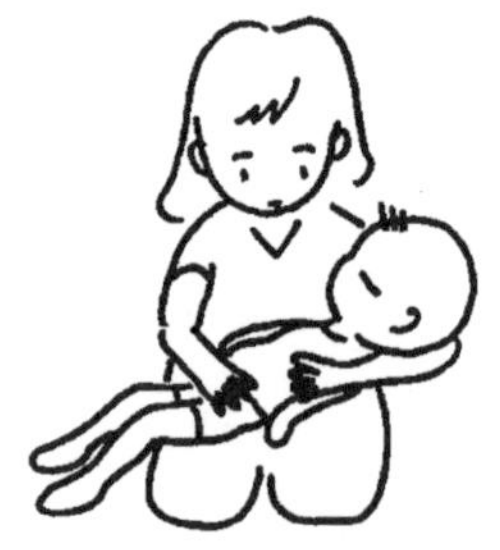
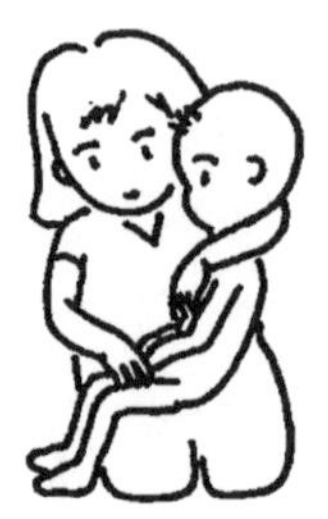
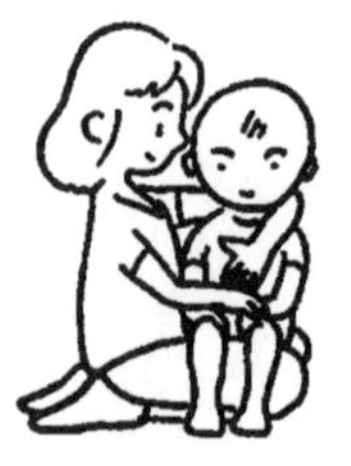
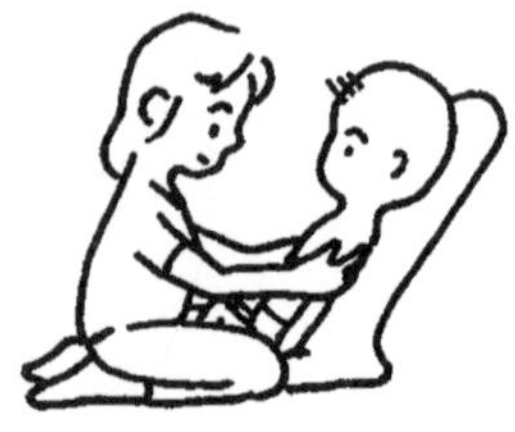

図2-42　緊張の低い子の例

(2) 練習方法

緊張の高い子どもでは顔の筋肉を緩めるとともに，口をすぼめたり頬を膨らませたり，舌の先をとがらすなどの運動を促していく必要があります．これは，3歳以上ですることですが，シャボン玉を吹く，笛を吹くなど吹く遊びを取り入れたり，うがいの練習をしたり，舌先でミルクせんべいなど薄いせんべいを割るなどの練習をして動きを作っていきます．

顔面の緊張が低い子どもでは，固いものを噛むことで緊張をしっかりと高めていくこと，外側から圧をかけるような触り方を取り入れるなどします．言葉の理解が進み，いろいろな音が出せるようになってくると，習慣化された場面で言葉をコミュニケーションの手段として使うことが増えてきます．

そして，子どもが自分の中にことばをいっぱいためられるようになると（内言語といいます），それらは自然にあふれだしてきます．しかしスムーズな音声にはならず，言いなおしたり口をつぐんでしまうかもしれません．大事なことは，子どもが何かを伝え，言おうとしているときは，急がさないで待ってあげることです．無理にしゃべらせるのではなくて，子どもの言いたいことをくみとり，代弁してあげるのもいいでしょう．

また，運動や発声の問題で，ことばにしにくいときは，代替手段といって，絵カードや写真カードを使ったコミュニケーションボードや文字カード，音声機器などを使うことがあります．音声機器はスイッチの使用なども入ってきますので，セラピストや保育士など専門家と一緒に検討することもあります．そして保育場面や学校などでそれらのツールが使えるようになると，しゃべるのが難しくても，言葉を介したコミュニケーションが取れるようになっていきます．

こうしてみていくと，ことばの発達に必要なものは，基本的には人との関係がしっかりとれることです．そのうえで日常生活の中で体験することを積み重ね，身近な部分から変化する周りの状況と大人の言葉の関係が少しずつわかってくることです．それらのことは保護者が一人でがんばるのではなくて，家族と一緒に，または保育士やセラピスト，看護師など専門職の手も借りてやっていくことです．子どもを取り巻く人達とのかかわりの中でことばは育っていくことを是非ご理解ください．

［濵田　浩子］

［参考文献］

1）日本聴能言語士協会講習会実行委員会編集：アドバンスシリーズ　コミュニケーション障害の臨床3　脳性麻痺．協同医書出版，2002年，総ページ数202．

5　社会性を育てる

この章では，お子さんがこれから人生を歩んでいくのに欠かせない，“社会性の育ち”について話をすすめます．

1. 社会性の出発は「こころの安全基地」から

ヒトの赤ちゃんは，とても無力な状態で誕生します．この無力な赤ちゃんが生きていくために無くてはならないのは，お母さん，またはお母さんに代わる養育者（以下，お母さんとします）の存在です．それは，生理的なお世話をしてもらうことだけでなく，こころがつながる存在を意味します．

赤ちゃんとお母さんをつなぐ安定したこころの絆を，ある児童精神科医は「愛着関係」と名付け，また，人間の誕生から死ぬまで，生涯にわたる発達を考察した発達心理学者は「基本的信頼感」と呼び，人生において必要不可欠な最初の発達課題であるとしました．

人生のはじめに作られるこの愛着関係は，私たちが生きていく上で「こころの安全基地」としての働きをします．安全基地とは，外の世界を探索し，経験するにあたっての安全地帯であり，不安なときに戻っていく安心な場所，というイメージです．

それを表したのが図2-43です．図2-43の上半分は，子どもが周囲を探索したり，遊びやひととの関わりに向かっていく様子です．大好きで頼りになるお母さんがいつも自分を見守ってくれ，一緒に喜んでくれるから，外の世界を感じ，触れ，からだを動かし，その子どもなりの冒険に挑戦することができます．時々，お母さんを見あげたり，

あなたが必要なの…
TV
冒険するから
見ていてね
あなたが必要なの…
戻ったら受け入れてね

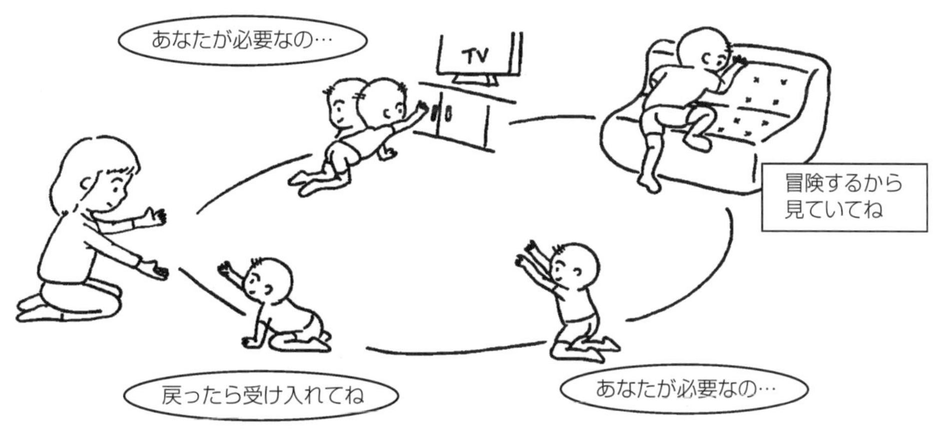

図2-43　安定した愛着のしくみ

病院 ⇒	家庭 ⇒	（療育） ⇒	保育園・幼稚園 ⇒	学校 ⇒ 社会
家族	家族	小さな集団	大きな集団	さまざまな年齢の人々
医療者	近所の人	他の親子	同年齢の子どもたち	さまざまな役割の人々
その他	親戚	セラピスト	異年齢の子どもたち	その他
	その他	指導員	担任・加配の先生	
		その他	その他	

図2-44　出会いの場と出会う人たち

声を出してお母さんを呼んだりして，お母さんの居場所を確かめようとするのもそういう気持ちの表れです．

一方，図2-43の下半分は，不安な時や自分一人ではうまくいかない時に，お母さんに助けや安心を求める様子です．困った時に身をもって自分を守ってくれるお母さんから，こころのエネルギーをもらうと，再びお子さんは，自分を待ち受ける外の世界へ向かっていきます．からだの動きが不自由なお子さんも，こころの中では，このような気持ちの揺れ動きがあるのではないかと考えられます．

この愛着関係，つまり，お母さんといれば大丈夫という絶対的な安心感と信頼は，社会性の出発点となり，生涯にわたって，自分の存在に自信を持ち，自分を大切にする土台になると考えられています．

2. 子どもの社会性

社会性というと，集団生活の中でお友達と仲良くしたり，ルールをちゃんと守ることなどが思い浮かびますが，ここでは，その基本となる“ひと何かを共にすること”を社会性と考えてみます．

図2-44は，私たちが成長に伴って出会う場と出会う人たちです．自分以外の人がいること，すなわち，2人以上のひとがいることで社会が成り立つとすると，家庭もひとつの社会になります．赤ちゃんとお母さんという2人の関係（二者関係）から始まる小さな社会は，お父さんやきょうだい，他の家族メンバーへと広がり，療育機関での小グループ，保育園などの集団生活へと進み，一緒に過ごす人数や時間や過ごし方，“ひとと何かを共にすること”も多様化していきます．

お子さんの成長と共に出会いが増えていくと，お子さんが見せる表情や態度にもいろんな面が現れるかもしれません．例えば，家庭では一番年下で甘えん坊のお子さんが，療育グループの場では“おにいちゃん”“おねえちゃん”として違う顔を見せるかもしれません．また，保育園には“先生”という色々なことを教えてくれる人がいて，“大好きな○○先生の言うことはきく”とか，園のお友達の中ではおとなしくて影が薄いようでも，リハビリテーション治療場面では，得意気に自分のできることを披露する目立ちたがり屋さん，という様子があるかもしれません．

また，園に通い始めると，お家のなかで自分のペースで過ごしていた時と違って，集団の広い空間やプログラムのある時間の流れに沿って過ごすことになり，さまざまなとまどいを感じやすい時期でもあります．自分で動くよりも連れて行ってもらったり，手伝ってもらうことを多く経験し，自分とひとの関係を意識しはじめるかもしれません．

お子さんは，その時々に出会うひととの関係のなかで，さまざまな立場を経験しながら成長していきますが，そのエネルギーの源は愛着関係にあると言われています．その大事さは，障がいの有無を問わず，むしろ障がいがあるがゆえの困難と共に生きていくお子さんにとって，何より大切なものになりましょう．ただ，どのような難しさがあるとしても，いずれ時が経ち，お子さんの成熟と共に親離れの時期が訪れることは忘れずにおきましょう．

3. 大人ができること

広がりゆく社会の中で，ひとと生きていく力の根っこは愛着関係の中にあります．ではこの関係は，どのように生まれ，育っていくのでしょうか．それは，お子さんの自発的な動きと，大人からお子さんへの働きかけとの相互作用の中で生まれ，確かなものへと育っていきます．

例えば，からだを動かしたり，泣いたり笑ったり，声をだしたりなどのお子さんの動きに大人が気付き，タイミングよく応じてあげるようなことからです．忙しい日々のなかで，そういちいち応じてられないわ，と思われるかもしれませんが．

ここで，応答的に遊ぶときのちょっとしたコツをいくつか紹介しましょう．

まず最初に，大人の方からお子さんに波長を合わせ，お子さんの興味や遊びに，声かけや手ぶり身ぶりを添えて，ちょっと大げさに楽しみながら繰り返しましょう．大人の楽しんでいる様子を“ふむふむ”とお子さんが見つめ，そのおもしろさに気づくと，子どもも楽しみはじめるかもしれません．そうなれば，いい感じです．今までの遊びにちょっとずつバリエーションを加えながら繰り返し，大人の次の行動を期待するお子さんの気持ちを誘っていきましょう．

何らかの障がいや動きにくさがあるお子さんの場合，自分からの発信がごく弱いときがあります．また，お子さんが発信していても，大人がそれに気づかず，応答しないとそのサインが消えてしまうこともあります．お子さんの表情や動き，気持ちをていねいに感じ取り，それに対してできる限り，応答を返していきたいものです（図2–45）．

ひととつながる力は，大人が教え込むものではなく，偶然かもしれないお子さんの小さな動きをひろって，大人が意識的，応答的に補う働きかけを繰り返すなかで育っていきます．お子さん側からすると，自分の動きに大人が応答するという手ごたえの感じを積み重ねるなかで，“自分が発信すると，ひとに伝わり，欲求を満たしてもらえる”というサイクルを学習することになります．そして，次に起こることを「期待する」という気持ちのふくらみが生まれ，「待つ」という力が育ってきます．「待つ」ことから得られる「見通し」は「希望」への架け橋となり，生涯にわたって困難の中から立ち上がる力，生きることを支える力になるといわれています．

大人から働きかけるときには，その子にとってちょうどよい加減であるように，強すぎず弱すぎず，子どもの状態に合わせることが大切です．大人の強い口調や叱責，衝動的な言動は，お子さんを不安にさせるばかりか，逆効果になることがあります．

特に，からだの動きを自分でコントロールしにくいお子さんは，刺激に意識を向けたり，気持ちやからだの準備をするのに思いのほか時間が必要ですし，気持ちが動けば動くほど，緊張が入り，突っ張ったり，震えたりするような不随意な動きがでてくることもあります．大人もひと呼吸しながら，ゆっくり，対応していきましょう．

また，四六時中一緒にいると，子どもの動きを見過ごしてしまうことも案外多く，「この子がウインクするのは，おしっこしたいときだと気づいてくれたのは，私じゃなくて支援員さんでした」と，ある男の子のお母さんは苦笑しながら教えてくれました．おしっこをする時，妙にウインクをする回数が多いことに支援員さんが気づき，ウインクをするたびに（応答的に！）トイレにつれていくようにしたら，おもらしがなくなったとのことです．新鮮な目で子どもを見てくれるひとの存在も大切です．

することや行くところが山ほどある毎日のなかで，ひょっとするとリハビリテーション治療が第一優先され，ゆっくりとお子さんと気持ちを合わせ，お子さんの発信に応じる時間が後回しになることが続くかもしれません．そんな時こそ，この

①好きな遊びに誘って，気持ちを合わせる
・ひとりでするより、ひとと一緒にする方が楽しい！と感じるようにします．
・ふれあい遊びは親子で楽しめます．
・笑顔やアイコンタクト，身振りなどで気持ちを共有しましょう．

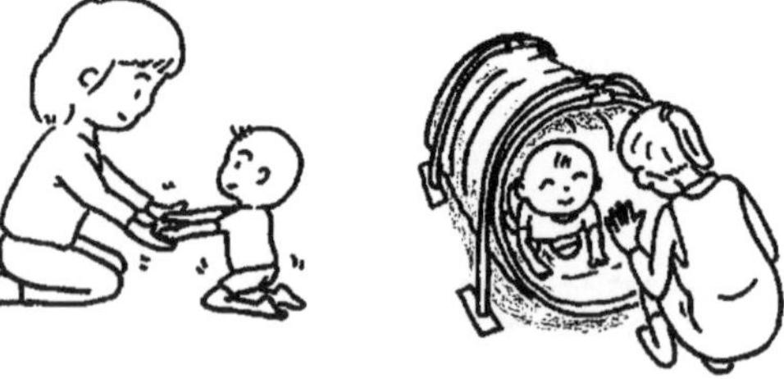

②遊びを決まったパターンで繰り返す
・遊びの「はじめ」と「おわり」に決まった動作や言葉かけをして，同じパターンで繰り返しましょう．
⇒遊びがわかりやすい．

（布をもって）せ〜の！
→ゆらゆら〜♪
⇒おしまい（おりる）
（脇をもって）1，2の3！
⇒ジャンプ〜！
⇒ドシン！（おりる）
（手をもって）
いくよ〜
⇒いっぽんばしこちょこちょ♪

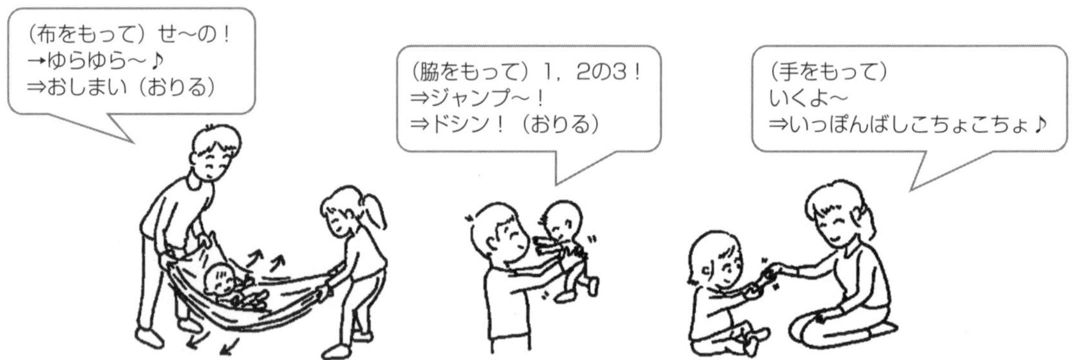

③子どもからの期待や発信を少し待つ
・ひとつの遊びのパターンが終わった後，少し待ってみましょう．
・遊びを途中で止めたり，「はじめ」を部分的にしてみましょう．

ストップ！
まだかなあ〜
こちょ…
よ〜い…
ドン
くるかな

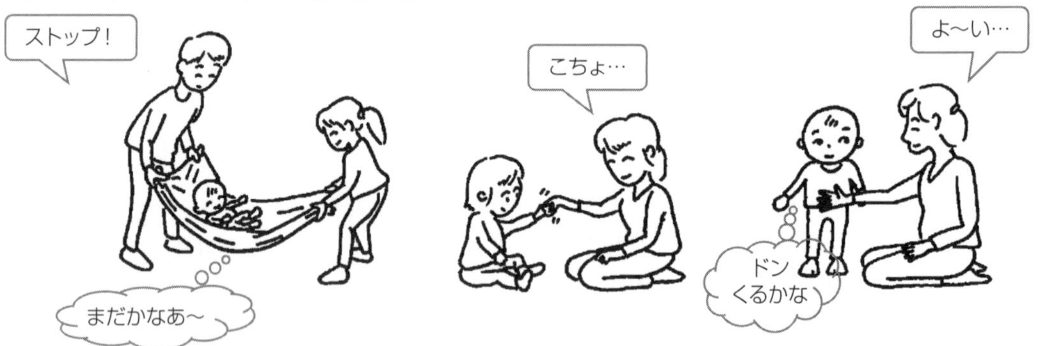

④子どもからの表現に敏感に応じる
・子どもが大人を見る（視線），笑顔，体を動かす，発声することがあれば，表現のサインとして受け取りましょう．

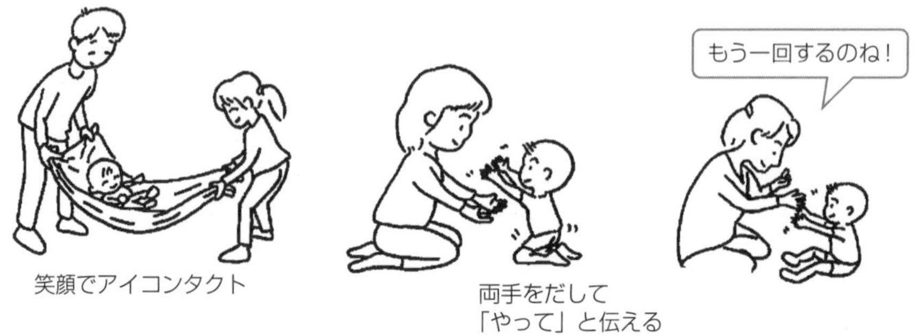

図2-45　子どもと遊ぶ時のヒント

子が楽しい毎日を送るためのリハビリテーション治療が，リハビリテーション治療をするための毎日に置き換えられてないか，目的と手段が入れ替わってないか，振り返ってみることも，大人の役割ではないでしょうか．

昨今，大人も子どもも別々に，タブレットなどでゲームやYouTubeに夢中になっている姿をよく見かけます．一生の土台となる社会性が育つ時期に，大人と子どもが応答的に関わりあう時間が少なくなるのは，もったいないことです．最近のゲームやアニメは巧妙に作られているだけに，いったん見だすと大人でもなかなかやめられません．この問題は意外と深刻です．何かをやめる，中断するには，別の何かを始める，置き換えなければなりません．ただやめさせる，やめることではなく，適切な別の何かを用意することも大人の役割かと思います．

ゲームやYouTubeから得られるものも，それぞれの息抜きの時間も大切です．加えて「一人の時間」と「共に過ごし，気持ちを交流する時間」，そのバランスを真剣に考えていくことが，ますます必要な時代ではないかと思います．

4. お母さんたちの「こころの安全基地」

お母さんになってから，初めて障がいのある子どもと出会う方は少なくありません．まして，わが子に障がいがあるとわかった場合，どのように育てたらいいの，祖父母にどう話そう，近所のひとには，きょうだいには，学校はどうなるの，私に何ができるの，と次々と戸惑いや不安が浮かんでくるかもしれません．そのようなとき，同じような思いや体験をしているお母さん同士で，こころのうちを話す場が大きな支えになるときがあります．

当センターで，乳幼児期の通園部門のお母さんたちが話し合う場を，“ママグループ”と名付け，実施したことがあります．毎回のグループ後に，アンケート方式でお母さんの感想を伺うと，グループを始めた当初は「こんな話，今まで誰にもできなかった．やっと話ができた」「同じような思いを持つ人と出会い，自分だけではないと思った」など，ほっとした気持ちが多く書かれていました．何回かすると，「話をすることで自分自身の気持ちを整理できた」「自分の子どものことを話したり，他のお母さんの話を聞いていると，子どもへの理解が深まった」など，子どもの現状や自分自身について見つめようとする気持ちが記されるようになってきました．さらに回を重ねると「他のお母さんの悩みを聞き，どうしたら解決できるかをみんなで考えていたら，自分の悩みに通じるところがあり，前向きに捉えようとすることにつながった」など，お母さん自身が自らの気づきに自信を持ち，何らかの行動へと向かおうとする様子が書かれていました．

お子さんの育ちと暮らしに不安を抱えて，お母さんたちは療育の場に来られます．療育は，自分と似たような体験をしてきた親子，この先も同じような立場であろう親子と出会う場でもあります．「この子がいたからこそ，今まで縁がなかった人と出会えた」「この子がつないでくれた」とおっしゃる方もおられます．お母さん自身も，誰かに責められたり批判されたりせず，不安な自分をありのままに聞いてくれるひと，“私たち親子だけではない”と思えるつながり，お子さんと一緒に生きていくための「こころの安全基地」を必要とされているのかもしれません．

5. お子さんの応援チームを作る

突然ですが，お子さんの応援チームを考えてみませんか．そこに，お子さんを応援してくれるさまざまな専門スタッフや知り合いを一人ずつ誘い入れてみましょう．チームには特に決まり事を作らず，お母さんの頭の中で，メンバー登録しておくことから始めましょう．こんな時はこの人に，あんな時はあの人に聞いてみよう，相談しよう，手助けしてもらおうと，頼りになる人や機関のネットワークを考えておきましょう．お子さんの情報を周りの人に伝えるツールとして，サポートブックを作ったり，“チーム○○（お子さんの名前）”としてノートなどに書き出しておくのもおすすめです．中でも，生育歴や診断名，検査や治療経過などは，何度も同じことを聞かれることが多いので，原本を作り，コピーしておくと便利です．

私たちスタッフは，お子さんとご家族のチームに何か役に立てないかといつも願っています．ぜひ，メンバーに入れてください．あと，サポートメンバーの中に忘れず入れておきたいのは，ふだんの家事やちょっとしたことを頼めるひとの存在です．まずは身近なお父さんでしょうか．すること，考えることが多くて，お母さんが疲れ果てないように，前もってメンバーを探し，つながりを持っておきましょう．

まとめ

ひとの生涯を通して通奏低音のように流れるのは，ひととのつながりです．ひとと何かを共にする力，社会性は目に見えないので，当たり前に育っていくものだと思いがちですが，そうではありません．からだの不自由さがあるお子さんの“ひととつながる力”に，もっとまなざしを向け，一人ひとりの特性を理解しながら，社会性の育ちを応援していきたいと思います．

繰り返しになりますが，ひととのつながりは，お母さんの抱っこから二者関係が始まり，お父さん，家族，親戚，療育の先生やお友だち，保育園，幼稚園の先生，お友だち，学校…と舞台をかえながら，さまざまな登場人物へと広がっていきます．平均的な営みに焦点をあわせることから目を転じ，一人ひとりの中にあるかけがえのない芽を，社会という土壌の中で共に育て，お子さんが最大のパフォーマンスを発揮できるように心がけていきたいものです．

［杉原　康子］

［参考・引用文献］

1）服部祥子：生涯人間発達論　第3版　人間への深い理解と愛情を育むために．2020，医学書院．
2）高橋惠子：人間関係の心理学―愛情のネットワークの生涯発達（日本語）―．2010，東京大学出版会．
3）尾崎康子：ふれあいペアレントプログラム．2018，ミネルヴァ書房．

第3章 生活支援の実践（日常の育児での扱い方）

1 抱っこ

赤ちゃんを抱っこする場面は，一日の中でもとても多く経験することでしょう．抱っこされると，赤ちゃんは母親の体温を感じ，心音を聞き，目を向けると母の笑顔を見ることもできます．自然に母親は，赤ちゃんに笑いかけ，話かけ，ほおずりするかもしれません．このように，抱っこは赤ちゃんの姿勢保持だけではなく，母子のきずなを強め，情緒的にも安心できる場面を作るといえます（図3-1）．

しかし，抱っこは子どもにとってすべて受け身の状態だけではありません．抱っこされながらも，自ら周囲に働きかけ，不安定な体勢では抱っこされている中でも，自身で姿勢を直そうとします．このため，子どもが何らかの活動的な経験ができるように抱っこしてあげることが大切です．うまく抱っこしてあげると，緊張して体を硬くすることなく，リラックスして安心できる環境が作れるからです．では，子どもが姿勢だけでなく，気持ちでも安定，安心できる抱き方のポイントを確認していきましょう．

1. 子どもの身体が安定しやすい抱き方

抱っこされている時，子どもは体重を自分の身体のどこかで支えています．横抱きでは，背中側に体重がかかっています．頭側を少しずつ起こしていくと，重心はお尻の方に移行していきます．また，母親が密着してすべてで包み込むように抱っこを行えば，子どもの体幹全体や頭部などが，より安定を得るかもしれません（図3-2）．

いずれも，子どもが自分の身体を委ねた部分が安定していれば姿勢が安定しやすいといえます．

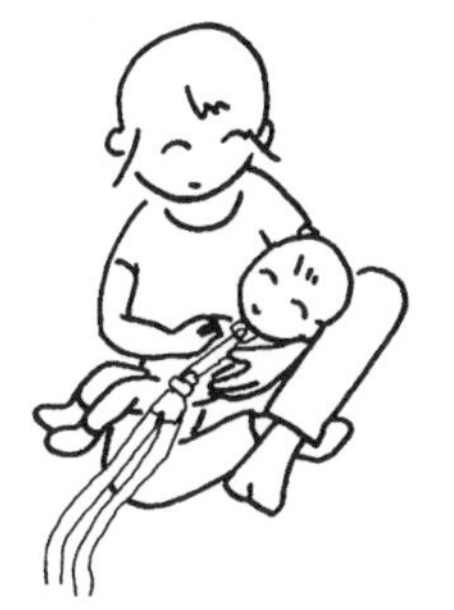
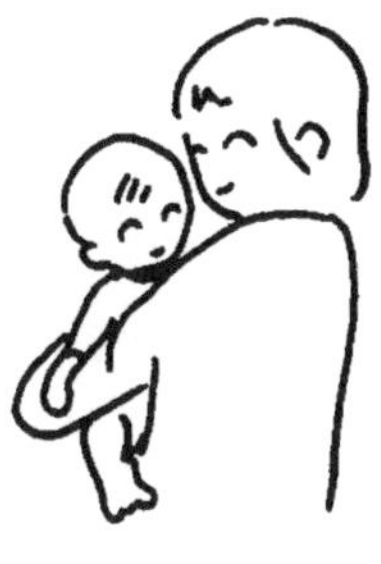
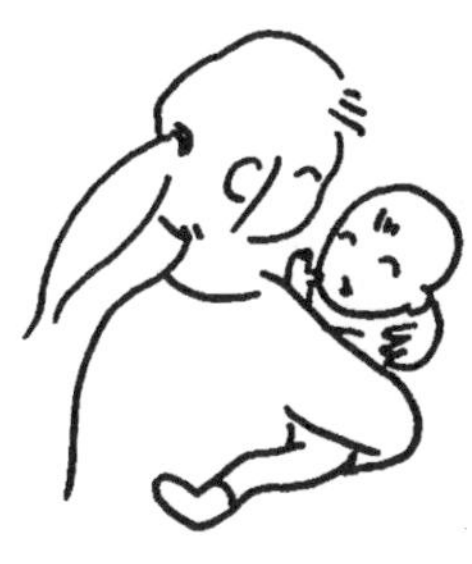

図3-1　親子の触れ合いが芽生える抱っこ

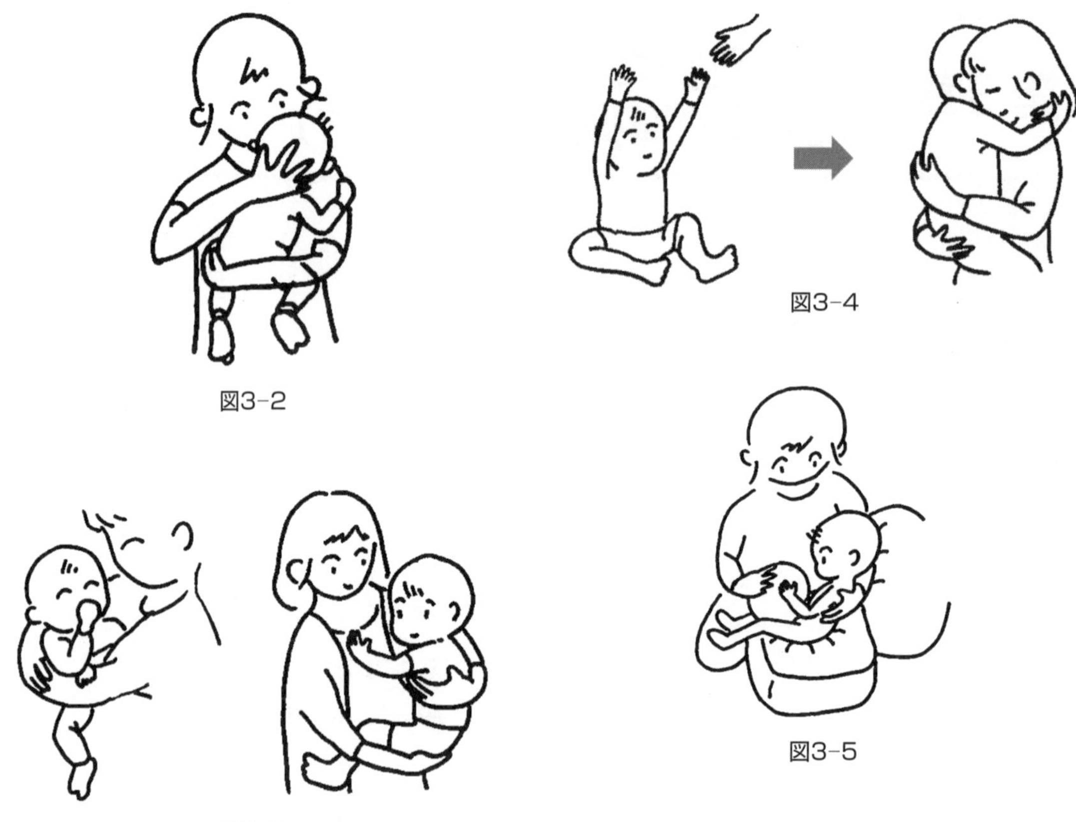
図3-2

図3-4

図3-5

図3-3

こうして，包み込まれるように抱っこされていた子どもは，やがてお尻を支えられると，体を起こして座位姿勢のように母親にしがみつきます．両手を動かして母親の首や肩にしがみつくこともあります．この場合には，お尻でグラグラしないように下から体を支えると，子どもは安定しやすくなります．さらに体や頭が安定してくると，体を少し起こして周囲を見回したり，自分自身で姿勢を保つ時間が増えていきます（図3-3）．

また，抱っこをせがむ際に座位姿勢が安定してくると，両手を伸ばして自ら大人につかまってくることができるようになります（図3-4）．

お母さん，お父さんが子どもを抱っこする際，子どもさんにとってどこが支持面になるかを意識することが大切です．図3-5では，お尻で安定して支えられるように頭と背中を支えてあげています．すると目の前のボールに手を伸ばしやすくなっています．

(1) 子どもの身体の特徴に応じた抱っこのポイントを知る

脳性まひの子どもでは，抱っこだけでなく，日常生活の中では抱き上げられて移動する場面が多くあり，椅子やベッドからの移動，部屋の移動，車からの移動など，さまざまな場面で比較的長時間にわたって抱っこされる機会があります．その際，気を付けていただきたいことは，子どもが成長しているのに，小さいころからの抱っこのやり方が習慣になってしまっていることです．子どもは日々成長しますが，毎日あなたが繰り返す動作として，同じ抱っこになっているのを気づかないかもしれないことです．子どもとあなたとの体格を考えて，無理をせずに，お互いにとって安定する抱っこを考えていきましょう．また，子どもの発達によって身長・体重だけでなく，自らの運動に伴う筋緊張が，特徴的に大きく変化することを忘れないでください．そのため，子どもの身体の特徴によって，抱っこしやすいコツがあります．これから紹介するそのコツをもとに子どもの抱っこを練習してみてください．

2. 伸展が優位で反り返りやすい子ども（年少〜年長）

(1) 抱っこ姿勢

子どもが屋内を寝返りし，姿勢を変えるなど動ける場合，抱き上げる前に姿勢を安定させてあげることが大切です．腕の下から抱え上げると急に空中に体が浮き上がり，反り返ってしまうかもしれません．まずは，体を起こして座位姿勢ができるだけ対称的になるように両脚を曲げてお尻に体重支持させてあげてください．体を起こすときに体重がお尻に移るようなイメージで行うと反り返りにくいと思います．このとき，頭が後ろに倒れないように注意してあげます．これは，頭から反り返ることが多いためで，頭が不安定にならないように首の後ろが伸びるように肩から首を支えてあげます．

もし，下肢を突っ張ってしまうようでしたら，始めに膝と股関節を曲げて支えてから上体を起こすと，安定して座れるかもしれません．年長になり，身長が高くなってくると，台や椅子・ベンチに一度座らせてから抱っこすると，床から抱き上げるよりも介助者の腰への負担が軽減されます．抱っこする前に，ベンチや台に一緒に座って姿勢を支えてあげれば，周りをより広く見る活動にもよい機会になります（図3-6）．

(2) 抱っこで移動する

抱っこした時に安定していても，移動する中で，徐々に子どもの反り返りや下肢の伸展が強まることがあります．抱っこした時の股関節と膝関節をしっかりと曲げた姿勢を保つことに注意して，子ども自身が支えどころがわかるように，お尻を広く支えてあげることが必要です．お尻を支えていても，両脚をしっかり曲げていなければ，反り返って姿勢が崩れてしまい，股関節の伸展と内転が強まってしまうかもしれません（図3-7）．

年長になり，身長が高くなると手足も長くなります．その際にはより股関節を曲げてから抱っこする必要があります．仰向けから左右に少し側臥

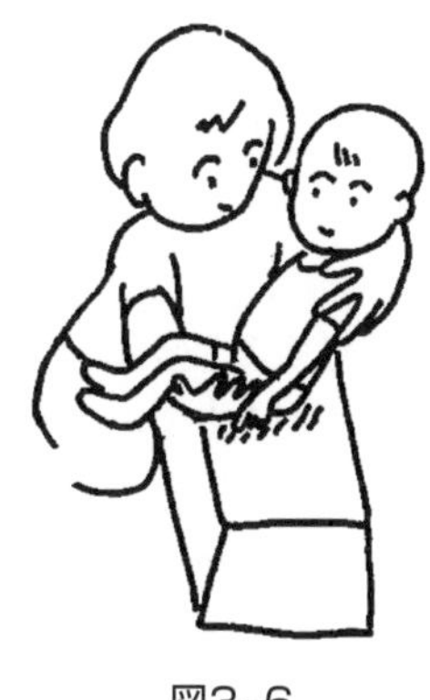

図3-6

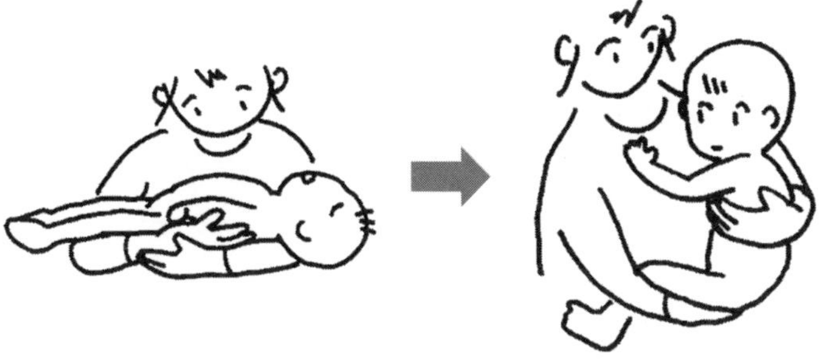

図3-7　反り返りやすい子どもは，横抱きより縦抱きでお尻の支えを明確にすると良い

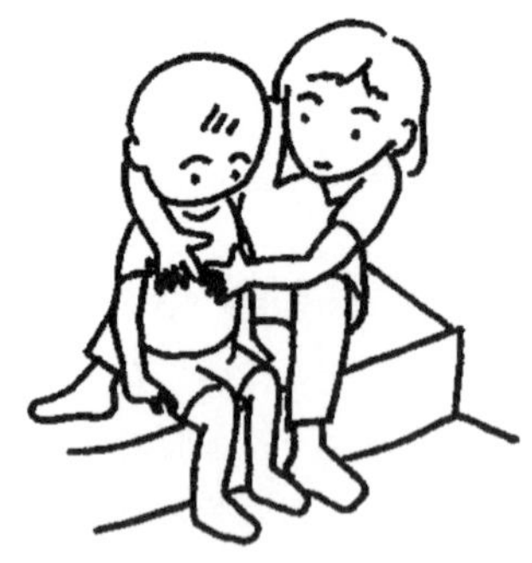

図3-8　頭を下向きにすると反り返りにくい

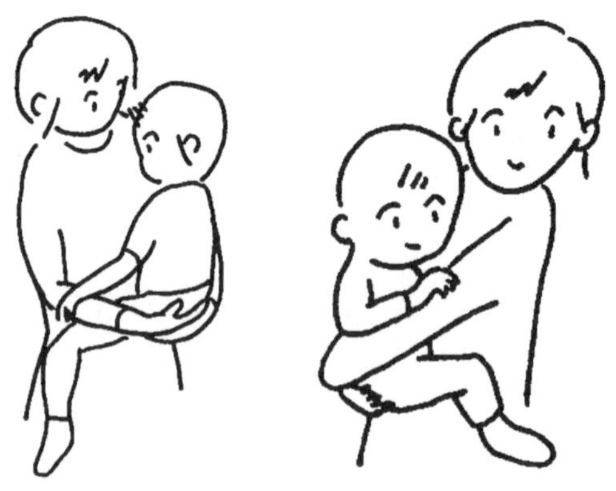

図3-9　曲がっている脚を広げ，脚を下ろし，お尻をしっかり支える

位姿勢をとりながら体重移動した側の脚を曲げるとハンドリングしやすくなります．もしそれだけでは両脚を曲げにくい場合，頭を介助者の腕で支えながら顔を下向きに誘導して手のひらを子どもの体の前面に添えて体重をお尻へ移動させます(図3-8)．これは，子どもが反り返るときに頭を後ろに反る動作から始まることが多いため，ハンドリングの中で頭を下向きにすることによって，首の後ろが伸び反り返りの力が入りにくくなるからです．身長がある年長児では，抱っこでお尻を支えると頭が大人の肩を越えることがあります．その場合，頭が安定するように肩に乗せてあげると子どもは前方寄りかかり重心となり，下肢も屈曲しやすくなります．また，上肢を曲げて体に引き込んでいる場合，肩を外に広げる（外転）か，肘を前から挙げること（屈曲）で反り返りにくくなります．いずれの場合も，子どもが姿勢を不安定と感じないようにお尻や体前面など支えどころを明確にしてあげましょう．

3. 屈曲優位の緊張の子ども

手足を曲げて体に引き込む筋の緊張が高い子どもは，抱っこのときにも手足を身体に寄せてしまい，介助者につかまることが難しいかもしれません．このような時には，急に手足を伸ばすのではなく，抱っこする前にベッド上にあお向け姿勢をとり，身体の緊張が緩むようにしてから抱っこする方法をとります．ベッドにあお向けで丸まって寝ているならば，顔が正面を向くようにしてからお腹から重さを載せるように圧迫して，背中がベッドに接するようにします．背中に支えどころができて，緊張が緩みやすくなってから抱っこしてあげましょう．抱っこの時には，やはりお尻をしっかり支えてあげることが大切です．もし，両腕を強く曲げているならば，手首ではなく，両肩を外向きに広げてあげ，両腕を外に広げると胸が少しずつ広がります．子どもの胸を大人にぴったりともたれさせてください．足は股関節を外向きに広げておろしていくと，伸びやすくなります(図3-9)．

お部屋で一緒にくつろぐときには，両脚の内股挟み込み運動（内転）の緊張が高まらないように，介助者の脚にまたがって座らせてあげるような抱っこもおススメします．遊びで楽しくなっても足の緊張が高まりにくい姿勢です（図3-10)．

4. 緊張の低い子ども

緊張の低い子どもを対面で抱っこした場合，お尻が下に落ちやすくなり，支えにくさを感じるかもしれません．背中もグラグラで，垂直位に保持するのが難しいため，介助に余計な力が入ってし

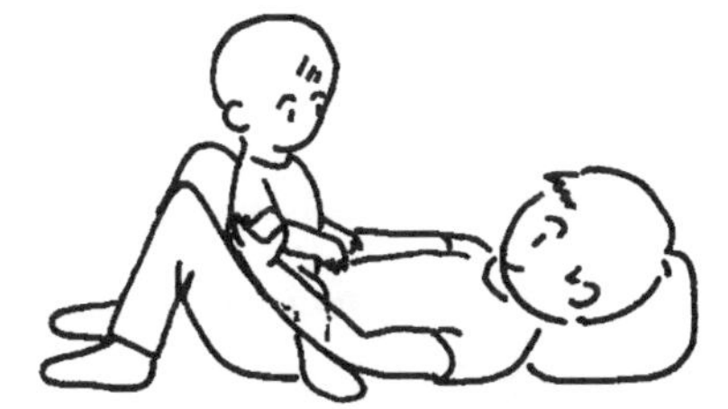

図3−10　足をまたがる抱っこでくつろぐ

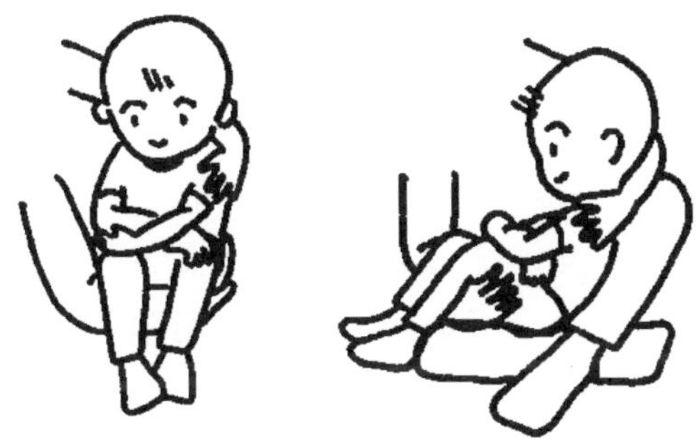

図3−11　手足を曲げてまとまった姿勢

まいます．この場合も，子どものお尻がずり落ちないように，骨盤部分をしっかり下から支えてあげることが大切です．この時，背中が安定するように腰から背中を起こすように，支えてあげると，お尻が安定したうえで背中が伸びやすくなります．この時，子どもが頭を起こしたり，自発的に大人につかまろうとする活動が現れるような抱っこの傾斜を見つけてあげることが大切です．背が伸びてくると手足が長くなり外に広がるため，安定した体幹を保持するのが難しくなります．その際には，脚を曲げて体に寄せてまとまった姿勢をとると体が安定しやすくなります（図3−11）．両手も外に広がらないように体の前や大人の肩に載せるようにしてあげましょう．

5. 介助する大人の体の使い方と便利な道具

子どもを抱っこする際に気を付けたいことは，極力体を子どもに密着するようにすることです．

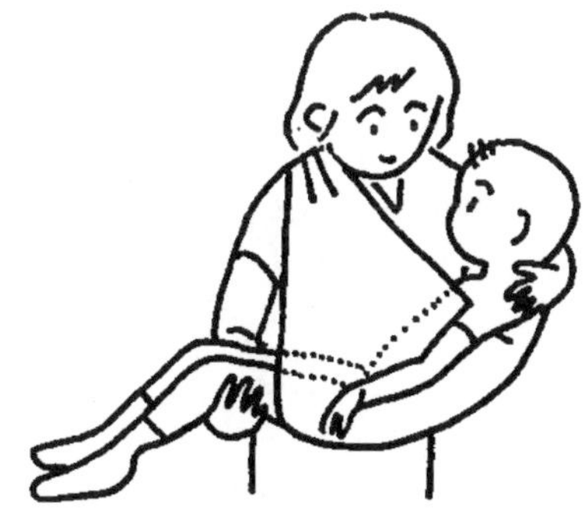

図3−12　耐荷重40kgまで

介助者が腕だけで子どもを支えようとすると，不安定になるだけでなく，介助者自身も腕がすぐに疲れ，腰に負担がかかります．体に密着すると，子どもは介助者の体温や柔らかさに触れて情緒的にも安心することは先に述べましたが，無理のない抱っこは，介助する側の身体だけでなく，気持ちも安定しやすいことが挙げられます．

(1) ちょい楽バンド（まるいラボ）(図3−12)

体が大きくなった子どもを抱っこする際に布で包み，大人の肩で子どもの重さを支えることができるので，大人は頭や足を支えてあげるだけで抱っこしやすくなります．

(2) ウエストポーチ型ヒップシート(図3−13)

ポーチ上部に子どもを座らせることを想定した造りになっています．子どもの重さがポーチを介して大人の体で支えられるので，子どもが大きくなってきたとき，外出など長時間抱っこする場合に活用できます．

まとめ

子どもを抱っこする際には，抱っこした状態で移動するのか，一緒に遊ぶのかなど場面によって体を向けたい方向や時間も違います．特に医療的ケアが必要である場合，人工呼吸器が必要である場合などには，抱っこで遊ぶ場面をぜひ作ってあ

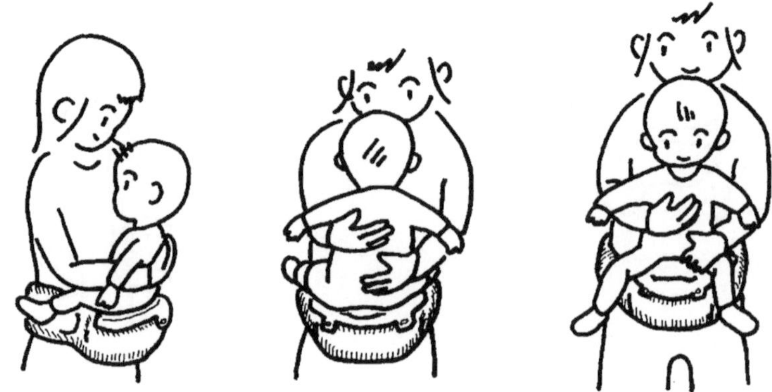

図3-13　子どもの背中をしっかり支えてあげます

げましょう．このような場合，結果として，親子での密着した抱っこの時間が設定できないため，抱っこでリラックスできる場面が見つけられないことが多いからです．いずれの場合にも，子どもの姿勢を安定させ，安心して姿勢を保てるだけでなく，大人も楽に無理なくできる抱っこの方法を見つけていきましょう．抱っこは，子どもの体の特徴に合わせてあげることで落ち着きやすくなりますので，お家の環境に合わせて，一緒に関わる医師や看護師，担当のセラピストなどの専門職にも相談し確認していきましょう．

［須貝　京子・長田　絵美］

［参考文献］

1）Nancie R. Finnie編著，梶浦一郎，鈴木恒彦訳：脳性まひ児の家庭療育．医歯薬出版，原著第3版，1999年，総ページ数329.

2）梶浦一郎，鈴木恒彦編集：脳性麻痺のリハビリテーション実践ハンドブック．市村出版，2014年，総ページ数118.

2　眠ること

睡眠は子どもの成長においてとても大切なものです．しかし，脳性まひがある子どもの多くは睡眠に問題を抱えています．寝つきが悪く眠ってもすぐ覚醒してしまう，眠りが浅い，日中に眠ってしまうなど，さまざまな問題があります．当然，脳に障がいのあるお子さんの世話を家庭でされている家族では，子どもが上手く睡眠をとれているか否かは重要なことになります．この章では，睡眠の問題とその解決に役立つ方法を考えていきます．

1．子どもの睡眠の特徴を知る

まずは，子どもの睡眠がどのような状況にあるかを知ることが大切です．いつ眠って，いつ覚醒したのか．覚醒した時の状況，音声や筋緊張の程度，けいれん発作の有無など細かく記録して睡眠チェック表を作り，睡眠パターンを把握していきます（表3-1）．

睡眠パターンがわかれば，次に一日のなかで眠る時間，起きる時間を決めてできる限り同じスケジュールをこなすようにします．まず，朝の目覚めの時間を一定にすることから始め，日中にうとうとすることがないように，活動時間をつくります．活動時間では，子どもの好きな遊びや身体を動かすこと，外出など可能な範囲で目覚め時間を持続させ，いろいろな刺激によって覚醒を促します．

しかし脳性まひのある子どもには次のような睡眠の特徴があり，ご家族として問題を抱えることが多いかもしれません．

・眠れない．ずっと覚醒している
・寝すぎる．日中眠気が強い
・一定のリズムで朝起きて，夜眠るのが難しい
・眠っているのに，辛そうにしている

これらの原因は一様ではありません．ここではご家族で直ぐに介入できる睡眠時の環境と姿勢についてどのようにハンドリングしていくかの工夫をお伝えいたします．

2．睡眠環境を整える

快適な環境と寝具が準備されていると快適な睡眠が保証されることは言うまでもありませんが，子どもにとって快適な睡眠が得られる条件を考えてみましょう．

(1) 適切な温度，湿度などの環境

睡眠にとって部屋の温度，湿度，音，光を整えることも大切です．室温は，夏は24℃から25℃，冬は，17℃から18℃，湿度は50％前後を保つと過ごしやすいといわれています．しかし，体温調節が苦手で，暑がりや寒がりの子どもも少なくありません．その子どもの体温や発汗，筋緊張の状況にあわせて室温，湿度を調節し，設定するようにしましょう．さらには音や光に敏感な子どももいますので，できる限り静かな環境を工夫する必要があります．しかし，なかには，少し騒がしいほうが眠りやすい子どももいます．毎朝同じ時間に光を浴びること，散歩を取り入れた日光浴等も

表3-1 けいれん発作・睡眠時間チェック表

氏名＿＿＿＿＿＿＿＿＿＿

	月	1	2	3	4	5	6	7	8	9	10	11	12	13	14	15	16	17	18	19	20	21	22	23	24	25	26	27	28	29	30	31
午前	0																															
	1																															
	2																															
	3																															
	4																															
	5																															
	6																															
	7																															
	8																															
	9																															
	10																															
	11																															
	12																															
午後	1																															
	2																															
	3																															
	4																															
	5																															
	6																															
	7																															
	8																															
	9																															
	10																															
	11																															
	12																															
発作回数																																
睡眠時間																																
抗けいれん剤																																

☆けいれん発作は起こった時間帯に赤で×印をつける
★睡眠時間は青で塗りつぶし、時間を記入する

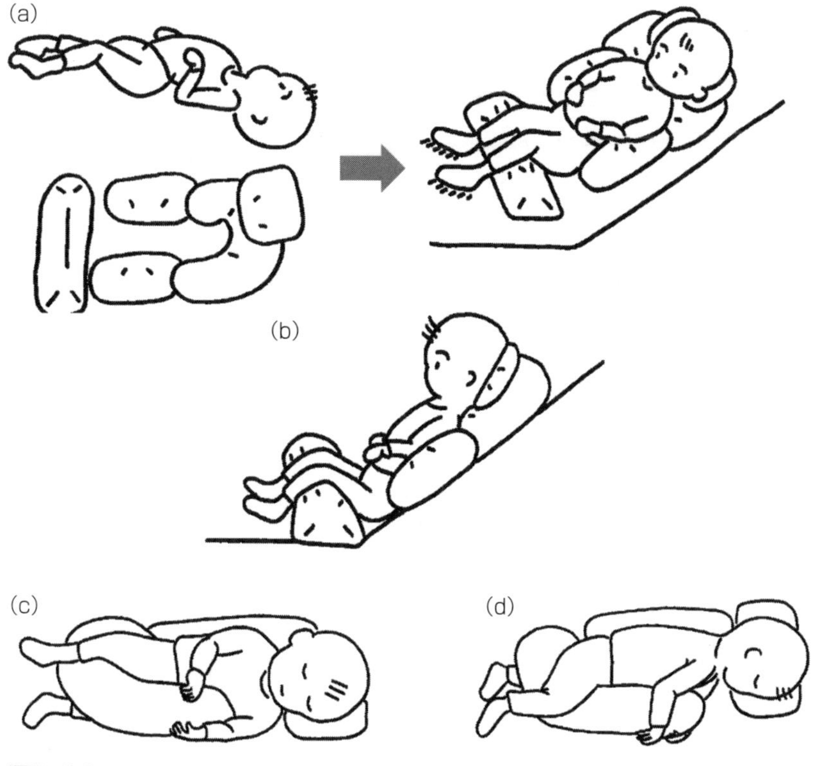

図3-14
a：反り返りが強い子どもの場合，股関節，膝関節が屈曲できる姿勢をつくってあげると落ち着きやすくなります．
b：重心が頭側にくると反り返りやすくなるので，上体を起こしてお尻に重心がくるようにしてあげます．
c, d：クッションを用いてリラックスした側臥位姿勢．

睡眠にとって良い影響があるといわれています．

(2) 適切な寝具

ご家庭の生活スタイルにより，子どもの寝具はベッドか床上の布団があります．どちらでも，配慮すべき点はマットレスや布団が柔らかすぎないことです．私たちは眠っている間に盛んに姿勢の向きを変え，寝返りをうっています．脳性まひの子どもたちも同じようにその子なりの動きで睡眠中に姿勢を変える運動をします．その場合，あまりにも柔らかすぎるところで眠っていると，その動きが妨げられ，睡眠中の子どもがほとんど動けなくなってしまう危険性があります．睡眠中に自分で少しでも動ける子どもでは，柔らかすぎない寝具が必要です．しかし，自分で姿勢を変え，寝返る等の運動が難しい子どもの場合は，当然大人が介助して姿勢を整えてあげる必要があります．

3. 姿勢を整える

脳性まひのある子どもにとって，姿勢が定まらないことも睡眠を妨げる要因となります．適切で安楽な姿勢を保つことが大切です．

(1) 筋緊張を緩和させる姿勢

筋緊張が高く，そり返る子どもには，身体全体を屈曲位にすると安定しやすくなります．抱っこで全身を丸く屈曲させた姿勢を保持していると，全身の筋緊張が緩んできます（図3-14ab）．その緩んだ屈曲姿勢のままクッションなどを使い，横向き（側臥位）にして寝かせたり，腹臥姿勢をとる場合もあります（図3-14cd）．しかし，脳性まひのある子どもでは，腹臥位台を使用した睡眠中の突然死の報告がみられますので，腹臥位台の使用は日中の目の届く範囲にとどめ，夜間の睡眠には使用しないでください．

(2) 筋緊張が低い子どもが安定しやすい姿勢

全身の筋緊張が低い場合，仰向け（背臥位）に寝ると頭はどちらか一方を向き，両手両足が外向きに倒れやすい姿勢となる傾向があります．もし，そのままの姿勢で子どもが眠れたとしても，その姿勢から子ども自身で動くことは期待できません．長時間同じ姿勢で固定されることになってしまいます．そのままの状態では，先々の関節の変形や拘縮につながる危険性があるため，身体の左右対称や顔が正面を向くポジションに配慮しながら姿勢の安定を工夫しましょう．

例えば，頭は正面をむきやすいようなドーナッツ型や両側が山形になっている枕が有効です．首を支えることも頭の安定を考える際には重要です（図3-15）．そして，外向きに開いてしまいやすい足は，ひざ下にクッションを入れるなどして足の向きがまっすぐになるように整えます（図3-16）．

(3) 呼吸を楽にする姿勢

呼吸がしやすい姿勢に整えることも大切です．仰向け姿勢は，支持面が多く安定した姿勢ですが，下顎の後退や舌根沈下によって呼吸がしにくくなる場合があります．下向き姿勢（腹臥位）や深めの横向き（体を丸めた側臥位）姿勢をとることで呼吸が楽になり，眠りやすくなります．しかし，柔らかいクッション使用の下向き姿勢では，窒息などの危険が大きいので注意が必要です．心配な場合は，警告付きのモニターを装着する必要があります．

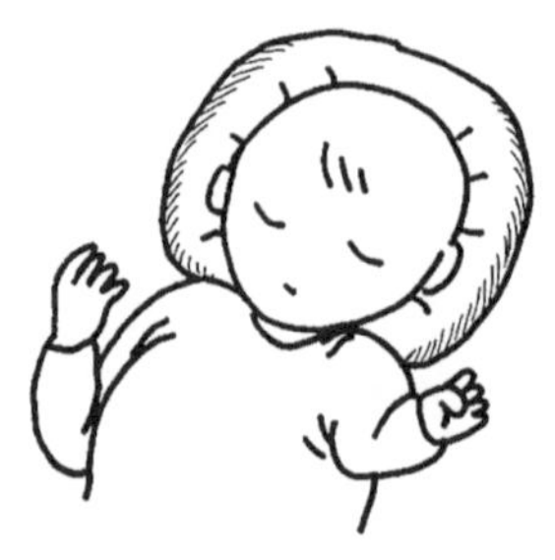

図3-15　まくら
頭がどうしてもどちらか一方に向いてしまい，子どもが自分で頭の向きを変えられない場合，枕で工夫します．ドーナッツ型，両側が山型になった枕の一例です．バスタオルをたたんで両側をロール状に巻くことでも作成できます．

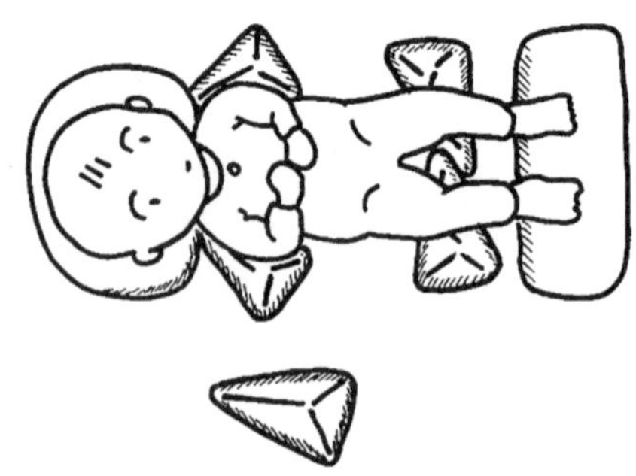

図3-16　クッションでの姿勢設定
足が外側に開きやすい場合，三角枕の高さの違いを利用して膝が真っ直ぐになるように姿勢を整えてあげることができます．サイズ違いがあると，同じく広がりやすい上肢を支えてあげるのに活用できます．

(4) 多様な睡眠姿勢

上記（1）～（3）で挙げた代表的な姿勢のほかにも，担当の専門職と相談して子どもに合った姿勢を取り入れましょう．その際，睡眠姿勢は同じ姿勢を長時間とることにならないように，いくつかのバリエーションを持たせる必要があります．

しかし，新しい姿勢にはすぐには馴染めず，眠ることができないかもしれません．そんなときには，昼間の時間に新しい姿勢を試してみて，その姿勢でお昼寝ができるようになってから夜間の睡眠姿勢として導入することも考えていきましょう．その段階付けには，リハビリテーション場面や家庭で，大人のハンドリングを通して子どもの

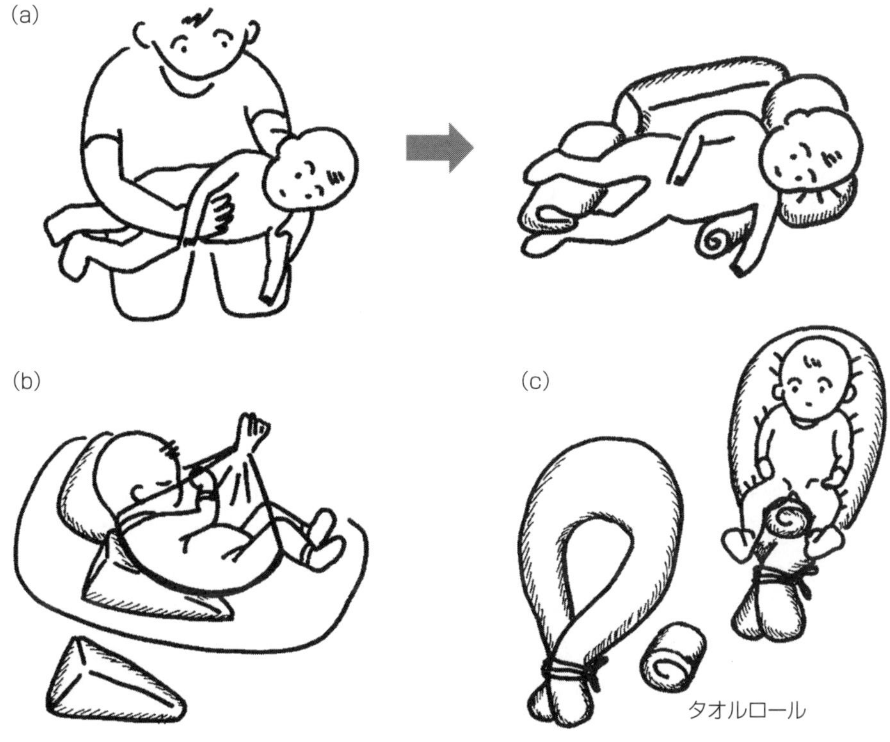

図3-17
a：側臥位での姿勢に慣れていくために，まずは療法士の膝の上で側臥位姿勢を練習します．その際に手で支えて安定した箇所にクッションを入れて側臥位姿勢を設定します．
b：三角クッションを利用した側臥位．
c：平らな面に馴染みにくく，自分のわずかな動きで眠りから目覚めてしまう子どもの場合，身体が包まれるように円形クッション（図は授乳クッション）で工夫した一例．

受け入れを確認し，バリエーションを増やしてゆくことが必要です（図3-17）．

4. 医学的治療

上記の取り組みで問題が解決しない場合は，医師に相談することが必要です．受診の際は，「けいれん発作・睡眠時間チェック表」（表3-1）に2週間程度記録したものと寝ぐずり，いびき，睡眠時の呼吸状態など，睡眠時の気になる場面を撮影した動画を持参するとよいでしょう．睡眠の病気が疑われる場合は，睡眠状態を調べる検査を行い，その結果で治療が始まります．その治療には，薬物療法，呼吸を補助するための治療などがあります．しかし，その治療の多くは，同じ生活リズムで過ごすこと，環境を整えることや姿勢を整えること，を並行して行うことによって，よりよい治療の効果が期待でき，良い睡眠へとつながると言えます．

［長田　絵美・須貝　京子］

［参考文献］

1）Nancie R. Finnie編著，梶浦一郎，鈴木恒彦訳：脳性まひ児の家庭療育．医歯薬出版，原著第3版，1999年，総ページ数329．
2）馬場新太郎他：突然死との関連が疑われた腹臥位睡眠の重症心身障害児者の3例．小児呼吸器学会ポスター発表．2019．

3　排泄・トイレのこと

私たちは毎日必要な栄養を摂り，身体の中でエネルギーを生み出しています．その結果，不要になった老廃物を体の外に出すことを「排泄」といいます．排泄は，生理的に必要不可欠な日常生活動作で，回数も1日の中ではもっとも多く，毎日繰り返される行為です.生後間もない赤ちゃんは，母乳やミルクでたくさん栄養を摂り，1日に尿は20回程度，便は2～10回程度の排泄をし，ほとんどが無意識に行われます．生後6カ月を過ぎると，ハッキリと意識はしないものの，尿意や便意を感じるようになり，1日の尿や便の回数も減っていきます．この時期のオムツ交換は，実は子どもと養育者が向き合ってやりとりができる重要な時間です．「たくさん出てお腹がすっきりしたね～」と声をかけたり，時には「便でお尻が気持ち悪かったね～」などとオムツが汚れた不快感を一緒に共有して，オムツ交換の時間を子どもとのやり取りの機会として大切にしましょう．離乳食が始まる1歳前後には，徐々に日中起きている時間も増えて，膀胱に尿をある程度溜めることができ，おしっこの間隔が2時間程度に空くようになります．そういった排泄のメカニズムを確立するためにも，生活リズムを整え，十分な水分を摂ることがとても重要になります．また，子どもがいきんだり，身体をブルっとするようなサインがあれば，おまるに座らせることが効果的なこともあります．しかし多くの子どもは，はじめ便座やおまるに座ることを嫌がる場合が少なくありません．便座の素材，形状を検討し，便座シートを利用して冷たくないようにするなどの工夫をして下さい．そしてトイレ姿勢が安定するように介助をし，足がつくような設定や補助を加えて，子どもがトイレ動作を怖いと感じる体験にならないように配慮しましょう．たとえ出なくても「上手に座れたね～」と褒めてあげ，もう一度トイレにチャレンジする気持ちを持つ機会を考えましょう．トイレ動作のこういった経験を通した成功体験が繰り返されることによって，おまるやトイレの場所を理解し始めることができます．脳性まひの子どもは，トイレが成功するまでにかなりの時間を要するかもしれません．場合によっては，完全な自立が難しいかもしれません．大切なことは，「排泄の何らかのサインを見つけ出して，どんなタイミングで座ることができるか」の日々の習慣化に向けて，トイレットトレーニングをとらえましょう．いつも子どもとのやり取りを工夫し，一緒に取り組む経験を積み重ねていくことです．

1. 排尿・排便のメカニズム

トイレットトレーニングは，一般的には，簡単な返事ができるようになる1歳半～3歳までの間で始められることが多いようです．その際，排泄の過程がどのような仕組みかを知っておくと便利ですので，そのメカニズムについて簡単に説明します．

(1) 排尿のメカニズム（図3-18）

1）水を飲む

口から飲んだ水分は，食道・胃・十二指腸を通過．水分は小腸・大腸で吸収され血液に乗って全

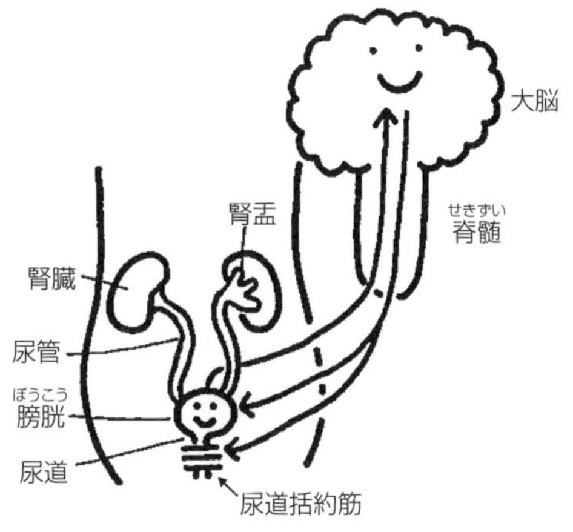

図3-18　排尿のメカニズム

身へめぐります．大腸で吸収された水分の一部は便となります．

2）全身から腎臓へ

全身の不要な水分・老廃物は血液に溶け込んで腎臓へ送られます．

3）腎臓でろ過

腎臓で血液をろ過して不要な水分・老廃物から尿を生成します．

4）腎臓から尿管へ

腎臓でできた尿は尿管を使って膀胱に流れます．尿が少量の場合は脳から「だすな」の指令が出て排尿筋がゆるみ，内・外尿道括約筋が閉まることで排尿せずに「ためる」「がまんする」ことができます．

5）膀胱で貯め，尿道を通って排尿

尿がたまると，脳から「だせ」の指令が出て尿意を感じます．内・外尿道括約筋がゆるみ，排尿筋が締まることで尿が膀胱から押し出され尿道を通って「だす」ことができます．

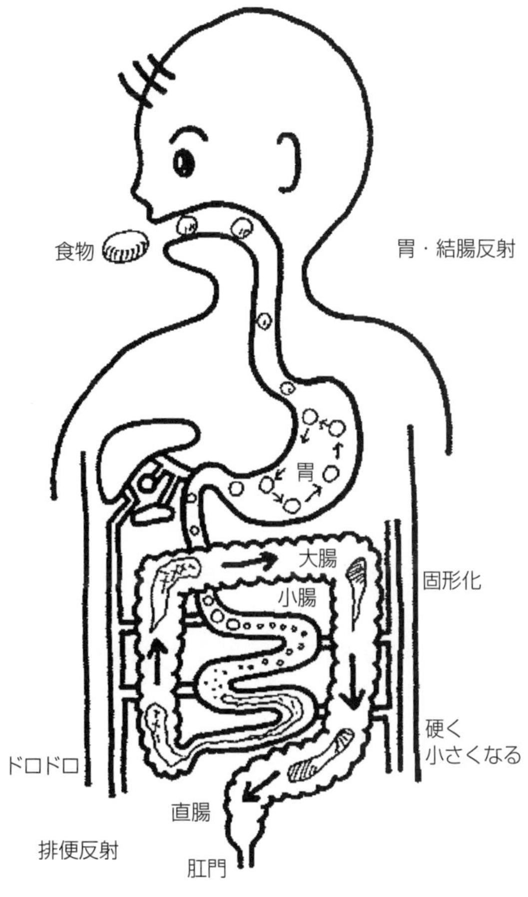

図3-19　排便のメカニズム

(2) 排便のメカニズム（図3-19）

1）口〜食道

食物を噛んで飲み込みやすくし，食道から胃へ送ります．食べてから胃までは液体は1〜6秒，固形物は30〜60秒で到達します．

2）胃

胃液でたんぱく質・脂質を消化・吸収します．胃の中で約4時間，かゆ状になった食物は腸へ送られます．

3）小腸（十二指腸・空腸・回腸）

十二指腸で胆汁や膵液によって糖質・たんぱく質・脂質などを消化・分解します．このときに胆

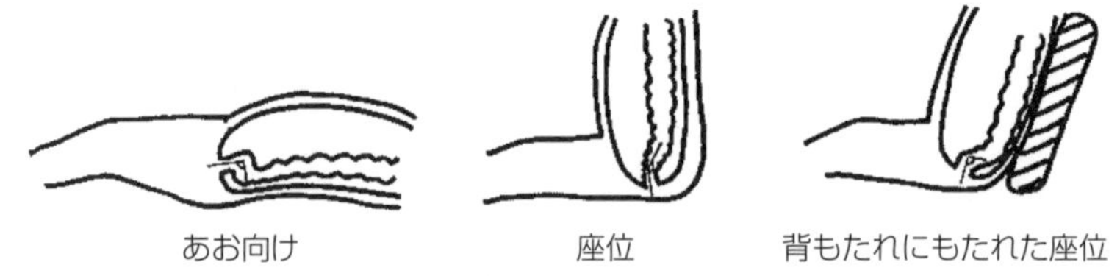

図3-20　直腸肛門角

汁と混じって黄色い便の色がつきます．空腸・回腸では，腸液で糖質やたんぱく質・水分などを消化・吸収し，7～9時間かけて小腸（十二指腸・空腸・回腸）を通過します．

4）大腸（結腸・直腸）

結腸のぜん動運動・分節運動・振り子運動で送られた内容物の1/4程度までさらに水分を吸収します（水分がうまく吸収されないと下痢になります）．栄養分のなくなった食物のカスは，古くなった腸の粘膜や腸内細菌の残骸と混ざり，便になります．便が腸の最後部である直腸に到達し，ある程度「たまる」と便意を催します．トイレ以外の場所では，脳から「出すな」の指令が出て，腹圧がかからず肛門括約筋が締まり，排便せずに「がまん」することができます．

5）肛門を通って排便

トイレに行って排便できる状態になると，脳から「だせ」の指令が出ます．腹圧がかかり肛門括約筋が緩むことで肛門を通り「だす」ことができます．

(3) 排便の出やすいタイミングと姿勢

目覚めて体を起こし，動き始めることで排便が促される起立性大腸反射と，食べ物が胃の中に入るとその刺激で大腸の働きが促され，排泄につながりやすい胃大腸反射があります．これらのことから，排便がしやすいタイミングは，「朝目覚めて動き出したころ」や「食事後，もしくは食事中」です．また，立位や座位などの抗重力姿勢で，便が下がることによって，直腸部の膨満感を感じ排便が促されやすいといわれています．さらに，お座りで前傾姿勢になることや，仰向けに寝ていても股関節を屈曲することで直腸肛門角（図3-20）との関係から，便が出やすい姿勢をとることができます．

(4) 便秘体操

お腹に力が入らず，便が出にくい子どもさんには，お腹をマッサージし腸の動きを引き出し，便を出しやすくする「のの字体操，自転車こぎ体操」などの方法があります（図3-21）．オムツ交換時やふれあい遊びの中で取り組んでみるのがよいでしょう．

(5) オムツを替える姿勢と配慮点

子どものオムツを替える場合，配慮してあげなければならない点があります．特に足が伸展して両脚を交叉する緊張が高い子どもの場合ですが，決して両足首をつかんで持ち上げないでください．急に足が持ち上げられたことにより，重心が一気に肩や頭に移ってしまうため，足の伸展の緊張をより強めたり，頭から全身がそり返ってしまう場合があるからです．足首を下向きに動かすゆっくりしたハンドリングで，膝や股関節が屈曲する方向に動かし，脚全体が屈曲して骨盤が持ち上がるようにしてあげます．姿勢が非対称になりやすい子どもの場合も配慮が必要です．できれば横に向いている顔を大人側に向けて，「これからオムツを替えたら気持ちよくなるよ」と話しかけてあげましょう．子ども自身がオムツ替えに気づくだけでなく，正面の大人に注目してくれると，

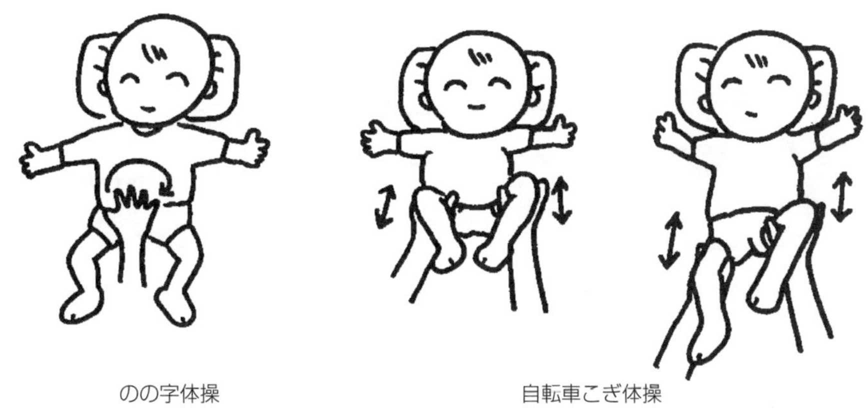

のの字体操　　自転車こぎ体操

図3-21

頭からそり返る反射を減らすことができます．子どもの緊張の左右差に配慮して，足を曲げやすい方向を探ります．足首を下向きに動かしてから，少し膝を外向きにして膝と股関節を曲げると，緊張を高めすぎずに脚全体を曲げてくれます．

2. おまるや補助便座

トイレットトレーニングを始める際には，子どもが安心して座れるおまるを準備してあげると，スムーズな導入ができます．特に，おまるを嫌がるようでしたら，トイレに補助便座をつけて始めることもできます．いずれの場合も，子どもが嫌がって緊張を高めずに安定して座れるように気を配ってください．足が床ついて支えやすいこと，身体がぐらぐらしにくいような背もたれや，前につかまるバーがあること等，子どもの身体と立位，座位機能に合ったものを選んであげてください（図3-22a）．

おまるにも補助便座としても使える2wayタイプのものもあり，子どもの成長に合わせて長く使えるものもあります（図3-22b,c）．

ほかにも，ご家庭でも工夫できる身近な物がいくつかあります．

後ろに倒れないようにするための背パッドや三角マット，牛乳パックの足台，前にもたれられるような机などです（図3-23）．これらを上手に使うことで，比較的長い時間大人の助けを借りずに一人で座れるための工夫です．特に，食後など排泄しやすいタイミングに合わせて練習する際には便利です．

3. トイレットトレーニングの開始に向けて

まずは，お尻の感覚がわかることが大切です．幼児前期には，オムツが濡れていることを感じるようになり，おしっこや便が出たときの不快感を「お尻で感じる」ことができることは重要です．そのことを感じてくれると，何らかの形で「出た」と伝えてくれるからです．伝え方はさまざまかもしれませんが，声で伝えるだけでなく，表情や目差し，不穏な姿勢や運動など，子どものやり方で表出してくれます．出た感じを推し測ったタイミングで，「おしっこ（うんち）出た？」と尋ねることが大切です．子どもは「出た」感じを伝えることで，オムツを替えてもらってすっきりする爽快感が待っていることを学習してくると，次も伝えようとしてくれるはずです．幼児後期には，便座に座ってお尻や大腿部の裏で座面を感じることが大切です．洋式便座のトイレは，真ん中に空間が開いていて不安定な形状をしています．さまざ

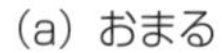

(a) おまる

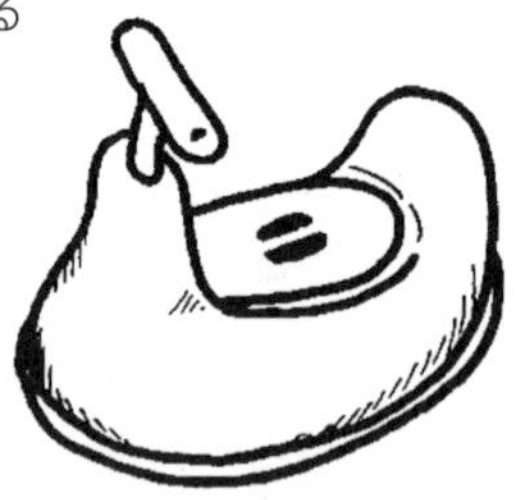

またがって使うため足を床につけ，さらに持ち手があることで身体を支えやすい

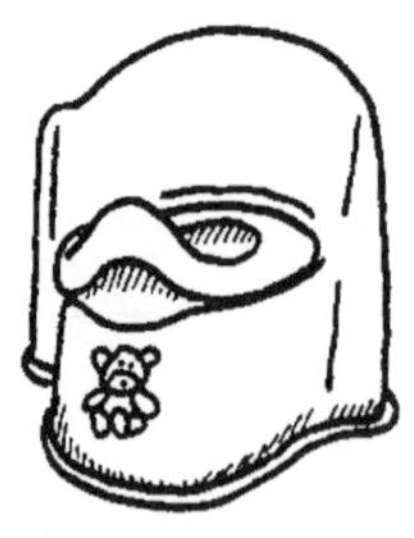

足が開きにくい緊張の高い子どもさんも座りやすい

(b) おまるにも補助便座にもなるタイプ

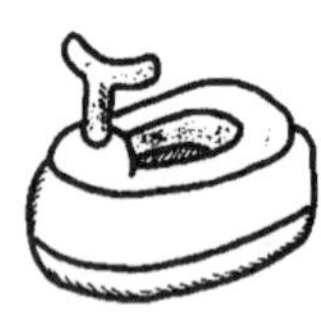

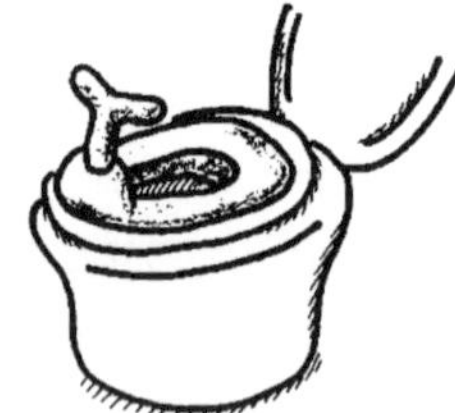

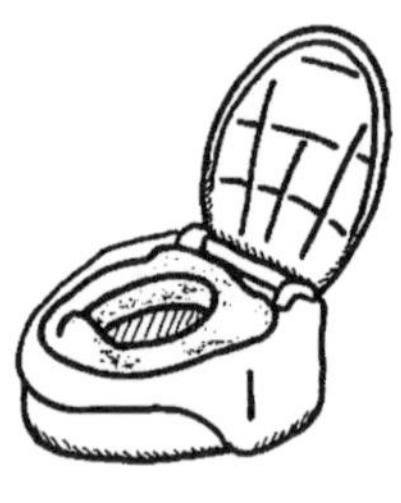

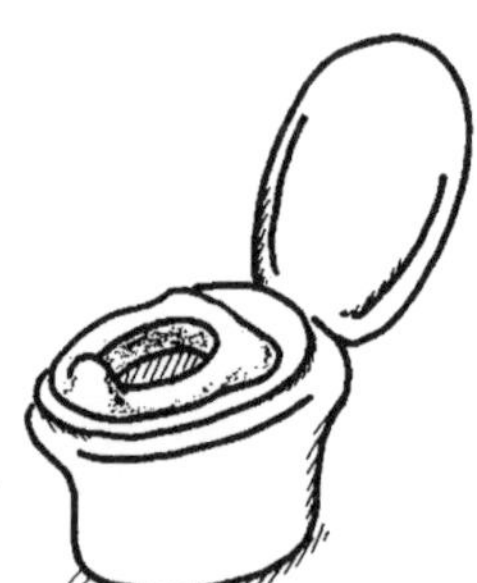

(c) 補助便座

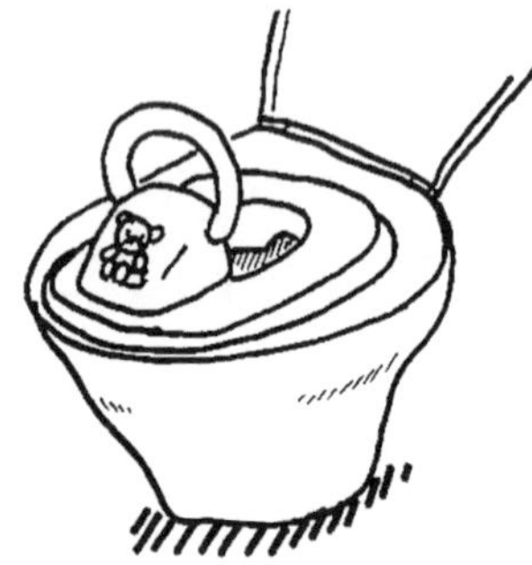

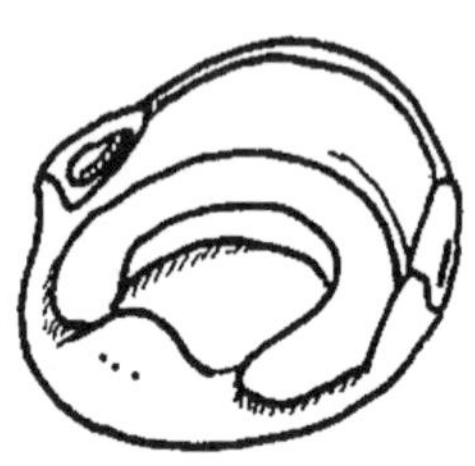

おまると同様，持ち手があるタイプや少しやわらかいクッション性の便座がある

図3-22

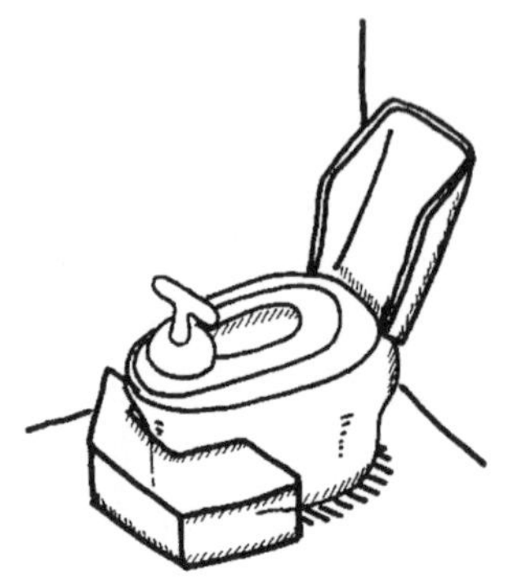

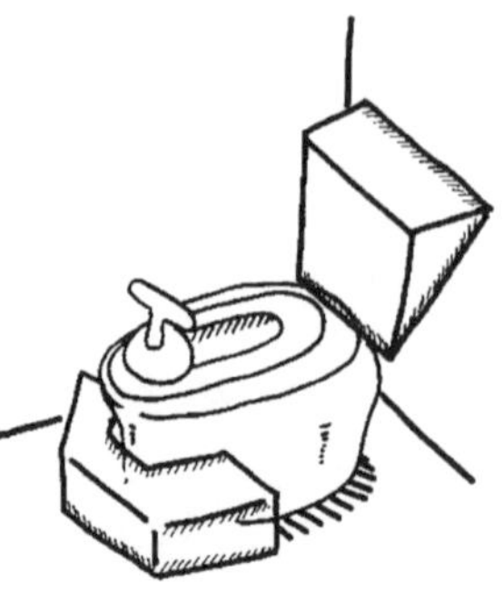

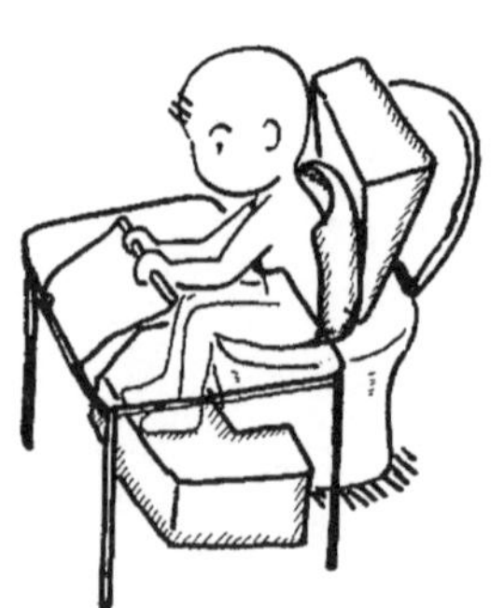

図3-23　子どもにとって姿勢が安定するような補助用具

おしっこしーしー
でるかな～
背パッドや三角マットを使用し，
背面部に接地する面をつくる
介助者は体幹，頭部の
安定性をサポート
お尻が安定するように補助便座を使用
足が床面に接地する高さにする

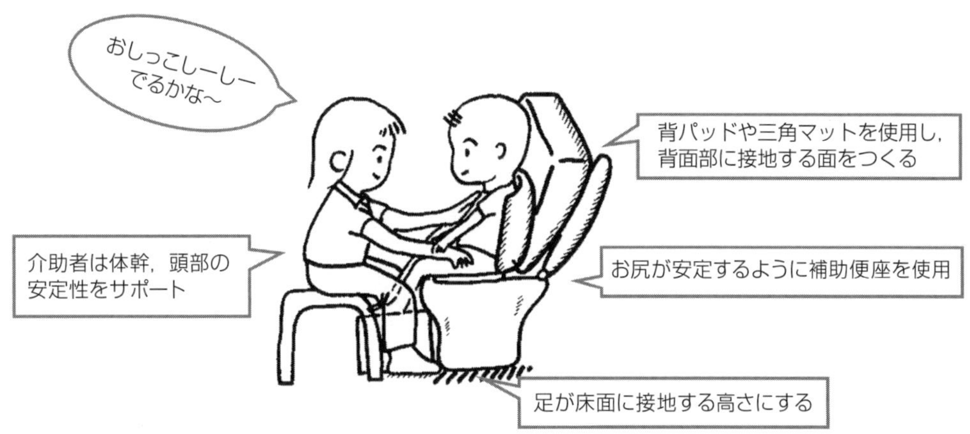

図3-24　実際のトイレットトレーニングの例

まな便座の形状にお尻を乗せて，子どもが安定して座位を保ちやすい形状を探してみましょう．この時期，家庭や保育場面で，滑り台やブランコ，三輪車に乗る経験や「おすわりやすいすどっせ♪」などのふれあい歌に合わせて，お尻をどっしんとつく遊びなどは，お尻を感じることができる最高の経験となります．便座やおまるに座れるようになってきたら，偶然でも排泄が成功するチャンス到来となります．朝起床後や食事後など排泄しやすいタイミングをみて，便座やおまるに座ってみましょう．自分で出して気持ちいいね～！と感じると，オムツ替えと同じように，その爽快感とスッキリ感から，トイレを快適なものとしてとらえることができるでしょう（図3-24）．

まとめ

脳性まひの子どものトイレは「オムツを履いてそれを交換する」ことが習慣となりやすいです．また，最近のオムツは吸水性が抜群で，失禁や排泄後の不快感が感じにくくなっているため，濡れているサインがわかりにくいことがあります．また，座位保持が難しい子どもさんにとって，トイレは大変な動作にちがいありません．そのために便座に座るきっかけを持てなかった場合も多く経験しています．またトレーニング自体のタイミングを見つけられないまま成長していくことがあります．このようにいくつかの要因を解決していかなければならないので，トイレが完全に自立するには長期的な支援が必要ですし，しかし，例え自立が困難と思われる子どもさんにとっても，便座に座ることはとても大切な経験です．子どもとご両親のお互いが無理のないように，まずは，便座に座ってみることや，排泄後の不快感を覚えるためのオムツ以外で排泄する体験をさせてあげましょう．

［髙崎　睦・阪口　和代］

[参考文献]

1）Nancie R. Finnie編著，梶浦一郎，鈴木恒彦訳：脳性まひ児の家庭療育．医歯薬出版，原著第3版，1999年，総ページ数329．
2）岩崎清隆・岸本光夫著，鎌倉矩子・山根　寛・二木淑子編：発達障害と作業療法［実践編］第1版．三輪書店，2001年，総ページ数238．
3）上杉雅之監修：イラストでわかる人間発達学．医歯薬出版，2015年，総ページ数292．

4　入　浴

身体を動かしにくい子どもにとって，入浴はさまざまなストレスから解放される時間です.「身体を清潔に保つ」目的以外にも，温かいお湯につかることで気持ちが落ち着き，身体の緊張も軽減し，心身共にリラックスすることができます．また，浮力により身体が軽く感じることで，日常では持ち上げにくい手を動かすなど，浴槽内で活発に動けるかもしれません.

このように，リラックスした環境で子どもと肌と肌が触れ合い，入浴は相互にコミュニケーションがとれる貴重な時間です．他方，お湯や石鹸で滑りやすいため，介助を要する入浴では常に危険が伴います．また年長になってくると，介助者にとっては抱きかかえに体力を要するなど，負担のある活動でもあります．ここでは入浴の際の工夫をご紹介します.

1. 乳幼児期

(1) 入浴の仕方

1) ベビーバスでの入浴

最近では,エアー式で収納しやすいものや,キッチンのシンクに入れることができるベビーバスなどさまざまなタイプのベビーバスが市販で売られています.

ベビーバスを選ぶ際には，赤ちゃんの姿勢が安定しやすいものを選びましょう．また，安定した台の上でお世話をする人の腰に，負担がかからない高さで行えるように，環境を調整することも大切です.抱きかかえに負担がかかりそうな場合は，ずり落ち防止ストッパーがついたものや，滑り止めがついたもの，ネット付きのものなどを選ぶと負担が軽減するかもしれません．人工呼吸器や在宅酸素を使用している場合は，お風呂場までの動線が確保できない場合もあります．そのような場合はシンクでの入浴も有効です（図3-25).

2) 抱っこでの入浴

身体が大きくなり，ベビーバスでの入浴が困難になれば，普通の浴槽での入浴が始まります．まだ首が座っていない場合は，抱っこで身体や髪の毛を洗い，浴槽に入ることになるでしょう．脳性まひの子どもの場合，手や足をつっぱって反り返ったり，逆に緊張がゆるいために，抱いている人の手をすり抜けてしまいそうになることを経験します．抱っこで身体や髪の毛を洗う際には，①子どもの両手を体の前に持ってくる，②股関節を曲げ，身体を前に起こす，③身体を密着させ安定させるようにすると,抱っこしやすくなります(図3-26)．そして何よりも，介助者自身が安定した姿勢であることが重要です.

3) お座りでの入浴

首が座り，全身がある程度安定しはじめてきたら,子どもをバスチェアなどに座らせてあげると,お世話をする人の負担が軽減します．股関節をしっかり曲げることで座位が落ち着きやすい子どもの場合は，図3-27aのような，お尻がはまって股関節が曲がりやすいバスチェアがいいかもしれません．また，バランスがまだ十分にとれない場合は，図3-27bのように，両脇にも支えがある籠

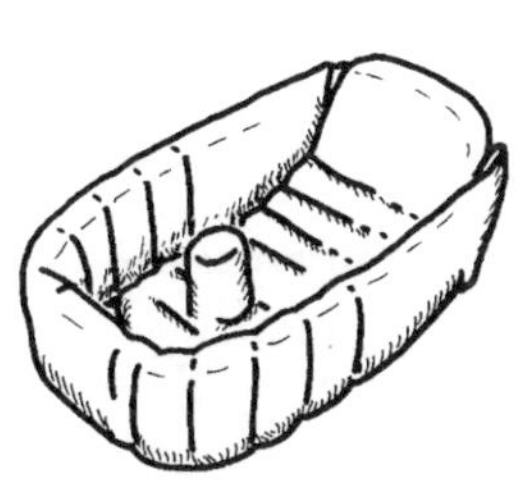
ずり落ち防止ストッパーがついたベビーバス

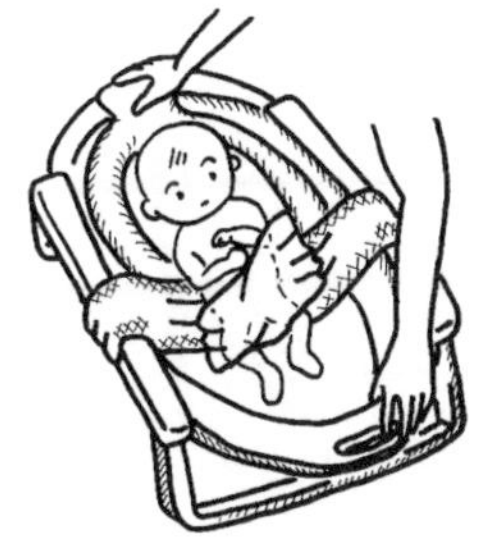
ネットがついたベビー浴槽

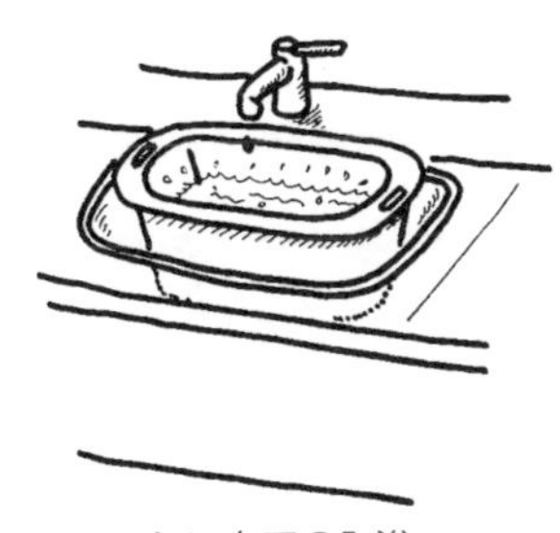
シンクでの入浴

図3-25　ベビーバス

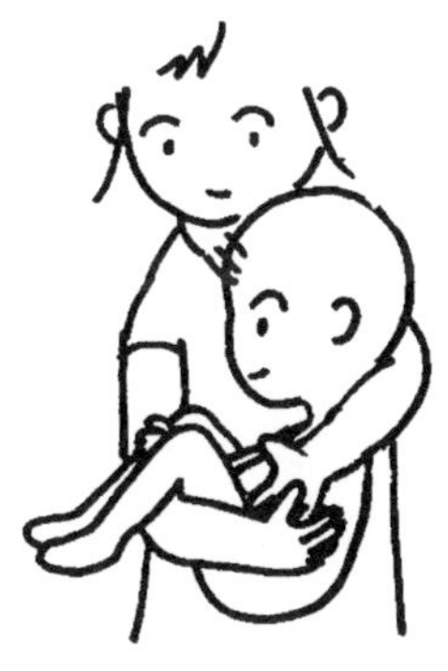
図3-26　抱っこ
子どもの両手は前に．股関節をしっかり曲げる．身体を密着させる．

などの使用も工夫してください．入浴は介助の負担も大きくなる活動のひとつです．抱きかかえの負担の軽減だけでなく，お世話をする人自身の身体を洗う間に，子どもを座らせて待たせることもできて便利です．また，入浴中に介助者の手を離れる手段としては，首浮き輪も有効です（図3-27c）．子どもが一人で入れる工夫も考えましょう．現在は市販のバスチェアだけでも，たくさんの種類が売られています．合うサイズの物がなければ，市販の籠の一部を切り抜き，お座りを安定させるように手作りすることも可能です（図3-27b）．どのようなものを使用するか悩まれる場合は，療法士に相談してみてください．専門職が子どもの座位能力を評価し，助言をしてくれるはずです．

(2) 浴室内の工夫

抱っこで身体や髪の毛を洗う場合，片手で子どもの身体を支え，もう一方の手で洗うことになり，手が足りないと感じることが多いはずです．このためには，シャンプー等のボトル類を手の届く位置に置くことや，手元にボタンがついたシャワーヘッドを使用すると便利です．さらに泡が出てくるタイプのボディソープを使えば，泡立てる手間が省けて楽になるかもしれません．介助者が子どもを抱えたまま，床から立ち上がることに辛さを感じる場合は，お風呂椅子に座って抱っこして洗ってあげるようにすると，お世話をする人の腰と脚への負担が軽減できるはずです．浴室の環境は，ひんやりしたり音が反響しやすかったりするなど，リビングなどとは環境が異なります．感覚が敏感な子どもでは，浴室に入った際の温度の変化にびっくりし，シャワーの音の反響に驚いて，強いシャワー水の勢いなども加わって原因となり，お風呂を怖がる場合があります．その場合，特に冬場はあらかじめ浴室を温めておいたり，水量を調節できるシャワーヘッドに付け替えたり，シャワーでなくかけ湯を好むこともありますので，浴室の環境を工夫することで効果が得られるかもしれません（図3-28）．

2. 幼児期～学童期

(1) 介助での入浴

子どもの身体がある程度大きくなり，抱き抱えたままで身体や髪の毛を洗うことが負担になって

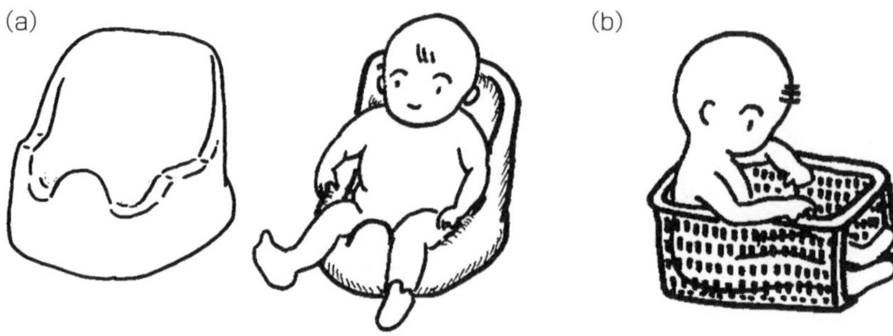

股関節が曲がりやすいバスチェア　　両脇に支えがある籠

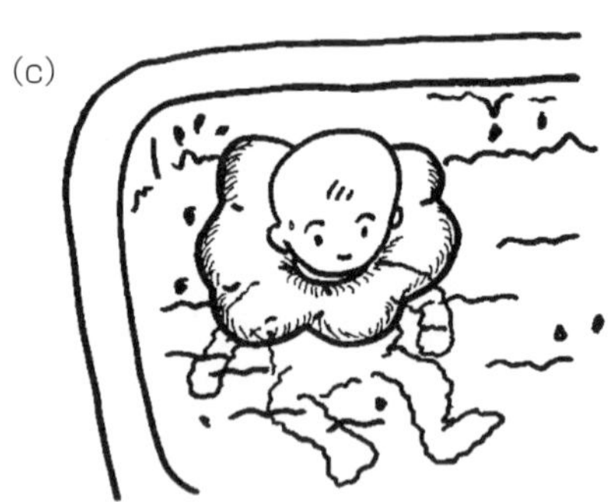

図3–27

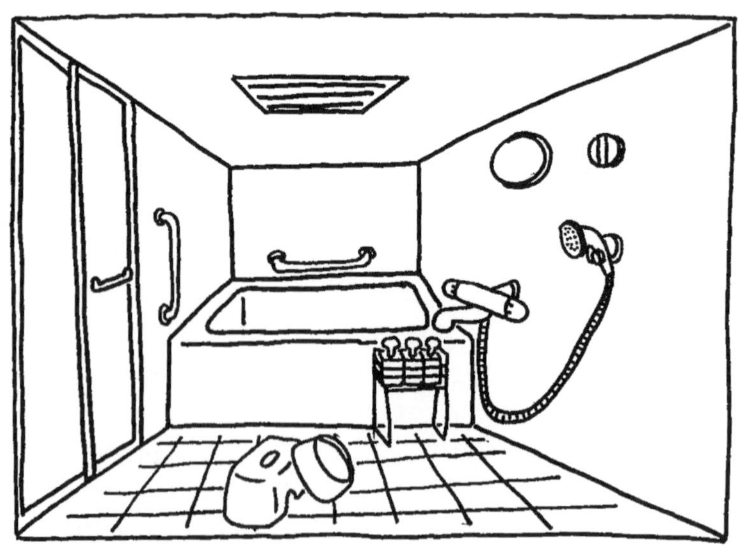

図3–28　浴室内の工夫
・手元ボタンがついているシャワーヘッドに付け替える
・シャワーフックで扱いやすい場所にシャワーを取り付ける
・シャンプー類は手の届く場所に用意する
・浴室の中を事前に温めておく

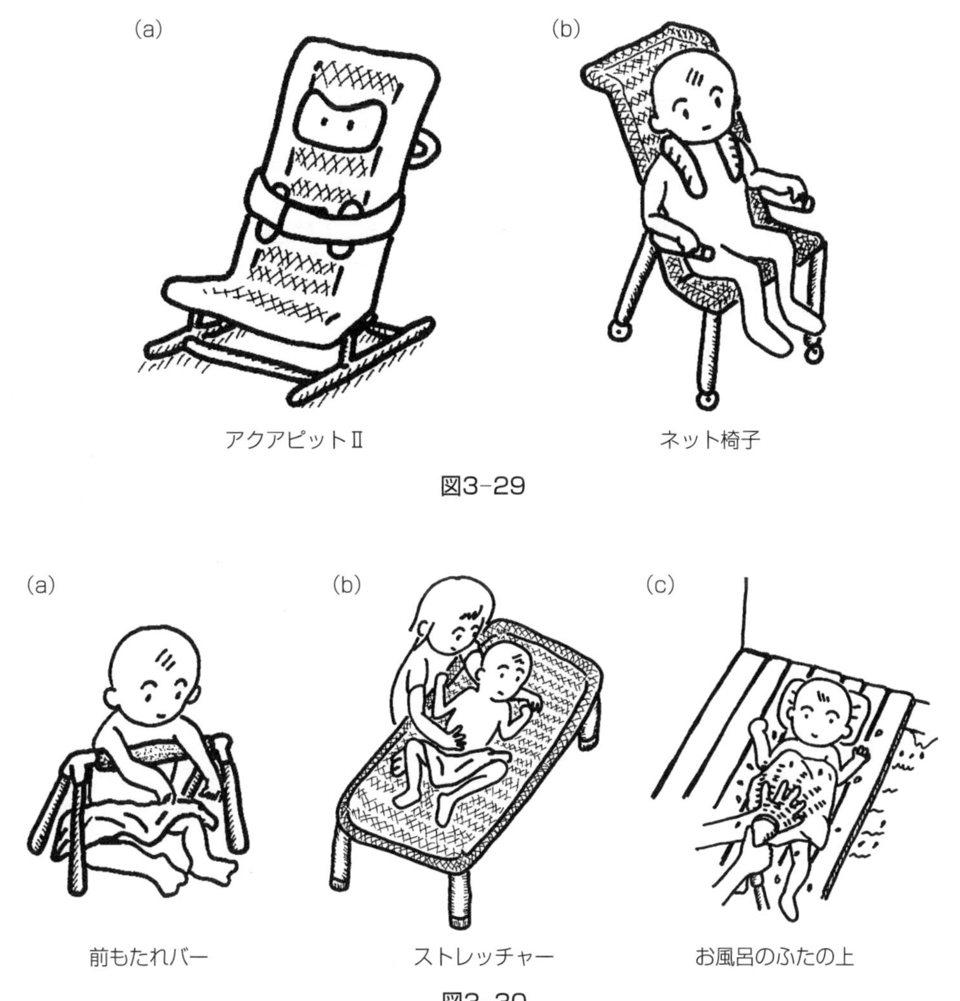

(a) アクアピットⅡ　(b) ネット椅子

図3-29

(a) 前もたれバー　(b) ストレッチャー　(c) お風呂のふたの上

図3-30

来た場合は，安全を考えて，バスマットの上に横にして洗う方法もひとつです．もし浴室の広さにゆとりがある場合は，お風呂専用のネット椅子を使用することもできます．このネット椅子は，購入できるもの（図3-29a）もありますが，イレクターパイプで自作（図3-29b）も可能です．介助者の両手が空いて，身体や髪の毛が洗いやすくなる利点がありますが，椅子に座らせたり椅子から抱き上げたりする介助が必要です．そこに負担を感じるかもしれませんので，使う前にお試ししてみることをおすすめします．首はまだ不安定でも，体幹がしっかりしてきた子どもには，あぐらをかかせ，前もたれバーを使用して，身体を前にもたれさせる姿勢をつくって身体を洗ってあげる方法もあります．この場合，お尻を滑りにくいように床上に直接工夫して，姿勢が安定するようにしてください．この際，痙縮による緊張や不随意運動のために座位が安定しにくい場合は，バスタオルをぬらして，太ももの上にのせてあげます．濡れたバスタオルの重さによって，足が浮かず，太ももからお尻にかけて広い面積で座ることができるため，座位が安定しやすくなるでしょう（図3-30a）．お風呂場のスペースに余裕がある場合は，ストレッチャーなども有効かもしれません（図3-30b）．お風呂場のスペースに余裕がない場合は，お風呂のふたを締め，その上で横になり，シャワーを浴びる方法もあります（図3-30c）．どのような方法でも必ず安全を確保しておくことが大切です．入浴は毎日行う活動なので，わずかのアイデアと工夫で楽に入れれば，生活にゆとりができるかもしれません．入浴にあたって困ったことがあれば，療法士に相談してみてください．

(2) 自立に向けた入浴

1) 自分で洗うことへの促し

年長になり姿勢が安定してきたら，自分の手で身体や頭に触れる機会を作り，自分で身体を洗ったり，髪の毛を洗ったりすることへとつなげていきます．自分で身体や髪の毛を洗う活動は，身体でバランスをとりながら姿勢を保ち，手を動かすことが必要です．しかし姿勢が安定していなければ，身体のどこかの部位に力を入れて姿勢を保たせようと頑張るはずです．それによって手の動かす範囲が小さくなり，洗いたい部位に手が届かないことがあります．特に髪の毛を洗う際は，目を閉じたときにバランスが崩れやすくなります．床に座ると足全体がつっぱり，身体が後ろに倒れてしまう場合は，椅子に座ってもらうと，座位姿勢が安定するかもしれません（図3-31）．自分で体を洗えるようになる前に，まずは安定した姿勢で動作が行えるための，姿勢保持機能の発達レベルを確認することが大切です．

また一方では，身体や髪の毛を洗う動作は，姿勢を保つ練習になります．頭に手を伸ばしたり，背中に手を回す運動は，肩や手を大きく使う（可動域を拡げる）練習にもつながりますので，時間に余裕があるときは，自分で行うことを促してみてください．最初は，泡遊びから始まるかもしれませんが，実際に自分の手で自分の身体を触れることは，自分の身体への気づきを促し，身体の部位の関連を覚える絶好の機会となります．初めは，お腹など洗いやすい部位に泡をつけ，「おなか～」などと声をかけながら，一緒に触っていきます．このとき触った部位をしっかり見るようにさせてください．この時，言葉を加えてあげることによって，身体の部位を覚え，自分の身体のイメージを

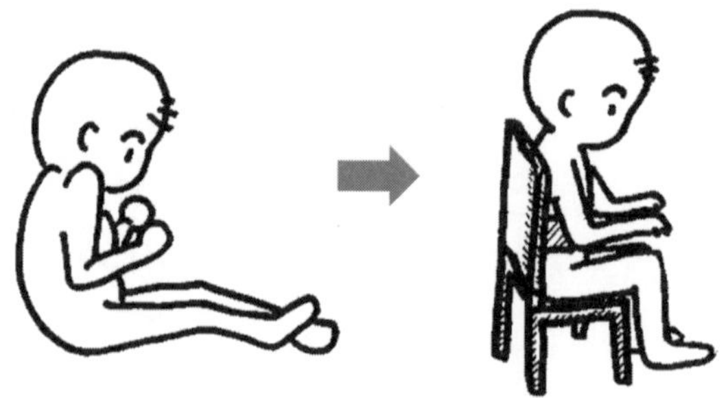

図3-31　床の座位と椅子の座位

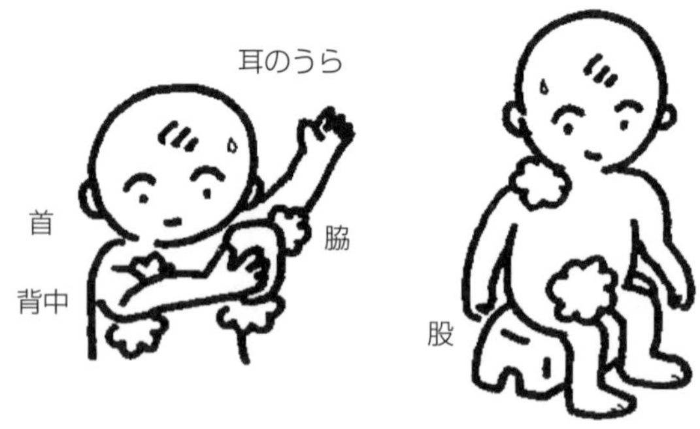

図3-32　洗い残しやすい部位

持ち始めるきっかけが促されます．このように，少しずつ洗える部位を増やしていくと，身体部位の相互の関連の学習につながります．しかし背中やお尻は，直接自分の目で見て確認できないため，イメージしにくい身体の部位です．一緒に触ったり，少し強めに洗ってあげて，お尻や背面を気づかせてイメージを作っていくようにさせましょう．腕や脚はしっかり指先まで洗い，指一本ずつ丁寧に洗うことで，指先の識別を高めることを促していきます．また，大人が楽しい雰囲気で身体や髪の毛を洗う様子を実際に見せてあげて，自分で洗うことに興味を持たせたり，真似をすることを促していきましょう．そして，上手に洗うことができたら，しっかりとほめてあげてください．ある程度自分で洗えるようになってきても，洗い残しがないか確認してください．一般的に耳のうしろ，首，脇，背中，股，足の裏・指の間が洗い残しが多い部位といわれています（図3-32）．

(a)

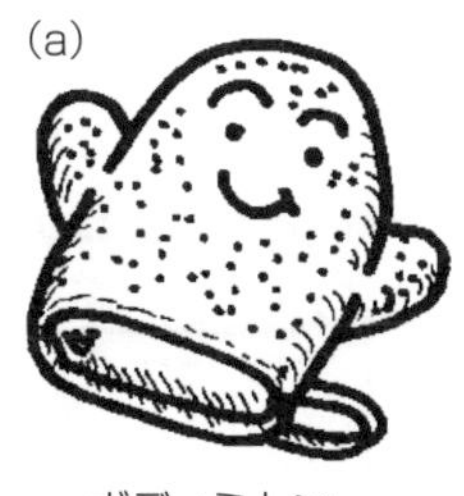

ボディミトン

(b)

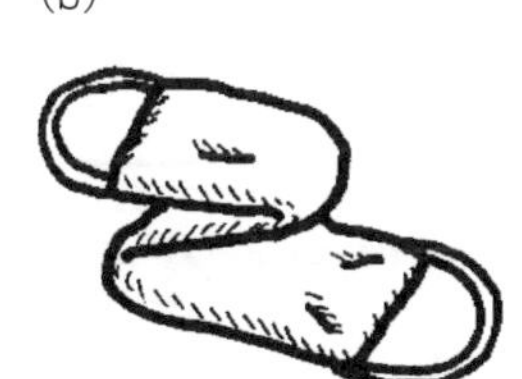

ループつきボディータオル

(c)

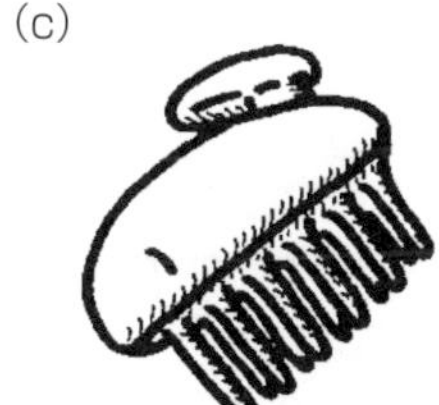

洗髪ブラシ

図3-33

2）入浴グッズの活用

手の動かしにくさがあって，なかなか自分で洗うことが難しい場合は，身体や髪の毛を洗うグッズの使用を工夫することによって，自分でできることが増えるかもしれません．

①ボディミトン（図3-33a）

スポンジやタオルを持ち続けることが難しい場合，手に直接はめて使うことができます．

手にはめて身体を洗うため，直接手で洗っている感覚に似て，身体の表面がとらえやすいという利点があります．また，タオルやスポンジを持つと手全体に力が入ってしまい，腕の動き全体が制限される場合にも使えるかもしれません．

②ループつきボディータオル（図3-33b）

手でタオルを握り続けることが難しい場合に，手や手首に引っ掛けて使うことができ，背中や足が洗いやすくなります．普通のタオルに紐をつけることで手軽に作製することができます．

③洗髪ブラシ（図3-33c）

指を立て，指先に力を入れて頭を洗うことが難しい場合，ブラシの上の突起部分を握るように手を乗せて使うことができます．

3）浴槽の出入り

入浴動作のなかで，もっとも恐怖心を伴いやすく，動作介助するのも難しいのが浴槽への出入りです．年齢が進んでも，一人で出入りすることは難しいかもしれません．また，身体が大きくなってくると，抱えて出入りすることは介助者の負担になります．少しでも自立を促し，介助量が少なくなるように，小さいときから浴槽を出入りする際の子どもの身体の使い方を練習しておくことが大切です．

浴槽の出入りを立って行う場合，浴槽の縁をまたぐためには，手で支えを握りながら片足でバランスを保ち，もう一方の足を高く上げなければなりません．もし足の力が弱かったり，バランスをとるのが難しい場合は，無理をせずに座って出入りをする方法が安全です．座った状態で浴槽をまたぐ方法として，バスチェアを浴槽の横において座り，浴槽をまたぐ方法や，バスボードを使う方法があります．バスチェアを浴槽の横に置く際には，できるだけ浴槽と同じ高さに設定し，バスチェアとの間に隙間ができないように設置します．そして，①バスチェアに座る，②からだを後ろに倒しながら片方の足をあげて縁をまたぐ，③浴槽の中に足を入れ，浴槽の底に足裏をしっかりつけ，お尻の位置をずらす，④もう一方の足も同じようにまたいで浴槽の中に入れる，といった手順で浴槽に入ります．このとき浴槽をまたぐために足を上げる際，安心して壁や背もたれにもたれさせる準備をして，からだを後ろに倒すように誘導することで，足が上がりやすくなります（図3-34）．もし，浴槽の中に足を入れたとき，底に足がつかないときは，手すりをつけることや浴槽内椅子を使って底を補高するなどの工夫をしてください．

また，バスチェアがつけられない場合，バスボードを活用して介助する方法もあります（図3-35）．

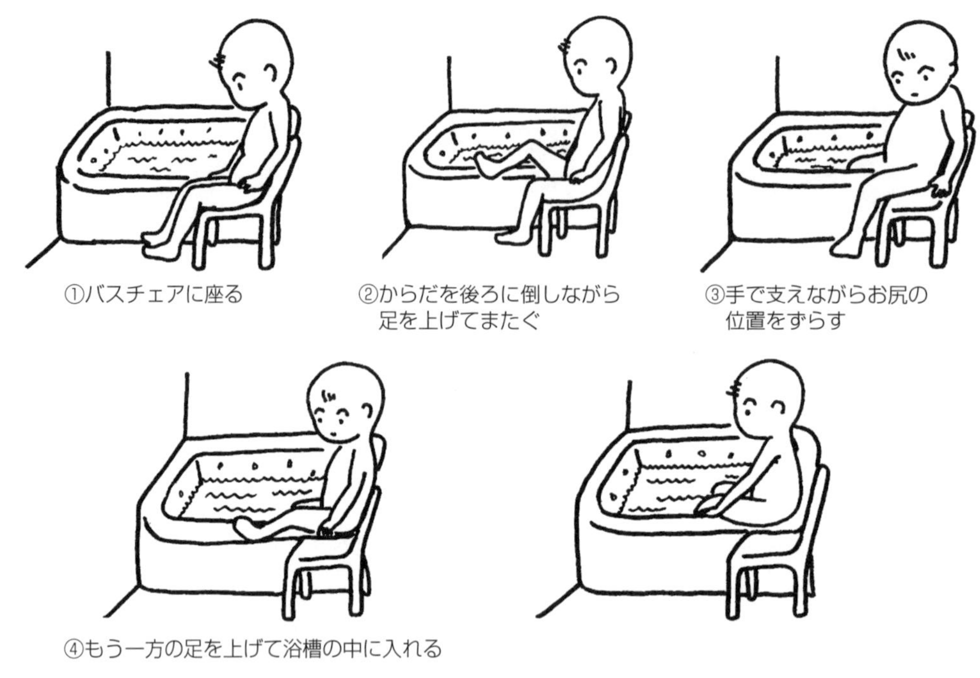

図3-34

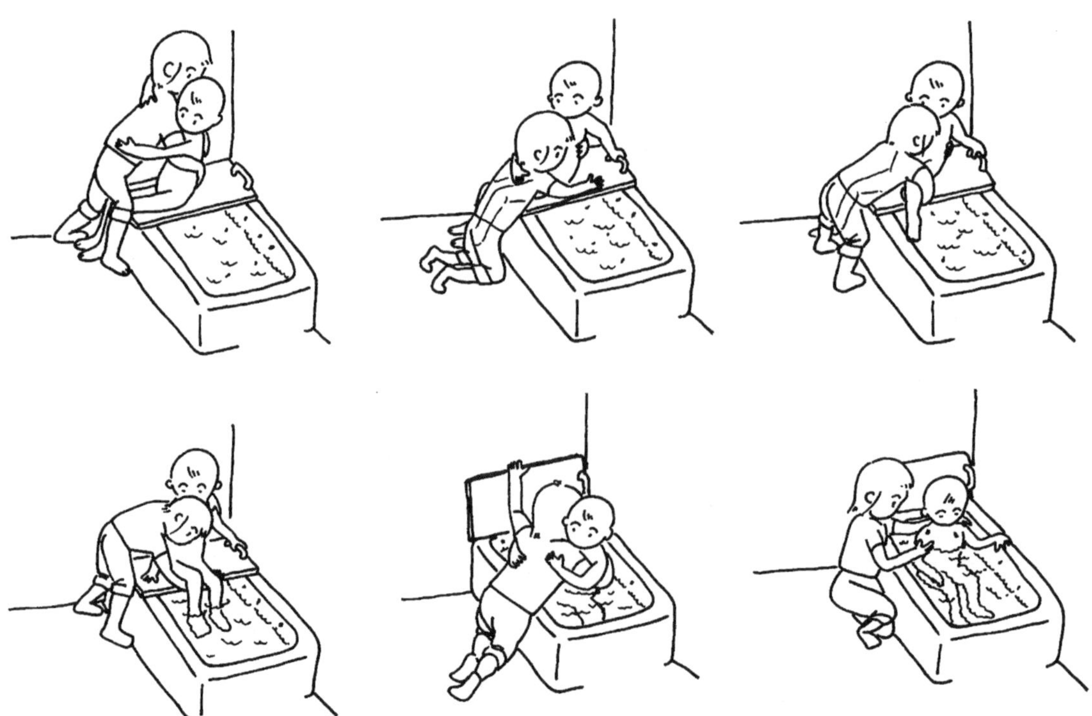

図3-35　浴槽の出入り（バスボードを利用した介助方法）

注：バスボードを使用する場合は，浴槽のサイズを確認し，サイズの合ったものを選ぶ必要があります．

3. コミュニケーション・学習の場

初めに述べたように，入浴の時間は，身体を清潔に保つ目的があり，毎日の日課となりますが，リラックスできる場でもあり，脳性まひのある子どもにとっては，いろいろなリハビリ要素を学習できる絶好の場所でもあります．浴槽内でおもちゃを使って遊ぶことは手の機能を高める機会になります．容器に水を出したり入れたりして遊んだり，水鉄砲で遊んだり，色々な形やサイズのものを遊びながら触っていくことで手の発達が促されます．また，容器に水を入れたり出したりする遊びでは，水が入って「重い」とか，なくなって「軽い」など体感しながら言葉を覚える機会にもなります．子どもが遊ぶ動作に合わせて言葉を添えてあげることで，言葉を増やすことにつなげることができます．

浴槽の中は顔と顔を見合わせ，からだとからだが接しやすくコミュニケーションがとりやすい空間でもあります．子どもにたくさん言葉をかけ，信頼関係を築き，楽しい時間を少しでも増やしてください．

[錦織　忍・米持　喬]

[参考文献]

1) Nancie R. Finnie編著，梶浦一郎，鈴木恒彦訳：脳性まひ児の家庭療育．医歯薬出版，原著第3版，1999年，総ページ数329.

コラム ◆ 入浴の効果

一般的に入浴にはこれらの効果があると言われています．

①**温熱作用**：体が温まることにより血流がよくなります．それにより，新陳代謝が高まって体内の老廃物や疲労物質などが取り除かれ，疲労や痛み，こりなどがやわらぎます．また，38℃くらいの微温浴の場合，副交感神経が働いて精神的にも安らぎ，落ち着いた気分になれます．

②**水圧作用**：腹部に受ける圧力で横隔膜が押し上げられ，肺の容量が少なくなり空気の量が減少し，これを補おうとして呼吸数が増え，呼吸が活発になります．また，手足の血液やリンパ液がいっせいに心臓に戻されてくるので，心臓の働きが活発になり全身の血行が良くなります．

③**浮力作用**：お湯に入ると身体は浮力を受けて軽くなります．水やお湯の中では，身体を支えるため緊張していた筋肉もほぐれ，だるさを感じなくなり心身ともにリラックスできます．

お風呂に入って「気持ちいい」と感じるのにはこれらの効果があるからなのですね．

[錦織　忍]

5　着替え

この章では,「更衣の特徴」「一般的な原則」「介助のコツ」「自立をめざすために」というテーマですすめていきます.

1. 更衣の特徴

更衣は，かぶりの服からボタン・ファスナーなどの細かな動作までを含む，多種多様な動作なので,一般的に自立には5～6年と時間がかかります.

また，ほとんどの場合，更衣の『後』に目的とする活動があります．例えば,「出かけるために」「寝るために」「運動のために」着替えます．つまり，私たちにとって『後』の目的が重要なので，着替えることにそれほど意識を向けることはありません．特に乳幼児では,「暑がっている」=「涼しくしてあげる」,「寒そうだ」=「暖かくしてあげる」,「汗をかいた／おもらしした」=「清潔にしてあげる」など，子どもに気持ちよくなってほしい，という目的のために着替えるので，私たちはついつい急ぎますし，介助しがちになってしまいます．このような生活習慣の流れの中では，子どもも身を任せることに慣れてしまうかもしれません．このような関係が日常繰り返されて長く続くと，子どもは自分でする機会が減って介助されるものと認識してしまうかもしれません.

一方で，更衣に時間を費やすよりも，介助してもらうほうが目的達成に近づくのであれば，自立した生活の実現につながる，という考え方もあります．しかし，自立した生活の目的達成のため介助され続けるだけでは，自立への能力は全く育ちません．では，先々自ら受ける支援を調整できるようになるためには,幼少時に「その時」「なにを」すべきなのでしょうか．実は，日々繰り返される更衣のなかでこそ育まれるものがあります.

(1) 発達の視点で考える：はじめはだれでも全介助

子どもは，何度もなんどもお母さんの介助のなかで，衣服を感じ，運動の方向を調節して，声かけしてもらい，動作として覚えていきます．更衣は，介助者とのコミュニケーションであり，衣服と自分の身体とのコミュニケーションともいえます．そのなかで身体図式（身体の地図のようなもの）が育まれていくのです.

また，着替える動作は，衣服を探索していると言い換えることもできます．更衣は，衣服に張りをつくり，その抵抗感を身体で探索していく活動で，ほとんど肌の感覚と服の抵抗の感覚をもとに行っています．服の中を探索して着脱していく身体と，服を持って補助する手が相互に感覚情報を知覚しあっているのです．このため，着替えが上手になっていくと，動作の途中で服を見て確認する必要がなくなります.

脳性まひのある子どもは，頭や手足がなかなか自由に動かないので,「服の方を，自分の身体にかぶせていく」といった経験やイメージになりやすい状況にあります（図3-36).

(2) 更衣に必要な機能（図3-37)

脳性まひのある子どもは,「なぜ，そうしているのか」「なにが難しいのか」その子なりの理由

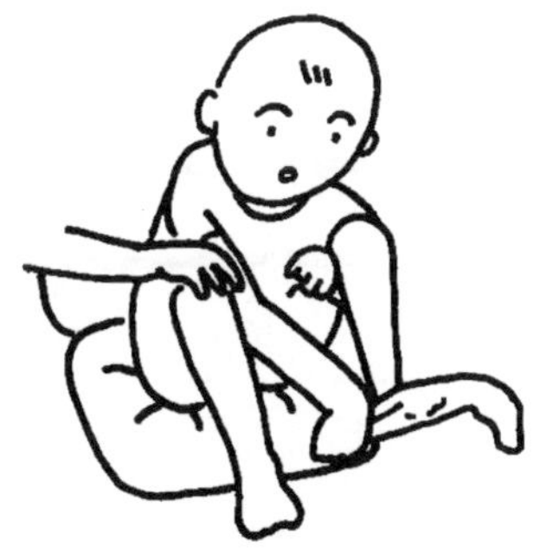

図3-36

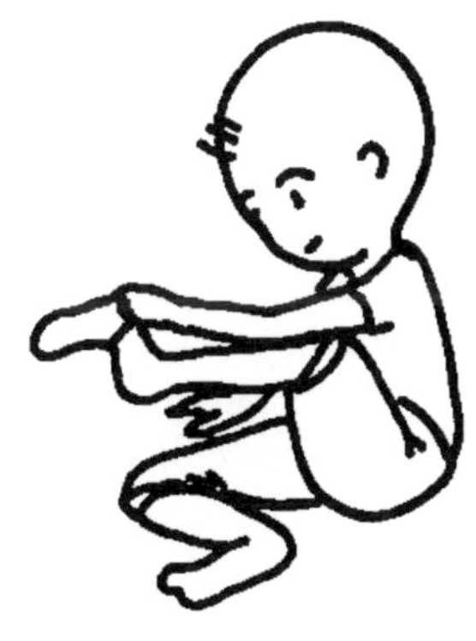

図3-37

がいろいろなところに隠れています．子どもなりにがんばった結果ですので，理由を考えてみましょう．更衣では，どのような能力が求められるのでしょうか．

「脱ぐ・着る」という行為には，さまざまな能力が必要となります．

①支え無しですわり，股関節の動きが十分にあって，両足を床につけておくことができる
②いろいろな姿勢で手を動かしながら，バランスを維持することができる
③服をつかんで，バランスを保ちながら，手を色々なところに届かせることができる
④肩が十分に安定していて，手を前にのばしたり，左右反対側に手をのばすような腕の動きができる
⑤服の構造，上下左右の方向，自分の身体と，服との関係がわかる
⑥絶え間なく服の形や張りを感じることができる
⑦衣服の操作ができるだけの手指の巧緻性がある
⑧効率的に手順を覚えることも必要

このように脳性まひのある子どもの動きだけでなく，感覚や認知面からも支援する必要があります．

更衣は，始めは手元を見ていますが，徐々に見なくてもできるようになります．手や体の感覚経験，触覚や関節の動きの感覚などをもとに手足や身体を動かしてできるようになります．

(3) 着ることと脱ぐことの獲得

一般的な発達においては，更衣は脱ぐことを先に獲得し，着ることができるのは後からのようです．これは，「脱ぐ」が比較的シンプルな動きなのに対し，「着る」は最初にどこをどう持って始めるかでその後の動き方が決まるため，衣服の構造をイメージし，運動を企画する必要があるからです．

そのため，着るときには特に，最初から服を持たせずに，こちらが衣服を保持して，まず手や足や頭を通す部分だけ子どもに促していくと，成功し「運動を学習する」ことができてきます（図3-38）．

どんな介助も手順通りに1から10まで教えていくのではなく，動作のゴールの部分，9・10から教えていき，それができたらもう少し前から，さらにもう少し前から…と教えていくと，効率的に動作ができるようになっていきます．

子ども本人が身体を感じ，動かしてくれるのを期待して，少しだけ時間をかけてみると，介助する側もされる側（子ども）も，より主体的になれます．子どもが身体を“感じ”“動かす”チャンスと考えて，少しだけ時間をかけてみませんか？　介助する側もされる側も，もっと主体的になれると思います．

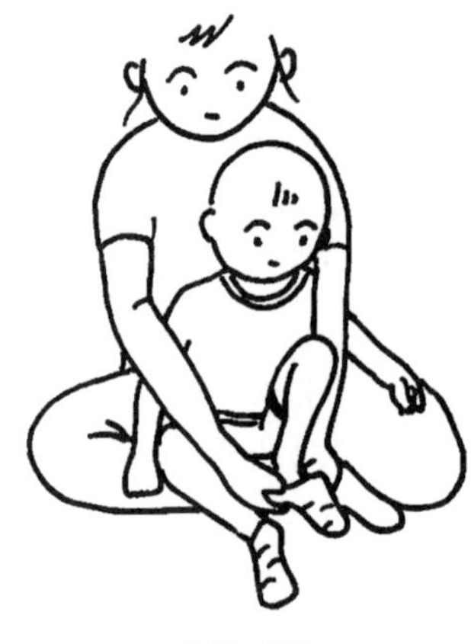

図3-38

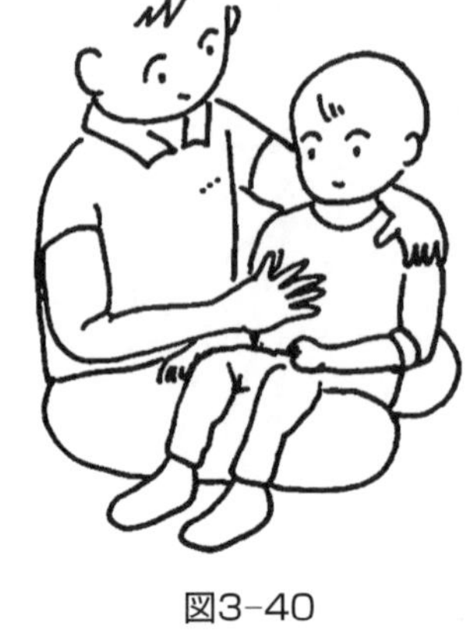

図3-40

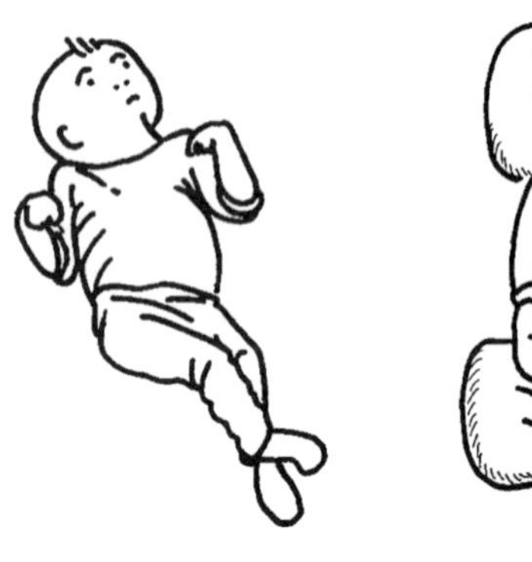

図3-39
サポートなし（左）よりもサポートあり（右）の方が姿勢が安定する

2. 伸展して反り返る傾向がある幼児

仰向けで寝かせて着せようとすると反り返ってしまう場合，股関節をしっかりと曲げて，頭が足よりも高くなるように三角クッションなどで傾けると，着替えさせやすくなることがあります（図3-39）．頭部を屈曲させて，肩と上肢を前にもってきやすくなるので，袖通しや頭通しが容易になります．

膝の上にのせて着せる場合は，子どもの姿勢が安定するような配慮が必要です．股関節や膝がしっかりと屈曲し，足底が床に設置すること，お尻や足底での支持面を感じ取れるようサポートします．膝上で両足を開きすぎてしまうと，股関節の内旋が強まってしまうため，注意が必要です（図3-40）．

3. 座ると股関節の屈曲が不十分で，背中が丸まって縮まってしまう子ども

座った大人の足の間に座らせ，大人の身体で支えてあげます．大人は姿勢が崩れない範囲で上衣の着替えを手伝えます．介助の中でも子どもは自分のお尻で支えた姿勢を保つことができ，手の動きも発揮しやすくなり介助も楽になります．そして，動きやすい手でできるように手順を考えてあげると，より子どもの協力動作が得られやすくなります（図3-41）．

4. 不随意運動とトーンの変動を伴う乳幼児（アテトーゼ型脳性まひ）

緊張の変動と不随意運動が後になって現れる赤ちゃんは，最初の数カ月のうちは体幹の緊張が低

順番：右腕→頭→左腕

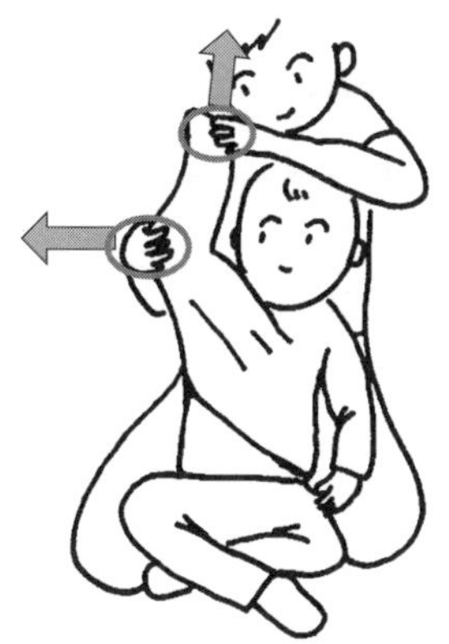

①バンザイをして，袖先と肘部分を矢印の方へ引っ張り腕を抜く

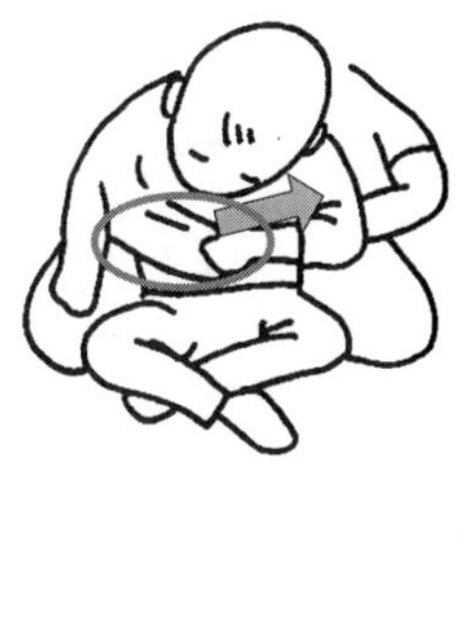

②右腕を出す際は左手で服と身体の間にすきまをつくる

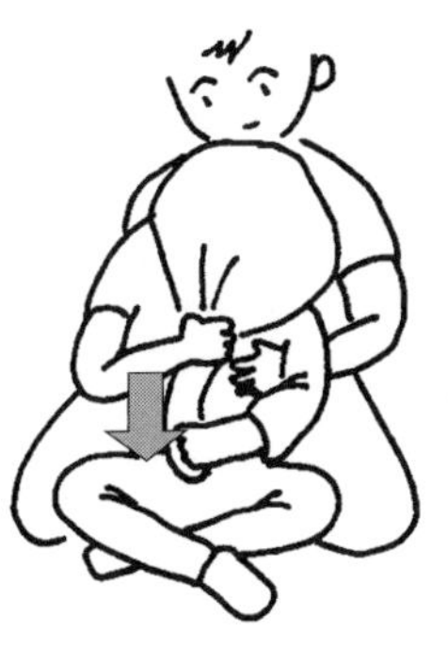

③後方の衣服を頭にかぶせて，自分でひっぱる

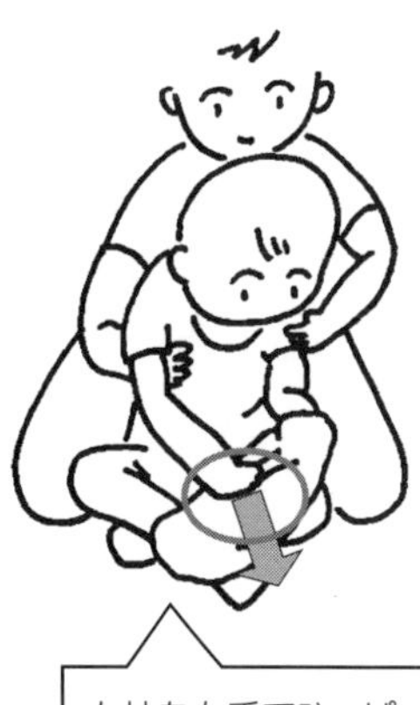

左袖を右手でひっぱって腕を出す

図3-41

いことが多く，仰向けでは手と足にさまざまな程度の屈曲・外転（外に広がる動き），外旋（外向きに回る動き）が見られることがあります．頭を一側に向ける傾向があり，体幹と骨盤は非対称になります．赤ちゃんに緊張が低いために，仰向けに寝かせようとするといつも手足が床面に落ちてしまい，そのことが緊張を強めることになります．

補助的な姿勢として，横向きに寝かせるか，膝の上に座らせて着替えさせることをお勧めします．このタイプの子どもたちのなかには，成長するにつれて衣服を着せるときに頭と肩をのけぞらせ，緊張を強める子どももいます．体格が小さければお母さんの膝の上に腹臥位を取らせ，リラックスしやすい体勢の中で着替えると良いと思います．姿勢コントロールが不十分で，座ってバランスを維持し，両手を使って自分で着替えることができない年長児には，姿勢を保つために安定性を与えることが有効な場合があります．例えば，お尻で支える感覚がしっかり感じられるように座らせ，股関節，お尻，膝，足など手が自由に使えるようなサポートを行います（図3-42）．子どもの能力によって，サポート部位や量は変わります．

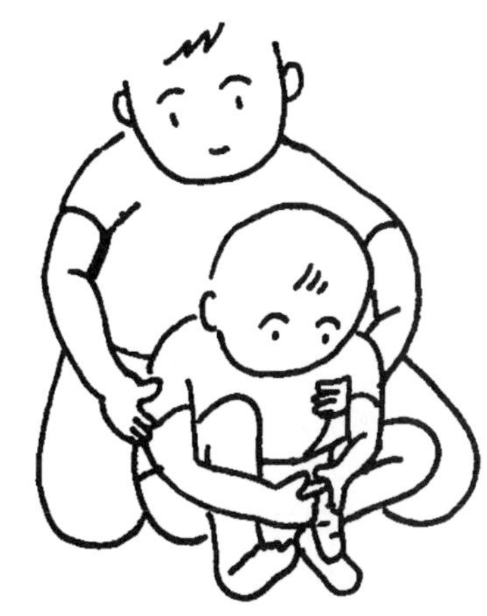

図3-42　手足が自由に使えるサポート

子どもにあったサポートについては担当療法士に相談してください．

5. 中等度の緊張をもつ子ども

中等度の緊張をもつ一部の赤ちゃんに見られることですが，9カ月・10カ月くらいになると服を着せているときに，ある動きに対して抵抗が増してくるのを感じてくるといいます．例えば，おむ

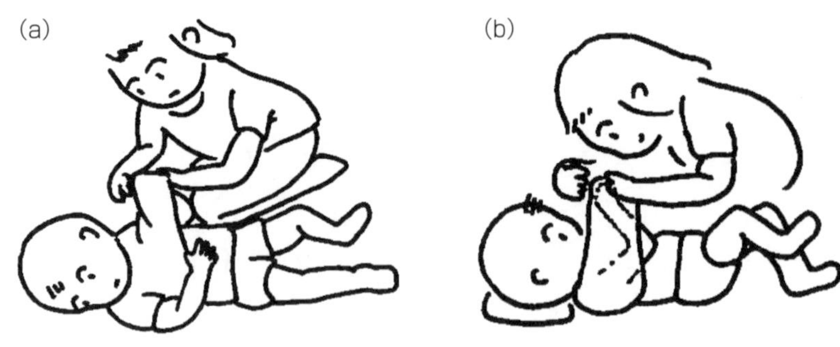

図3-43

つを替えるために，足を広げようとするとき，袖を通すのに子どもの肩を前にもってきて手を伸ばす時などです．

図3-43aは頭を一側に向ける傾向のある赤ちゃんを着替えさせるときに起こりやすい介助方法です．後頭側の手が引き込まれた状態のまま，お母さんが子どもの手を引っ張りながら袖通しをしています．

赤ちゃんの顔をお母さんの方へ向かせ，お母さんが赤ちゃんの顔を見ながら，手を通すように心がけてください（図3-43b）．そうすることで，引き込まれやすい後頭側の手が伸びやすくなりますし，赤ちゃんも手の運動を感じ取りやすくなります．また，着替えながら話しかけることも可能となります．

赤ちゃんの年齢が小さいと，協力することができないので，大人の一方的な介助になりやすいのですが，協力できそうな年齢になってくれば，少しでも子ども自身の動きを取り入れ，子どもの運動を引き出す介助へと変化させていくことが大切です．

次に，年長児の場合，袖に腕を出し入れすること，靴下や靴を脱がせるという介助をする時に，できる援助方法についてお伝えします．

(1) 袖に腕を出し入れする

子どもが対称的に座って体重を均等に配分し，股関節を曲げ，足を床の上にぴったりつけていることを確認してください．肩と体幹を後ろに残したまま股関節を伸ばしている間は，腕を前にもって来ることが難しくなります．子どもの手をつかんで引っ張るのではなく，衣服を伸ばしたり引っ張ることで，衣服の張りや抵抗をうまく使いながら，子どもが自ら手を伸ばしたくなるような運動の手がかりを与えます．手を引っ張る介助はより屈筋の緊張を高めてしまいます．袖を抜くときも同様に衣服の張りや抵抗を与え，手の運動を誘導します．

(2) 靴と靴下

袖の時と同様，座位を確認します．子どもの足が突っ張り，足が底屈している状態で，靴下・靴の脱着は行えません．伸筋の緊張の上昇につながります．子どもさんの足首はますます曲がりにくくなり，足が硬くなってしまいます．伸筋の緊張が亢進しないよう，股関節，膝関節を屈曲させ，下肢の余計な緊張を緩和します．股関節が外旋するよう，下肢の位置を整えてください．そうすることで，子どもさんの足が持ち上がりやすくなります．また，靴の紐や装具のベルトなどを結んだり，留めたりするときは必ず，子どもの足が支持面にぴったりついているように気を付けてください．両手と足が合いやすいように，片足だけ足台にのせて履くことを練習することも有効です．

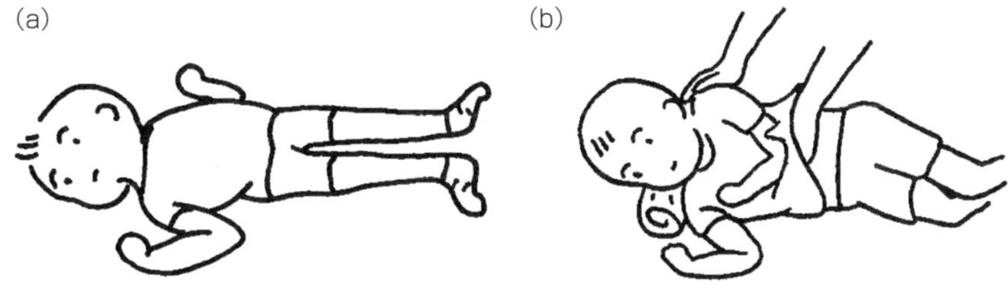

図3-44

6. 重度障害児の衣服の着脱

脳性まひ児に服を着せたり，脱がせたりすることは簡単なことではありません．成長して体重が増すにつれ，困難さを伴います．子どもの成長及び体重の増加と同時に，不随意運動やトーンの変動が増大してくる場合にはさらに困難さが伴います．このような子どもたちは座位バランスが取れないので，ベッドやしっかりとした支持面に寝かせ，介助者にとってちょうどよい高さで介助することが有効です．仰向けになると，姿勢トーンと運動の異常パターンが非常に強くなるため（図3-44a），横向きに寝かせて着脱することを部分的に取り入れることをお勧めします（図3-44b）．左右への寝返りを促しながら，服を頭からかぶせる．腕を袖に通す，パンツやズボンをはかせるために股関節と下肢を曲げる，背中のシャツを下す，ズボンにシャツを入れるなどが楽になります．小さい頃からの積み重ねで，身体が大きくなっても，寝返り運動の協力が得られる子どもさんも多くいます．

7. 一般的な問題　解決方法

(1) 初期の協力

赤ちゃんの育児を進める上で，服を着せたり脱がせたりしてもらっていると，大人が赤ちゃんに話しかけている様子や，まだ話せなくても赤ちゃんが片言で助けを求める様子が確認できます．しかし，多くの脳性まひの子どもはこのように反応することができないため，大人は子どもに話しかけなくなり，黙って服を着せることになりやすいかもしれません．子どもの着替えに時間がかかるため，子どもに話しかける余裕がない場合も多いでしょう．それでも話しかけられるときは可能な限り話しかけてください．いつも黙って服を着せていると，子どもが孤立し，受け身になり，私たちのすることに興味を示さなくなってしまうかもしれません．

(2) 子どもに自力で着脱を促す方法

子どもに自立を促す機会を逃さないようにしましょう．子どもがやりたがっていることがわかれば，励まし促していきましょう．どんな小さなことをやり遂げるにも子どもは非常な努力が必要で，実際は大人の方が，子どものがんばりよりも早くあきらめてしまうことがあります．それでも，子どもがやろうとしている時には口出しせず，見守る姿勢を心がけてください．子どもが本当に困っている時には優しく手を差し伸べます．大人はこれらの役割を果たすには，子どもが自分でがんばれるのはどこまでか，どの時点で最小限の助けが必要かを知るために，注意深く観察することが大切です．

(3) 努力に対する援助：どの時期に・どのような援助を・どの順序で行うか

ときに椅子や衣服の改造，自助具の使用が必要

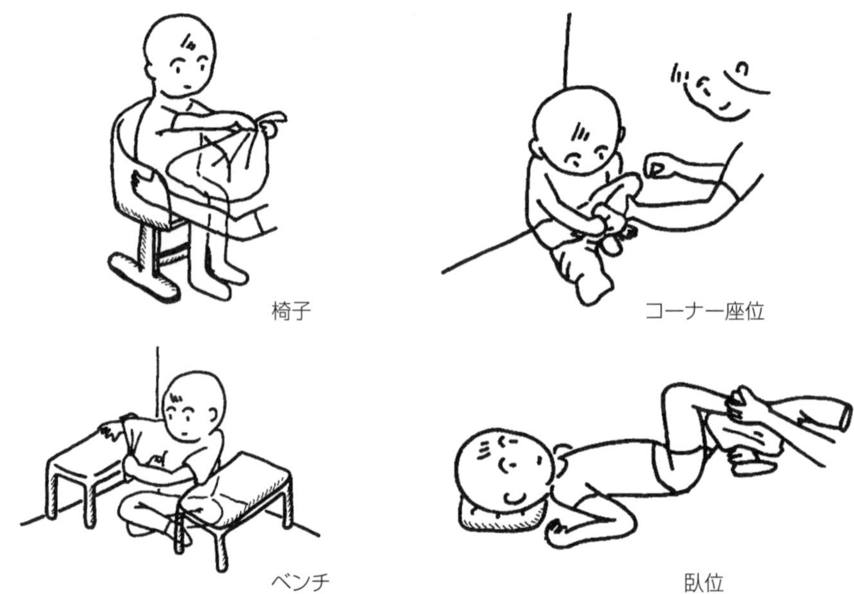

図3-45　着るときの体位の選択（椅子・コーナー座位・ベンチ・臥位）

になるかもしれません．子どもの持っている機能と発達から考えると良いでしょう．発達から考えることで，能力を超えることを求めたり期待したりすることは減るかもしれません．最終的に何の報いも得られない難しい課題に取り組むほど気の滅入ることはありません．

子どもと遊ぶときに，着替えについておおよその見当をつけるために，人形遊びを取り入れることは良い考えです．しかし，一人で脱ぎ着することを教えるときには，練習として切り離して教えるのではなく，日常生活の流れの中で，教えるようにしてください．急いでは何もやり遂げることができません．新しい課題を学ぶためには，毎日の繰り返しの中で積み重ねていくことが大切です．

頭部と体幹のコントロールの習得，座位バランス，股関節の可動性，握り離し，言語面の発達などを含む粗大運動と巧緻運動の技能を練習する目的は，最終的に自立につながる日常生活動作を機能的にできるようにすることです．衣服を着ることは，子どもが教わっている多くの技能を統合しなければならないので，そうした技能を練習するには最良の場面でもあります．子どもに手助けするときは，見守り，言葉による説明，意図を声に出すことの重要性を忘れないでください．子どもに更衣の中で感じてほしいことは，衣服の抵抗に抗して，身体が通り抜ける感覚ですが，行動を組み立てたり，手順や動作を覚えたりするときには声掛けや言葉かけが有効です．「靴に足を入れて」「腕を袖から抜いて」というような言葉をかけながら（図3-45），動作を促すようにすることも心がけてください．子どもがしゃべり始めの頃なら，動作をするときに言葉を合わせるようにすると良いと思います．会話の中に色なども取り入れ，身の回りにあるものと比べたりします．色などが理解できるようになれば，上下・左右・内外（表裏）などを教えることができます．自分で衣服を着る方法を学ぶだけでなく，他の活動でも使える知識を増やしていきます．

最後に，手順や動作を覚えていても，座った姿勢を保つことに精いっぱいで，手足が自由に使いにくくなる子どもさんには，床に寝転がって着替える方法を選択することも有効な場合があります（図3-46）．

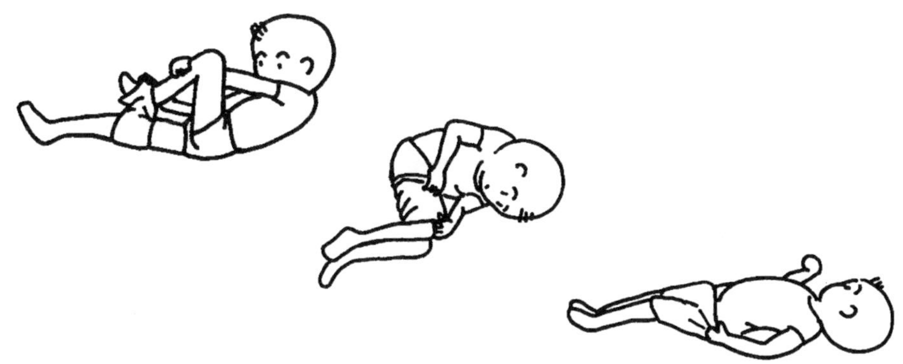

図3-46　自立を促すための姿勢の選択（座位保持の難しいケース）
寝た姿勢であれば，手が使いやすくなりズボンをはくことができます.

子どもさんの発達段階や今できていることを確認しながら，日常生活の中でできる方法を選択していくことが大切です.

［飛地　洋美］

［参考文献］

1) Nancie R. Finnie編著，梶浦一郎，鈴木恒彦訳：脳性まひ児の家庭療育．医歯薬出版，原著第3版，1999年，総ページ数329.

2) 長谷川龍太郎編集：クリニカル作業療法シリーズ　発達障害領域の作業療法．中央法規出版，2011年，総ページ数311.

3) 岩崎清隆・岸本光夫著，鎌倉矩子・山根　寛・二木淑子編：発達障害と作業療法［実践編］第1版．三輪書店，2001年，総ページ数238.

4) 辛島千恵子：発達障害を持つ子どもと成人，家族のためのADL～作業療法士のための技術の絵本～．第1版，三輪書店，2008年，総ページ数146.

6　移　動

多くの両親にとって，子どもが自由に動き回れるようになることは大きな望みであり，目標となります．赤ちゃんが歩けるようになるのはおおよそ1歳のころですが，そのずっと前から自分なりの方法で移動し自分の周りを探検しています．例えば，生後6カ月くらいの赤ちゃんは，手を伸ばして小さなおもちゃを触ることができるようになっています．うつ伏せの姿勢でおもちゃに触ろうとして手を精一杯に伸ばすとき，身体は横に傾き，重心が横に移動します．いろいろな物を触ろうと活発に手を伸ばすことで，スムーズな横への重心移動を学んでいます．この経験が，のちに這い這いのときの重心移動や手足の交互運動につながっていきます．このように，近くへの探索活動が小さな移動の経験となり，動き出すための大切な基盤となっています．小さな移動は，探索活動を広げます．移動できることを覚えた赤ちゃんは，部屋中を動き周り，物や人に自分から関わり，どんどんと知識と経験を増やして発達していきます．

しかし多くの脳性まひがある子どもは自由に動き回ることに難しさがあり，自分自身で探索する機会が制限されています．探索欲求の強い子では，無理な移動運動を行い，過剰な筋緊張をもたらすかもしれません．反対に探索を諦める子どもでは，移動運動が乏しくなり，いつも同じ姿勢の，おとなしい子どもになるかもしれません．いずれの場合も，適切な大人の介助によって移動を支援し，子どもの探索する心を育むようにしなければいけません．このため，器具や大人の手助けにより自分で移動する経験そのものが，発達の援助になります．脳性まひがある子どもの移動を援助するときに考えたいポイントとして，次のことが挙げられます．

①子どもが安全に移動することができること

多くの子どもは，自分が移動できることに気がつくと，動くこと自体が楽しく，大胆に動き出します．時には動き出そうとして，大きく体を反り返らせることもあります．特に器具で移動を援助する場合は，まず使う環境や器具が，子どもにとって安全かどうか確認することが大切になります．

②過度な努力や，決まった運動パターンだけを使用する必要が無いこと

頭や体幹を空間で保持するために過度な努力を必要とすると，手や足が必要以上に緊張して決まった運動だけをして，その運動ばかりを学習し，新しい運動の学習を邪魔する場合もあります．また発達に不都合な形の姿勢と運動に固まってしまうこともあります．

③周囲と相互関係が作りやすいこと

できるだけ無理なく頭と体幹を垂直に保てるように器具を調整し，移動した先で子どもが自分から人や物と触れ合い，探索し学べるように，止まっているときには手が使えるように設定してください．

次に子どもが自由に動きまわれるように援助するときに役立つ，いくつかの器具とアイディアを提示します．もちろん，子どもにとって最適な器具の選定は，担当医師とセラピスト，義肢装具士らが一緒に検討してくれるでしょう．

1. 這い這い器

図3-47はキャスターをつけた板の上にスポンジクッションを乗せた手作りの這い這い器です.小さな子どもが部屋の中を探索することを援助できます.体幹の両側をスポンジで支えているため,体幹が安定し下肢の交互の動きが出やすくなります.うまくいくと,足の裏で地面を蹴る経験ができ,次の体を垂直に起こした歩行器歩行や介助歩行に向けた準備になります.

2. 三輪車(体幹支持機能付き)

図3-48は市販の手押し機能付き三輪車にヘッドレストとネックロールを付けて姿勢を安定させています.自分でペダルを漕ぐことが難しい子どもでも,押してもらえることで自然と下肢の交互に動かされる感覚を学習することができます.また,ハンドルを握ることができると頭が挙げやすくなり,頭をコントロールする練習にもなります.

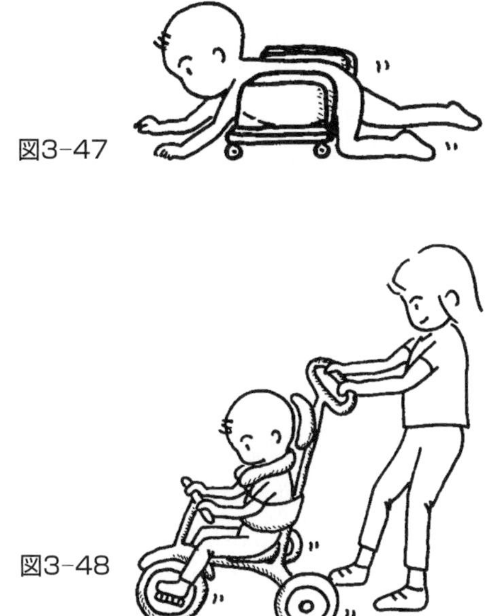

図3-47

図3-48

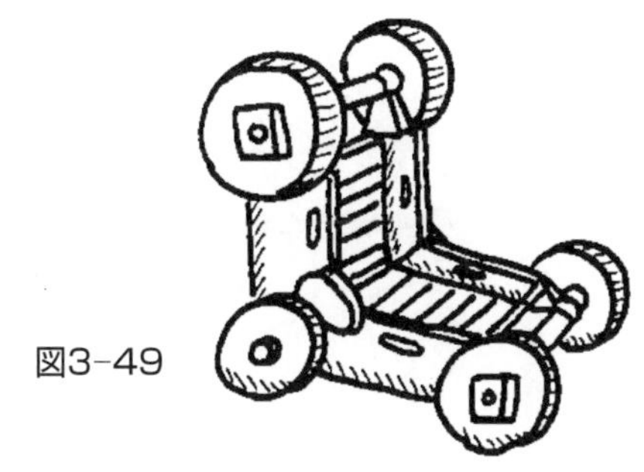

図3-49

3. 手押し車

少し重めの手押し車が安定します(図3-49).つかまり立ちが十分に安定していない子どもでも,手押し車を使うと前に進むことができます.しかしそのままでは,前方に突進することが多いので,手押し車の前におもちゃなどで重みをかけると,一歩一歩踏みしめて,歩くことを援助できます.次の段階の立ち止まることや,方向転換の習得につながるためにも必要です.

4. 座面,体幹支持機能付き歩行器

座面,体幹支持機能付きの歩行器はたくさんの種類があります.これらの歩行器は,座位やつかまり立ちが難しい子どもでも歩行が経験できるため,積極的な使用をお勧めします.しかし,座面がついているため,足で体を支えなくても前に進むことができ,足底で体重を支える練習になりにくい面があります.そのため,できる範囲で体幹を垂直に起こし,体重が足の裏で感じやすい設定が望ましいといえます.以下にいくつかの歩行器を紹介します.

(1) SRC(spontaneous reaction control)ウォーカー(有薗製作所)またはスーパーウォーカー(有薗製作所)

介助して立位保持を援助しても,接地して足を

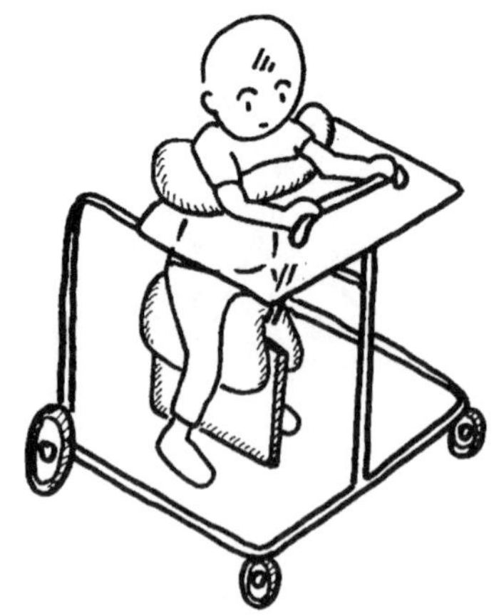

図3-50　SRCウォーカー（有薗製作所）

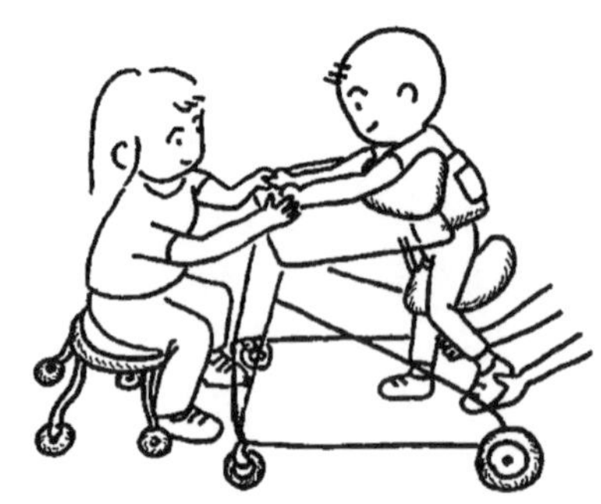

図3-51　スーパーウォーカー（有薗製作所）

踏ん張れないような子どもに支援できる器具です．そんな時に体幹前面と座面の支持により姿勢の安定を図っています（図3-50）．

歩くときに反り返りの強い子どもには，上腕の前方サポートやバーを握ることで姿勢が安定し，反り返りが少なくなります．SRCとほぼ同じ機能ですが，分解でき持ち運びしやすいことが特徴です（図3-51）．なかなか足を動かすことが難しいとき，図3-51のように足の裏から足を少し持ち上げるように介助してあげると，本人が蹴る方向を理解しやすくなり，足を動かすきっかけを援助することができます．

また，視覚障がいのある子どもさんでは，足を動かす力はあっても，前の空間を理解しにくいため，歩行器で進まない場合があります．そのときは子どものすぐ前方から声をかけ，手を持って誘導すると前の空間が感じられ，動き出してくれるときがあります．

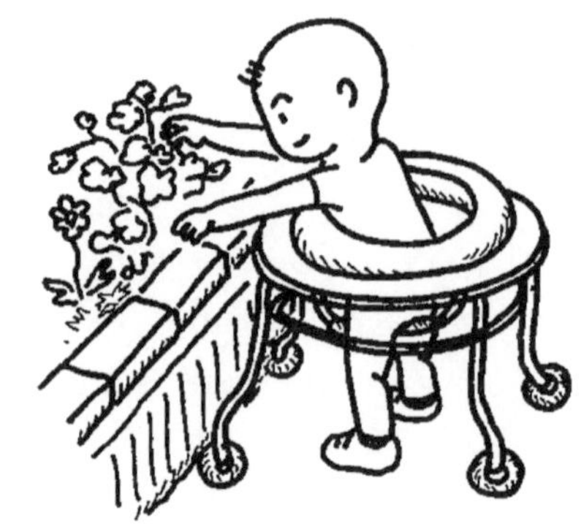

図3-52　UFOウォーカー（有薗製作所）

(2) UFOウォーカー（有薗製作所）

幼児期の立位・歩行障がいの子どもの支援に用いられる器具です．比較的体幹を垂直に保持しやすく，内側のフレームが外側のフレームと独立して360度回転できるため，方向転換が比較的容易にできます．また全方向へ手を伸ばすことができるので，周囲の探索活動が行いやすい利点があります．図3-52では植木に手を伸ばそうとして足底部での足の踏ん張りができています．

5. 手支持を伴う歩行器

(1) PCW (postural control walker)

つかまり立ちが安定しても，伝い歩きが不安定な子どもの歩行を教えるのに使われます．お尻を後ろのバーで支え，両脇の平行バーで手支持をする三点支持により，安定して体幹を垂直に起こした歩行を促すことができます（図3-53）．

(2) Rolator二輪歩行器

同じような運動発達レベルの子どもの歩行訓練に，昔から使われている押し歩き歩行器です．手押し車（図3-54）のように突進する恐れがなく，左右に平行した握るハンドルがあり，下に押しな

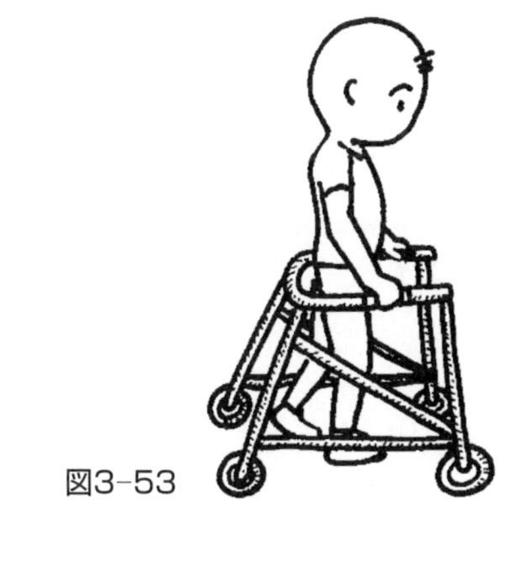

図3-53

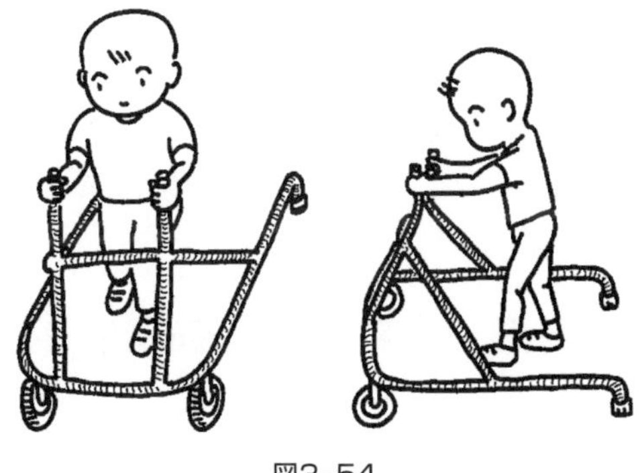

図3-54

がら進むと，接地するゴムパックがブレーキの役目をして，進む方向が自在です．

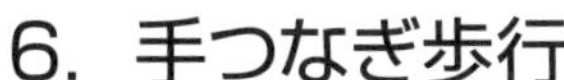

6. 手つなぎ歩行

つかまり立ちができるようになってきた子どもには，後方から手つなぎ歩行を誘導することができます．手ができるだけ下の位置になるようにサポートすると自分の足での支えが増えます（図3-55）．

7. クラッチ

まず両手クラッチで支えて，両足をついた四点支持で立位がとれることを確認します．その後に三点支持のバランスを維持できることが大事になります．歩行に至る過程は，専門職の手伝いが必要で，転倒の恐怖を避けた安全なクラッチの使い方を覚えるようにしてください．両手クラッチでは，体が一方向に倒れることなく歩行することができます（図3-56）．

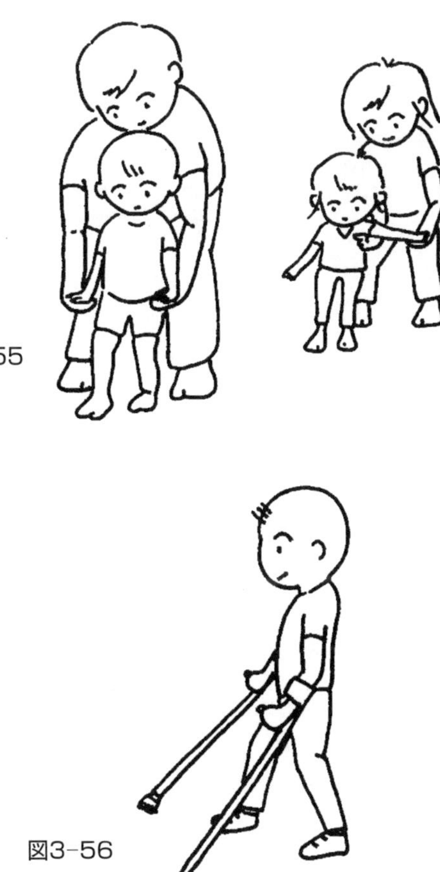

図3-55

図3-56

［河中　誉真］

［参考文献］

1）Nancie R. Finnie編著，梶浦一郎，鈴木恒彦訳：脳性まひ児の家庭療育．医歯薬出版，原著第3版，1999年，総ページ数329.

2）森岡　周：発達を学ぶ～人間発達学レクチャー～．協同医書出版，2015年，総ページ数164.

3）小西行郎，遠藤利彦編：赤ちゃん学を学ぶ人のために．世界思想社，2012年，総ページ数324.

4）小西行郎：赤ちゃんと脳科学．集英社新書，2003年，総ページ数186.

7　ポジショニング（体位設定）

1. ポジショニングとは

クッションなどを活用して身体の手足，頭などの各部位が安定でき，目的に応じて姿勢が安全，快適に保持できることをいいます（日本褥瘡学会定義参照）.

特に自分自身で姿勢や運動をコントロールすることが難しい子どもの場合には，安全で安定した姿勢を家庭や保育所，学校などで保つためにも，適切なポジショニングを行います.

2. ポジショニングの目的

(1) リラックスする

障がいのある子どもの多くは，筋肉の緊張が高すぎたり低すぎたり，大きく変動したり，不安定になりやすい状態にあります．特に身体の中心部（体幹）は低緊張の場合が多く，ときに背部の緊張を高めて床に頭を押し付け，非対称に反り返った姿勢の場合（図3−57a）や，全身的に緊張が低すぎて頭部や身体を正中位に保てず，重力の影響で非対称に捻れた姿勢（図3−57b）になることがあります.

そういった不安定な姿勢に対してポジショニングを行えば，安定させることができ，その結果，子どもが安心できるリラックスした姿勢を作ることができます.

(2) 変形・拘縮や非対称の悪化を防ぐ

前述のように障がいのある子どもは，非対称で不安定な姿勢になりやすい特徴があります．さらに，障がいが重度であるほど，自分で姿勢や運動をコントロールできず，日常生活において同じ姿勢（特に背臥位）で過ごすことが多くなります.

背臥位で適切なポジショニングをとらずに長期間過ごすと，二次障がいが進行するおそれがあります．以下に代表的なものをご紹介します.

①頭をいつも同じ側へ向けたままになる場合
②頭の形が傾いている場合（斜頸）
③両手を常に曲げたままになっている場合（図3−58a），または一側の手を伸ばし，反対側の手は曲げた状態になりやすい場合（図3−58b）

(a)
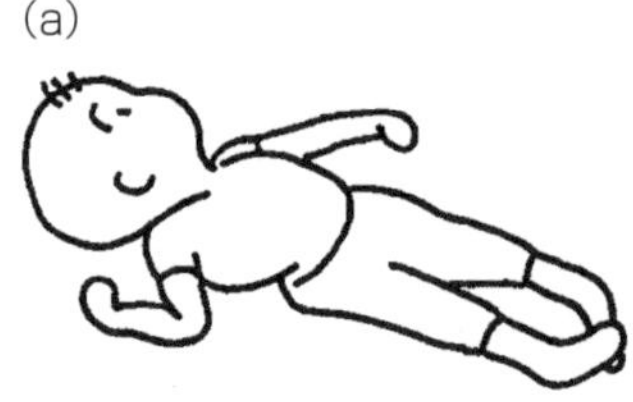
(b)
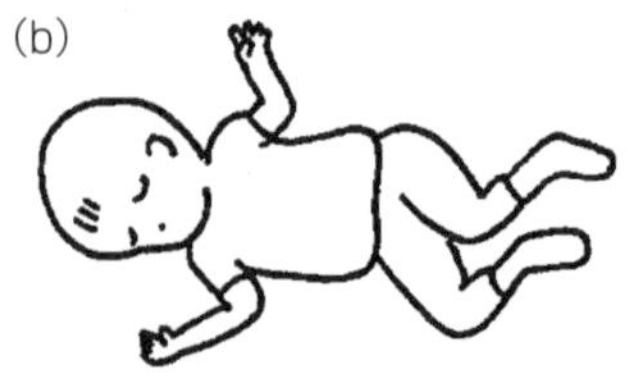

図3−57

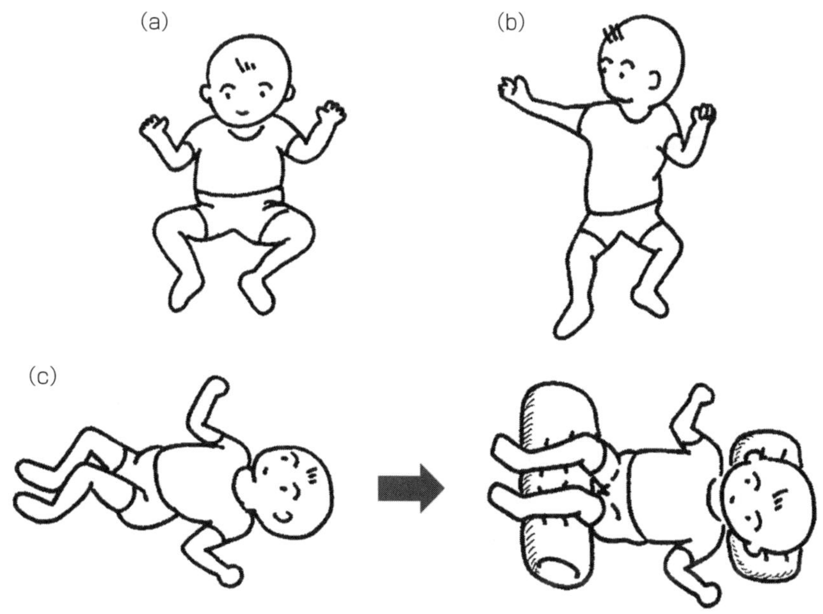

図3–58
(c) 図のように膝下にロールを入れることで足が傾くのを防ぎます

④胸郭の変形
⑤脊柱の変形
⑥骨盤が傾いていたりどちらか片方が後ろに回転していたり引きあがっている場合
⑦足が曲がったまま片方に倒れてしまっている場合（風に吹かれた下肢変形）（図3–58c）

このような非対称姿勢を，ポジショニングで修正することによって，変形が進むのをできるだけ防いでいきましょう．

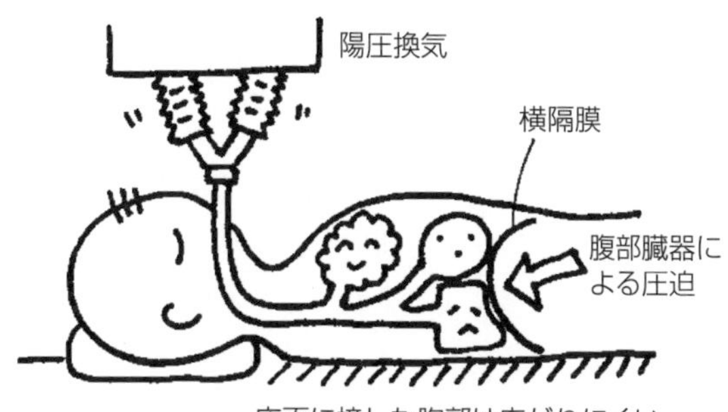

図3–59
特に背中側の腹部臓器が横隔膜を頭側へ圧迫し，引き上げるため，肺の容積が狭くなり，呼吸運動を妨げます．それを防ぐため，呼吸器で人工的に肺を広げてあげます．

(3) 呼吸・消化機能を助ける

重度な障がいのある子どもは，呼吸障害や消化管の蠕動（ぜんどう）低下による消化機能障害を伴いやすくなります．顎が引けて舌が喉の奥に沈んで，頭が反り返ることによる気道口（喉頭）のねじれが重なると，空気の通り道が狭くなる閉塞性換気障害や，胸郭や脊柱の変形・拘縮から，胸郭の動きが制限されて空気の出入りの量が低下してしまう拘束性換気障害になる危険性があります．また同じ姿勢を長時間続けていると，腸の蠕動活動が乏しくなって慢性の便秘を来し，膨らんだ消化管が周りの内臓を圧迫します．さらに内臓が背中の横隔膜を圧迫し，呼吸運動を妨げるため（図3–59），十分な呼吸ができなくなることもあります．また重力で肺の下側に痰や水分がたまり，肺が十分膨らまなければ肺の換気障害が起こりやすくなります．このようなことを防ぐためにも，ポジショニングによって呼吸しやすい姿勢を保つことや，痰を出しやすい姿勢をとること，排便を促し消化管活動を支援するため，体位変換を行うことが大切になります．

(4) 姿勢の安定感と動きやすさ

不随意運動を伴うまひのある子どもでは，しばしば非対称で不安定な姿勢を取りやすく，体幹（身体の中心部）の筋緊張が低いことが多く見られます．このような場合も，緊張の低い体幹部を安定させるためにポジショニングを行い，安定性を助けることができます．体幹の筋に適度な筋活動を促して安定が得られると，姿勢保持のための無用な筋緊張が取り除かれて，頭，手足を自由に動かしやすくなります．その結果，子どもの自発的な運動を引き出しやすい姿勢が取れれば，視覚・聴覚などの感覚が働きやすくなります．多くの子どもでは，多様な感覚が働きやすいポジショニングが得られると，コミュニケーションや学習などの活動に取り組みやすくなり，認知面の発達を促す環境設定につながります．

(5) 痛みや床ずれ（褥瘡）を予防する

痛みが軽くなる体位や，支える部分を広げるようなポジショニングを選べば，緊張が高い部分の筋肉のゆるみを促すことができ，筋緊張に伴う痛みの軽減につながります．床ずれは，体重で圧迫されているところの血流が悪くなり滞ることで，皮膚が赤味をおび，傷ができてしまうことです．同じ姿勢で過ごすことが多いと，長い時間圧迫されて十分な酸素や栄養が皮膚に行き渡らなくなり，痛みや床ずれができやすくなります．特に骨が突出した部分では局所的に圧迫が強くなり，床ずれができる危険性が高まります．さらに側わんや股関節脱臼など変形・拘縮があれば，予想外の部位にも床ずれの危険が増します．床ずれのできやすい部分には，クッションなどを利用して広い面積で圧を受けるようにポジショニングを行い，長時間の同じ部位への圧迫を避けるため，定期的に体位変換を行うことが予防になります．

(6) 多様な感覚経験

子どもは発達する中で，多くの感覚経験が必要となります．皮膚で感じる触覚や痛覚，筋肉や関節が動いたことを感じる感覚，視覚や聴覚など，子どもは動く・動かされることでさまざまな感覚を経験していきます．その感覚経験から自分の身体のイメージを知り，運動の仕方を覚え，周囲との関わり方を学んでいきます．しかし障がいのある子どもでは，残念なことに筋肉の緊張を適切に調整ができず，限られた決まった姿勢に押し込まれます．筋緊張は体の部位によって高い部分と低い部分に固定されてしまい，入ってくる身体の感覚が定型的になり，感覚の変化を経験することが乏しくなってしまいます．また同じ姿勢を長時間とることが多いので，運動刺激の大きさや量，方向のバリエーションが少なくなり，感じる感覚が偏ってしまうことになります．これらに対抗し，多くの感覚の経験を，豊富に積み重ねてもらうためにも，さまざまな姿勢を体験するポジショニングは大切なことです．

3. 床上体位の特徴

起きて活動する床上の赤ちゃんの姿勢は，自ら姿勢を絶えず変えて長時間じっとしていません．しかし，障がいのある子どもでは姿勢を変えず，長時間同じ体位を取り続けることが多いといえます．その結果，体の変形や痛み，床ずれなどが生じやすいので，体位を適宜換えてあげることが必要となります．しかし，その都度に良い体位であっても，それぞれの体位にはメリット・デメリットがあり，そのバリエーションが大切になります．それぞれの体位の特徴を知っておくことで，有効な体位変換をしていきましょう．

(1) 背臥位（あおむけ）（図3–60）

背臥位では，肩が安定して手が自由になり使いやすく，周囲を見渡しやすくなります．また，大人が呼吸状態や表情を把握しやすいでしょう．しかし，頭や背中，かかとなど丸みのあるところで支えているとどちらかに傾きやすく，非対称になりやすい特徴があります．加えて，顎や肩を床に向かって押し付けるように緊張してしまい，さらに，重力の影響で舌が喉の奥に沈むと，呼吸が苦しくなることもあります．胸が重力の影響で扁平になり，痰や唾液が貯まりやすくなります．子どもによっては，胃食道逆流が起きやすい問題を持つこともあります．

(2) 腹臥位（はらばい）（図3–61）

腹臥位は生理的に落ち着きやすい姿勢です．重力の影響による顎や舌の落ち込みを防ぐことができ，呼吸がしやすくなります．痰を排出したり，唾液による誤嚥を予防したりできるでしょう．さらに胃食道逆流が起きにくいといわれています．しかし，頭部を持ち上げることが難しい場合，口をふさいでしまう危険がある上に，大人が呼吸状態や表情を把握しにくくなります．また，腕には体重がかかり，動きが制限される場合もあります．

近年，乳幼児突然死症候群は腹臥位を取ることで生じることがあると言われています．過度のストレスや強い痛み，恐怖心などが原因で，末梢の血管が拡張し血圧が低下する迷走神経反射は腹臥位で誘発されやすいと言われており，十分な注意が必要です．

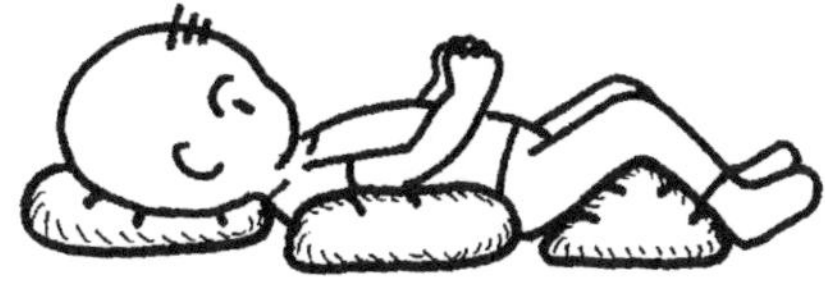

図3–60
背臥位では頭や背中，踵など丸みのある部分に枕やクッションを使用することで対称性を保ちやすくなります．

(3) 側臥位（図3–62）

側臥位は両手を正中で合わせやすく，目と手の協調的な動作を促しやすい姿勢です．またそこから動き出しやすい姿勢です．さらに唾液や痰などの分泌物がのどに溜まることを防ぐことができ，胸郭の前後の動きが出やすく呼吸がしやすい利点があります．

しかし，背臥位や腹臥位に比べて下側の支える面積が狭く重心が高いため，頭や上側の手足が前後に動きやすく，安定しにくい姿勢といえます．反対に下側の手足は圧迫されて動けないため，不愉快になるかもしれません．

(4) 座位（おすわり）

座位は目線が寝ている体位よりも高くなり，視野が広く奥行を感じることができます．また，目が合いやすく，手の活動も促しやすくなります．重力の影響での胃食道逆流症も起きにくくなります．腹臥位が取りにくい子どもにとっては，前もたれの座位（図3–63a）を取ることで，腹臥位と同じような効果（顎や舌の落ち込みを防いで呼吸がしやすくなるなど）が期待でき，腹臥位よりも呼吸状態や表情を把握しやすいため，リスクも低いといえます．一方，体幹が低緊張で座位を保つことが難しい子どもにとっては，重力による影響で姿勢の崩れとともに，非対称を強めやすくなります．また，股関節を長時間曲げた体位となるため，緊張が高まりやすい子どもは，股関節や膝関節の屈曲方向の筋肉の緊張が強まり下肢が伸びにくくなることがあります．これらの不利益を回避するため，上半身の重さを机やクッションで支え，

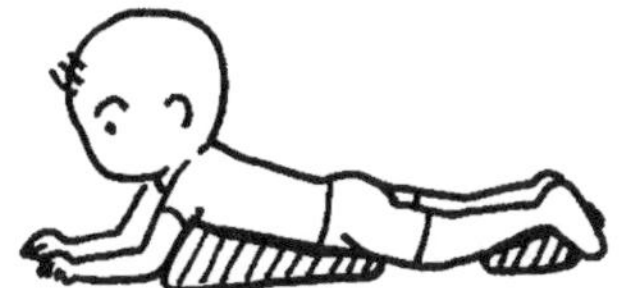

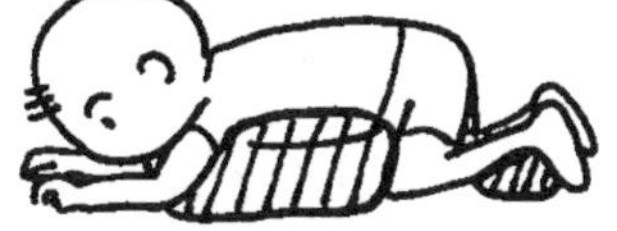

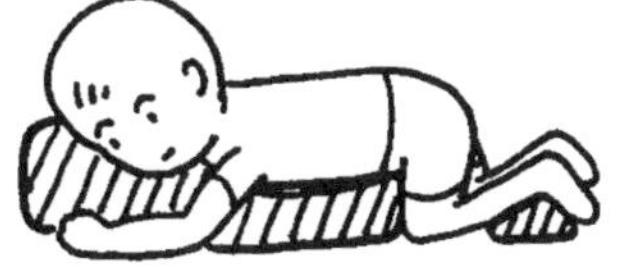

図3–61

臀部や足底で体重を支え，股関節・膝関節の緊張が高まりにくく，体幹の不安定を考慮した椅子に座った姿勢（図3−63b）を選ぶことがあります．

4．ポジショニングのポイント

一つ目のポイントは，接する面，支える面を広げることです．つまり，体が床や物と接している面積を広げるために，隙間を埋めることを考えます．また，股関節や肩関節に圧や負担がかからないように配慮し，手や足の重さを助けて軽くすることも大切です．それらに注意しながら，体重をどこで支えるかを考えて，体位が崩れないようにサポートします．子どもの緊張が緩んでリラックスでき，適切な緊張を保てるように観察しましょう．

二つ目のポイントは，頭や体幹をできる限り対称的な体位にすることです．非対称な姿勢は，なるべく修正してあげることが必要です．ただし，これには個人差があり，頭部や体幹が真っ直ぐでいることが，必ずしも呼吸や飲み込みがしやすいとか，リラックスできるとは限りません．見た目が良い体位だけにこだわりすぎず，表情や声，緊張や呼吸などをしっかり観察して，それぞれの子どもにとって安全で快適な姿勢につながる体位となるように心がけることが大切です．

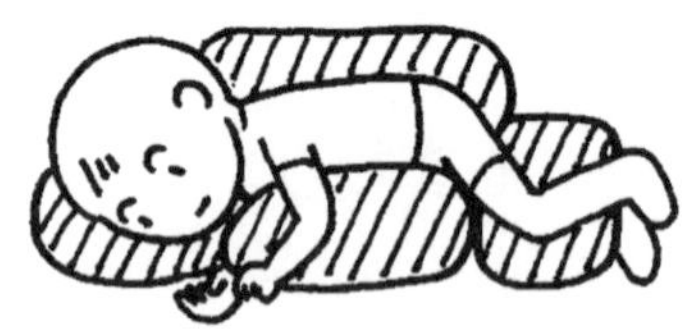

図3−62

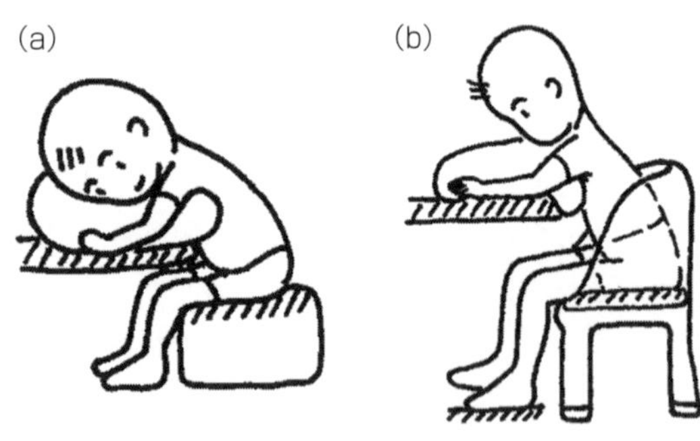

図3−63

5．ポジショニングの実際

(1) 背臥位（図3−64）

ポジショニング前には，右凸の側弯と左に足が倒れた股関節変形を強めていましたが，左凹側の体幹や膝下にクッションを入れ，支える面を増やすことで非対称が減少しました．

(2) 側臥位（図3−65）

側臥位は，支える面が少ないので，前後からのサポートが必要です．

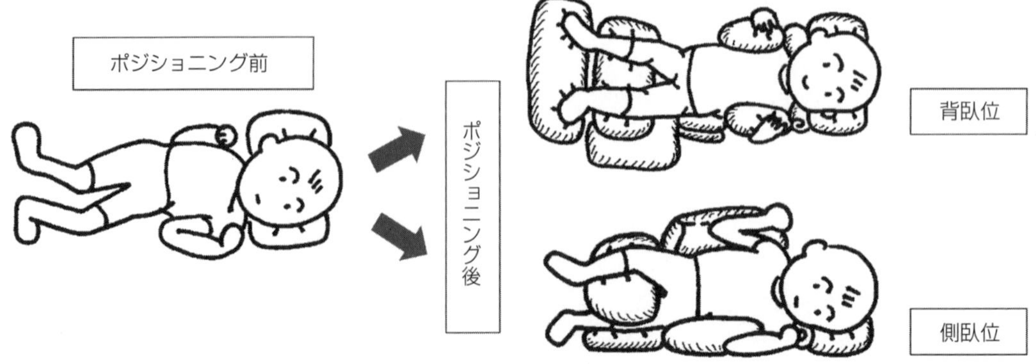

図3−64

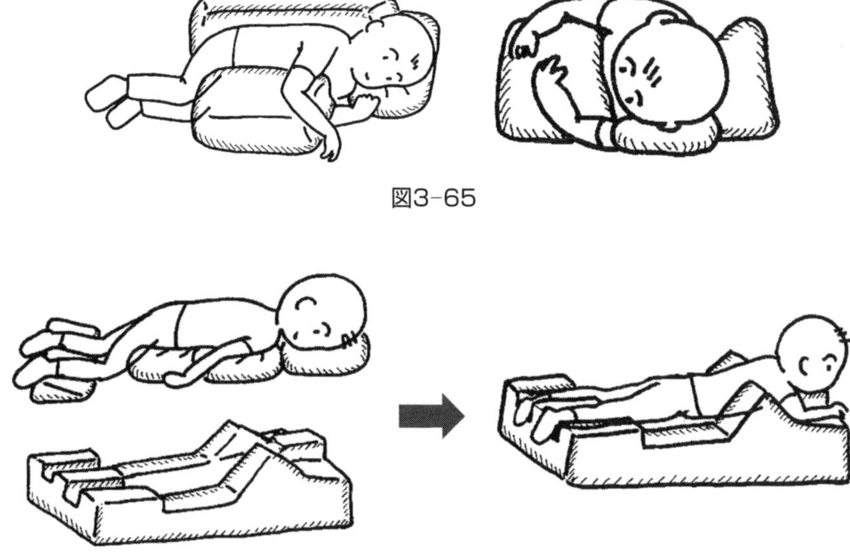

図3-65

図3-66
左上図のようにクッションで腹臥位を検討しました．左下図のプローンキーパーを作成し，右図のように誰でも設定でき，子どもも楽に両肘で支え，腹臥位をとれます．

手足の重みが受けられるようにクッションをはさみ，その結果支える面が増えて安定します．頭の下にクッションを入れると，頭の重みが助けられます．何もないと，肩へ重みがかかり負担が大きくなります．

24時間人工呼吸器をつけている子どもで，痰が肺に溜まりやすく腹臥位が困難だったため，前傾の側臥位を導入しました．身体が球形になっており，前方の支える面だけでは滑ってしまうので，後ろに支えとしてクッションを入れています．

(3) 腹臥位（図3-66）

図3-66のクッションは，プローンキーパー（腹臥位台）といって，子ども用に学校などで，簡単に腹臥位を取れるように作成したものです．足が交叉しないように緊張を抑え，体幹両方の支持面を増やすことで安定を助けています．また，腕を持ち上げたり，伸ばしやすいように両肘で支えられるようにしています．

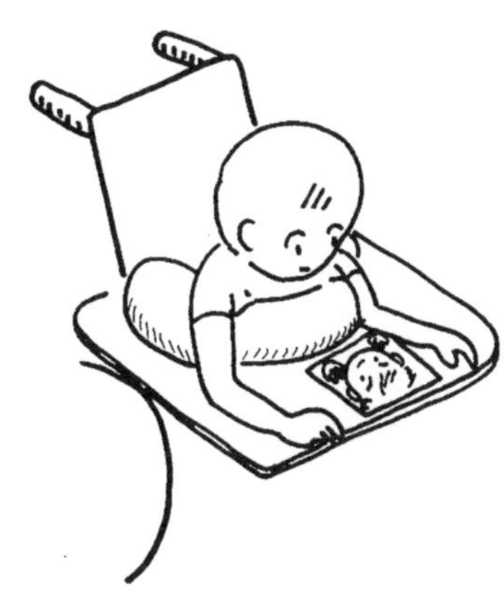

図3-67　車いす上での前もたれ座位

(4) 前もたれ座位（図3-67）

座位でも後ろに支持面があるだけではなく，前方に支持面を作ることで姿勢のバリエーションを増やすことができます．この方は，写真のアイドルが好きで，前もたれのクッションを工夫することで，好きなアイドルの写真が見やすくなりました．

まとめ

子どもたち一人ひとりは，全身の緊張状態，身体の重さや形態，支持面，姿勢，さらには情動やモチベーション，覚醒状態，健康状態など，条件がさまざまです．子どもの姿勢や運動は，いろいろな条件と異なった環境が，複雑に重なり合った中で,「子どもなりに適応した状況」とも言え,「適応している過程」でもあります．そのため，良い姿勢にこだわりすぎず，子どもの心身の受け入れ条件に合わせた，自らの活動や目的に応じて，安全で快適なポジショニングを選ぶことが重要です．また1日の流れに合わせた，最適なポジショニングを複数提供し，子どもが無理なく最大限の能力を発揮する様子を確認することが大切です．そのため，子どもの援助には，家庭でのポジショニングに加えて，保育所，幼稚園や学校，デイサービスなど，子どもに関わるすべての方々が，その子に応じたポジショニングに関する知識を互いに共有し，24時間連携してマネージメントにつなげたいものです．

［田井　宏治・曲　　洋子］

［参考文献］

1）Nancie R. Finnie編著，梶浦一郎，鈴木恒彦訳：脳性まひ児の家庭療育．医歯薬出版，原著第3版，1999年，総ページ数329.

2）江草安彦監修：重症心身障害児療育マニュアル．医歯薬出版，1998年，総ページ数312.

8　重い障がいのある子どもにとって遊びとは

HPS（ホスピタル・プレイ・スペシャリスト）は，遊びのもつ力を用いて，病院，在宅問わず，治療・検査・医療的ケアを受ける病気や障がいのある子どもたちが，医療環境からやさしさを感じ，医療とのかかわりや経験を肯定的に捉えられるようになるために，小児医療チームの一員として働く専門職です．

子どもは，障がいがあろうとなかろうと，どんな状況でも遊びたいと思っています．“遊び”は，子どもたちの“楽しい”“嬉しい”“やりたい”“できた”という気持ちを一緒に育むことができ，感覚を養う遊びは，成長発達や大切な機能の発達にもつながります．また，子どもと遊ぶときに，他の子どもたちと比較し「がんばれ！」と言うよりも，子どもの“やりたい遊び”のきっかけを作ることで，子どもは想像力を働かせ，遊びを展開していくものです．私たちHPSは，子どもの声を聴き，子どもの声に応え，子どもの声を届けるために，子どもたちに“遊び”を届けています．

「遊び」は子どもの権利であり，子どもが生きていく上で必要不可欠なものです．

子どもにとって遊びは，障がいの有無に関係なく，“自由”で，“自己表現”でき，“経験・体験を積み重ねる”ことで，“仲間とのつながりを感じる”など，子どもたちの世界（可能性）を広げ，人や社会とつながることができるものです．また，子どもは日常的に遊びが保証されると，遊びながら満足感を得て，ワクワクドキドキした楽しい気持ちを感じることができます．そして，遊びにいつでもアクセスできる環境があると，日々感じるさまざまな苦痛やストレスを，軽減させることもできます．その結果，遊びから肯定的な気持ちを感じた子どもは，エネルギーを蓄え，明日が来ることを楽しみに思うようになるでしょう．自ら自由に動くことが難しい，障がいや病気のある子どもたちにこそ，質の高い遊びが大切です．脳性まひなど障がいのある子どもは，障がいの程度により，常に誰かの手助けが必要です．身体を動かすことや，生きるために必要な食事・排泄・清潔行動などをはじめ，子どもの特徴に合わせて工夫し，環境設定をしなければなりません．そのために自分が主人公だと感じる時間や，主体性・自主性を発揮していると実感できる場面が少なくなりがちです．そのようななかで，遊びは，唯一子どもたちが主体的かつ，思いのまま自由に活動できる時間となり得ます．しかし，障がいのある子どもたちは，“遊びたい”と思っても，他者にその思いを言葉で伝えられなかったり，言葉以外の手段で意思を伝えようとしても，真意が伝わらなかったり，時には思いを発信していることすら，気付いてもらえないこともあります．さらには遊びたくても，機能的な問題から思うように遊ぶことができず，遊んでいる場の中にも入れず，遠くから他

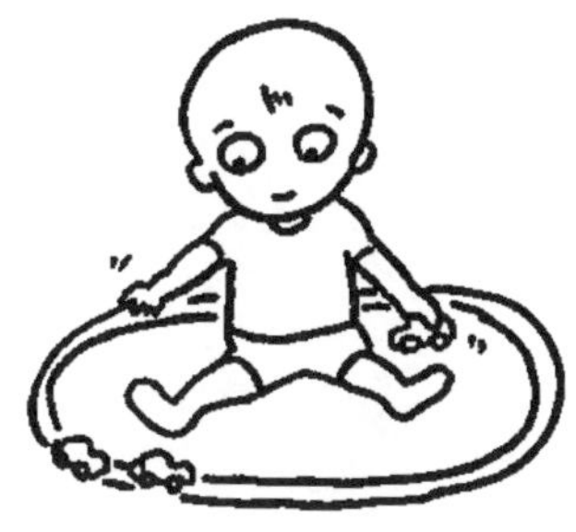

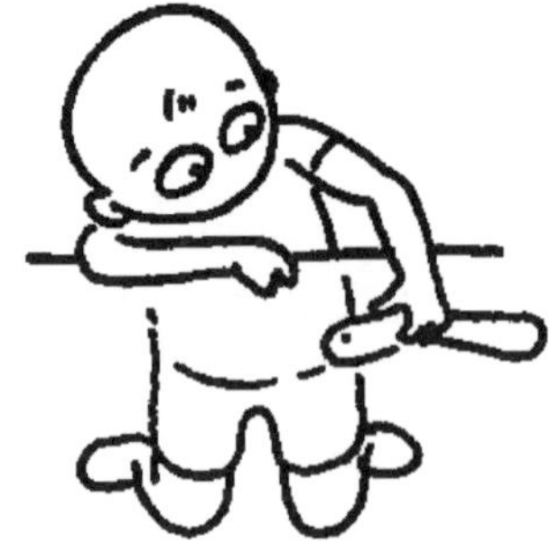

の子どもたちが遊んでいる様子をただ眺めるしかないことを，心ならずも経験させられているのではないでしょうか．遊びは子どものコミュニケーション手段に欠かせないものです．遊んでいる子どもたちのわずかな指の動き，表情や全身または部位の緩み，力が入る瞬間，気持ちを伝える目の輝きや視線の変化などから，私たちは子どもたちの思いを感じることができます．子どもの気持ちを感じることができると，ご家族や周囲の大人は，子どもの思いに応えようとするはずです．その結果，子どもの思いを理解できないままの一方的コミュニケーションになりがちな状況から，子どもの思いを尊重した，相互的コミュニケーションへと変化させることができます．

子どもたちは，相互的なコミュニケーションがとれるようになると，“自分の思いが伝わる”，やりたいことができる体験・経験をすると，“思いを伝えていい”，“自分はできる”という肯定的な思いを感じることができます．このような体験・経験を積み重ねると，子どもたちは周囲の目を気にすることなく，“子どもらしさ”を発揮できるようになります．遊びのなかのいろいろなチャレンジを通して，自分自身の身体の使い方や遊び方を学びます．遊びの展開のなかで，子ども同士や周囲の大人との関係性を少しずつ理解し，ルールなどの社会性へも関心を持つようになります．私たち大人は，子どもたちがやりたいと思うことを，どのようにすれば楽しめるのかを考えることが大切になります．さらに，手助けによりいつも受動的に遊ぶのではなく，“自分で遊べた”，“その場をコントロールできた”と子どもが実感できるにはどんな気配りと工夫が必要かを考えてあげなければいけません．そのために，私たちは子ども一人ひとりのもつ能力・機能に合わせて，遊びの素材を選び，対人関係を意識した環境設定を行います．予想のできない遊びの展開に応じて，使用する材料をさらに工夫することで，子どもたちに手を差し伸べることもできます．また一緒に遊ぶことで，子どもたちが思いを自由に表出できることを家族がわかれば，より子どもへの理解が深まり，楽しい時間を共有することで，より子どもとのつながりを深めることができます．一般の大人は，子どもの時期の経験を積み重ねて大人になります．子どもの時期に，何をどのように経験するかという問題は，病気や障がいのある子どもたちも同じです．障がいのある子どもたちは，好きなもの（嗜好）や興味の対象や遊び方の変化が乏しいといわれ，背景には，生活や遊びから得られる経験・体験が不足していることが考えられています．生まれたばかりの子どもたちの多くは，家族とくに母親のぬくもりにより温められ，親愛の思いを深めます．母親もわが子の何とも言えない，ほんのり甘い匂いに胸をしめつけられ，抱きしめたい思いを起こし，目と目を合わせ，互いに五感を通じてやりとりをします．そして，愛着形成という母子関係の基礎や生きていくために必要な絶対的な愛が育まれます．しかし，生まれつきの病気の子どもたちは，早くから治療を受けなければならないため，これらのやりとりの時間が十分ではなかったのかもしれません．しかし，たとえ十分ではなかったとしても，その時間を取り戻すことはいつからでもできます．このような愛着形成を育み，子どもたちの安心感や信頼感を養うきっかけ

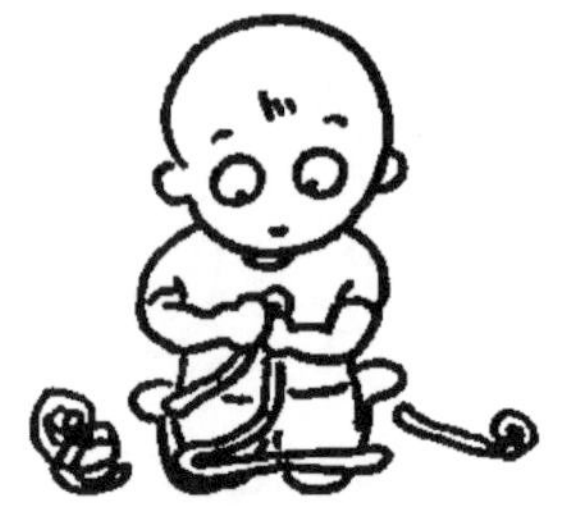

を作れるのが，子どもたちの身近にあるべき“遊び”なのです．さらに大事なのは，子どもに対するこれまでにない新しい発見，見方をご家族（大人）が気づくのも“遊び”なのです．

子どもたちの遊びには，多くの楽しみや喜びを感じる場面があります．外界へ働きかけたり操作したり，自分の身体を思いきり動かすことや，他の子どもたちと一緒に活動することです．しかし，障がいや病気のある子どもたちは，入院中の治療，日々の医療的ケアにより，やむを得ずに遊びが制限されることが多いといえます．そのような状況の中では，何をして子どもと遊ぶのかということよりも，子どもがどのように遊ぼうとしているか，遊びたいのかなどを知ることが大切です．子どもの思いとじっくり向き合い，丁寧に観察し，子どもが主体的に自由に遊べる工夫，環境設定が重要になります．なかでも，脳性まひの子どもたちは，感覚からの情報処理に時間がかかり，普通と異なる処理がされるといわれています．そのため，子ども一人ひとりの思いや能力・機能・コミュニケーション手段に関する情報を正しく理解するためには，子どもの反応を“待つこと”，“繰り返すこと”，“修正を手伝うこと”が大切です．私どもの療育センターでは，脳性まひの子どもたちが手術，リハビリテーション目的で入院されます．ご家族に「お子さんの好きなもの・好きな遊びは何ですか？」と尋ねると，「特に好きなものはありません．遊びもこれといったものはないです」，「何が好きかわかりません」というような返答をよく耳にします．ご家族は，日々の育児，家事などに精一杯で，子どもと気持ち穏やかに遊ぶ時間や余裕が持てないのかもしれません．それでも，1日のほんの少しの時間，子どもたちと遊んでみると，これまで気付かなかった子どもたちのわずかな変化を見つけられるかもしれません．遊ぶためのおもちゃや高価な療育用の玩具がなくても，家族の身ひとつ（スキンシップを通して楽しい時間を過ごすなど），家にある何気ない意外なものが，子どもたちにとって，お気に入りの最高の玩具になるのです．そして，障がいがあるからできないではなく，子どもたちの“できる”を前提に，どうしたらできるかを考え，一人ひとりにあった工夫をすることが大切です．そのために，病名や症状に捉われるのではなく，子どもたちの個性を知ることが大切です．

1. 自由に身体を動かせない子どもたちの遊びへのヒント

脳性まひの子どもたちは，身体を動かせる範囲に制限があり，筋肉がリラックスできず，嬉しい時でも悲しい時でも身体が反り返り，いつも上を向いた，決まった姿勢の時間ばかりのことがあります．また，自分の身体を知ろうとして体を動かしたり，より安心した姿勢になろうとして，かえって全身の筋肉の緊張が強まって動きにくくなったりします．このような身動きの取れない子どもの遊びは，子どもが望む内容を含むのはもちろんですが，自分の身体と外界との境界面（自分の身体がどこからどこまでなのか）を実感できる遊びを取り入れ，自分の体を知る場面を作るのがおすすめです．

①“自分でできる”，“自分でできた”という気持ちを感じられる遊びを考えましょう．
　機能にあわせた環境設定，受動的ではなく，能動的に展開できる工夫をしましょう．
②子どもと一緒に遊びを考えましょう．
③新しいチャレンジ（体験，経験）ができるよう

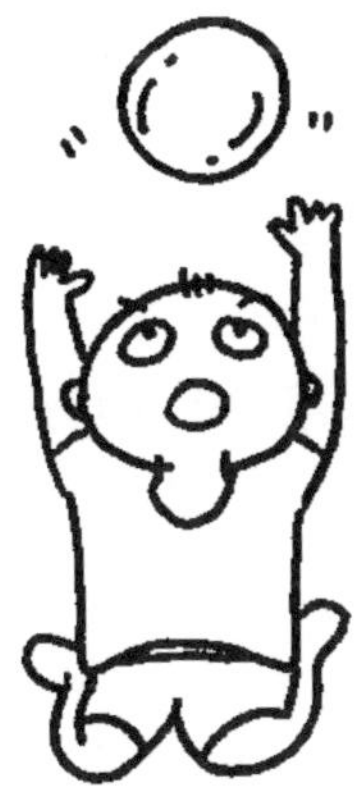

にしましょう.

④複数の遊びを用意し，子どもが遊びを選択できるようにしましょう.

⑤年齢，発達段階に沿った遊びを入れましょう.

⑥遊びのなかで季節や天気を感じられる工夫をしましょう.

・本物に触れる機会をもちましょう.

⑦五感を使って遊べるようにしましょう.

⑧遊びのなかで，急な変化に子どもたちは驚きます．気持ちの準備ができるように，これから何が行われるのかなど，具体的に話しましょう．そして，子どもたちの反応を待ちましょう．先にも述べた通り，脳性まひの子どもたちは，感覚から入る情報処理に時間がかかります.

⑨遊びの中で，できたことや，わずかな反応（身体の動き）など，些細なことでも，言葉に出して，子どもたちに伝えてみましょう.

例)「□□を見ているよ」「○○ができているね」「△△とわかっているよ」など，自己肯定感が高まるような働きかけをしましょう.

⑩遊びにルールはありません．遊びのなかで，子どもたちは自由であることで，創造力／想像力を働かせていきます.

子どもがやりたいように遊ばせましょう．安全が守られている限り，「〜しないとダメ」「違うでしょ」など，むやみに口を挟まず，見守りましょう.

周囲の大人が口出ししない（おしつけない），見守り，反応を待ちましょう.

⑪遊びそのものの手技よりも，子どもの自発性に基づく意志を尊重しましょう.

⑫遊びを途中で切り上げず，遊びきりましょう．子どもたちの満足感，達成感につながります.

2. 重度な障がいのある子どもの遊びへのヒント

重症度の高い子どもたちの発達レベルは一人ひとり異なり，年齢で発達や機能などを決められないことを心にとめておく必要があります.

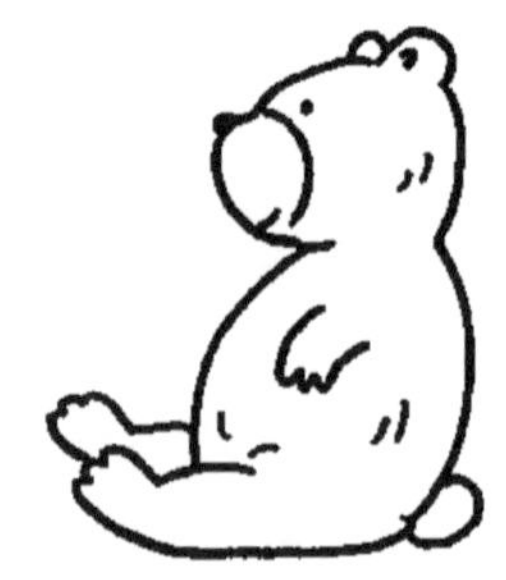

①子どもたちの機能・能力に合った遊びを選択しましょう.

②遊びのなかで，子どもたちのもつ機能，能力を把握し，コミュニケーションにつなげましょう.

③遊びのはじまり，おわりにすることを決め，繰り返しましょう．繰り返すことで，遊びのはじまりと終わりがわかるようになります.

例）遊びをはじめる時とおわる時に歌う歌を決める（歌はコロコロ変えないようにする).

遊びをはじめる時は歌を歌い，おわる時は，抱っこしてギューっとする.

④絵本は，ゆっくり・リラックスできるようにしましょう.

〈本を選ぶとき〉

・短文で擬音を繰り返すものを探してみましょう.

・色使いのはっきりしたものを探してみましょう.

〈本を読むとき〉

・声の抑揚をつけてみましょう.

・子どもたちの様子を観察しましょう.

・子どもたちが落ち着く安定した姿勢になっているか確認しましょう.

⑤子どもたちが一番好きな遊びを取り入れましょう.

・目が不自由でも光など感じているかもしれません．アイコンタクトも大切です.

・目の前にあるもの，触れているもの（名前，形，色，どんな時に使うものかなど）を言葉で説明しましょう.

・耳が不自由でも振動で音を感じているかもし

れません．話しかけることも大切です．

・食べる機会が少ない，または食べることができなくても，実際の食べ物を使い，触れて感触を確かめたり，匂いを嗅いでみることも，体験・経験として大切です．

⑥先に記述している「1．自由に身体を動かせない子どもたちの遊びへのヒント」の中で，子どもたちに取り入れられそうな項目は取り入れてみましょう．

[平原　珠美]

[参考文献]

1）松平千佳編著：ホスピタル・プレイ入門．建帛社，2010．

2）松平千佳編著：プレイ・プレパレーション導入・実践の手引き．日総研出版，2014，総ページ数126．

3）松平千佳：遊びに生きる子どもたち　ハイリスク児にもっと遊びを．金木犀舎，2020．

4）石井信子，藤井裕子，森　和子，杉原康子：乳幼児の発達臨床と保育カウンセリング．ふくろう出版，2008．

5）岩崎清隆著，鎌倉矩子，山根　寛，二木淑子編者：発達障害と作業療法（基礎編）．三輪書店，2001．

6）前田浩利：小児在宅医療の新時代のために．訪問看護と介護17（3）：pp.198–204，2012．

7）奈良間美保：「小児在宅ケアガドライン」の意図と提案．訪問看護と介護17（3）：pp.205–209，2012．

8）高橋　亮：入院中の幼児を対象とした遊びの検討―看護師による援助の現状と課題―．2012．

9　遊び（集団への参加）

1. 集団への参加のはじまり

幼児はある年齢になると集団生活をするようになります．“集団に入る”ということにはどのような意味があるのでしょうか．障がいの有無にかかわらず，どのような人でも一人で生きていくということはありません．人は社会の中で生きていきます．周囲の人と常に関わりながらそれぞれの役割を持ち，社会生活を送っていきます．そうした人としての営みを子どもたちは子ども集団の中で学んでいきます．幼児期には身体と心を動かして，遊ぶなかでさまざまな力を身につけていきます．「人，もの，コト」の環境に働きかけ，その関係を知る中で，こうしてみたい，ああなってみたい，などの思いを巡らせて，“自分”をつくっていきます．今まで家族のなかだけの関係で育ってきた子どもが，一歩，外の世界へ出ることには誰でも不安があるものです．一方，子どもはそれ相応の年齢になれば，社会に出ていくことが大切です．子どもはまずは家庭から一歩踏み出して集団生活を経験し，社会の一員となるための，さまざまな準備をしていきます．そして，“ぼくもわたしも”社会の一員，その集団の一員であるという意識を持つようになります．子どもは集団のなかで遊びを経験し，人とのやりとりの面白さを知り，ルールを学んでいきます．気持ちの折り合いをつけることもできるようになっていきます．時には根気のいることに出会い，時には感情を溢れさせ，互いにそれぞれの違いに対応する仕方を学びます．これらの経験を経て，それぞれが大切な存在であり，それぞれの違いを認め合う心が子どもの中に育まれてきます．これまでさまざまな障がいのある子どもとそのご家族に出会ってきましたが，誰一人として同じようなお子さんはいません．遊びを通して子どもはさまざまな経験を積み重ね，どのような子どもも，確実に変わっていくことを実感してきました．しかし，私どもは集団の遊びを通して，子どもの豊かな生活を保障し，成長・発達していくことを支援することはできますが，ご家族のしつけを代行できるものではありません．自立性が育まれるためには，信頼できる家族がいつもそばにいて，集団のなかの同年代の子どもたちの間で，力を養っていくことが大切です．さまざまな経験を活かして子ども達は地域での集団へ入り，さらに新たな社会のなかで自分をつくっていくことが期待されるからです．

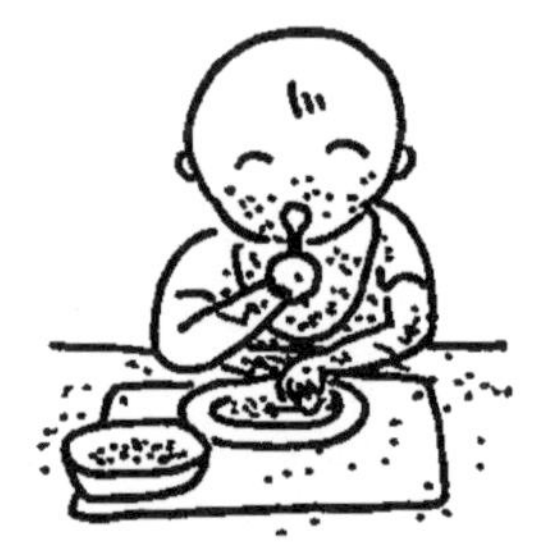

2. 遊びをどうとらえるか

子どもにとって遊びとは何でしょうか．せっかく用意したおもちゃに，子どもは見向きもしなかったり，大人にとってはつまらない石ころや，

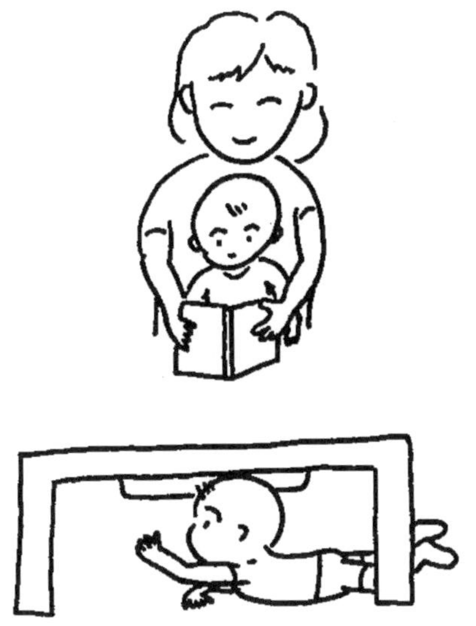

紐などでかえって夢中になって遊んでいたりします．その時の子どもの様子をよく見てみると，顔つきは真剣そのものです．この遊びのどこが面白いのか注意深く見ると，何度も何度も同じように石を転がすなかで，その石は右へ左へと一回として同じように転がることはありません．紐を持って遊んでいたと思えば，投げる・引っ張る・振り回す・顔に近づけるなど，手の操作のいろいろなバリエーションが見えてきます．きっと，子どもたちは，自分がそのものに働きかけることによって生まれる変化を，繰り返し楽しんでいるのかもしれません．この面白さを感じとる感性は，残念ながら，おそらく大人はもう持ちあわせていないのかもしれません．

もう少し具体的に遊びの場面でいえば，子どもの目の前に置かれたタンバリンでみることができます．タンバリンは片手で持って，もう片方の手で叩くものという，タンバリンの正しい使い方にとらわれると，叩けない子どもは結果的に遊びができなかったことになります．しかし，タンバリンには表と裏がある・周りには銀色の盤が付いている・飾りや絵がある・叩くところで音の違いがあることに子どもが気づくと，引っ掻いてみる，形をなぞってみる，転がしてみるなど，叩く以外のタンバリンに触れるやり方を示してくれます．大人が思う遊び方とは違った，タンバリンの面白さ

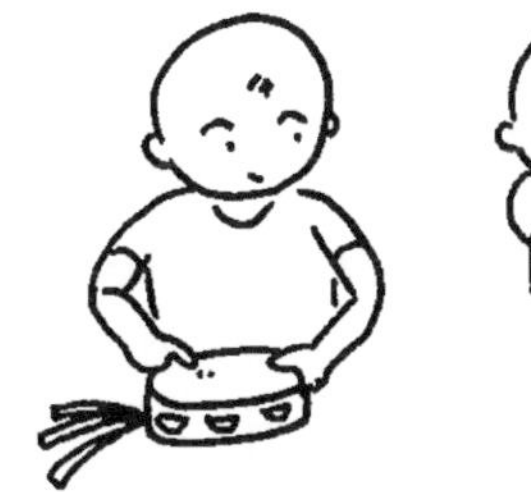

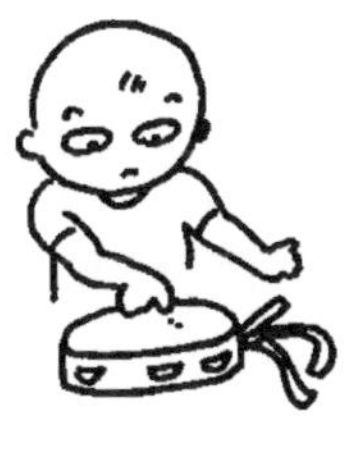

に惹かれることもあるのでしょう．また，お母さんが上手に叩いて鳴らすのを聞く・見ることを楽しむことがあるかもしれません．こう考えると，タンバリンひとつにもその遊び方は何通りもできます．

子どもたちを見ていると，わずかに動く手を伸ばしてタンバリンを触ることや，やってみたいと瞬きで合図をしたり，なんだろうと，音がなった方に顔を向けるなど，どの子どもも本当に遊ぶことに貪欲です．目の前に現れたひとつのおもちゃの場合，子どもはどうやって遊ぶかを工夫し，やってみて，つまずき，そして試行錯誤を繰り返して成功体験を積み重ねていきます．何よりも“できた”，“楽しかった”，“びっくりした”など，そのなかで喜怒哀楽のさまざまな感情を経験します．子どもの心がどう感じ，動いたのかについて，私たち大人はもっと考え，大切にしていきたいものです．

3. 集団遊びあれこれ

ここからは集団の遊びの内容について示していきます．より具体的なイメージをもっていただくため，大阪発達総合療育センターでの遊びの流れに沿って，どのような遊びがあるのか，その遊びのねらいや目的について紹介します．

療育センターの通園保育での遊びの流れは，自由遊び→お集まり→その日の活動（動の活動）→クールダウン（静の活動）というかたちで行っています．特にお集まりでは，体操・朝の歌・お名前呼び・カレンダー読み・お帳面のシール貼りまでの一連の流れがあります．決まった流れというのは，子どもにとってはとてもわかりやすく，次に何が起こるのかが予測できることは，安心感に

も繋がります．また，次はこれが来ると期待する気持ちも生まれてきます．これは，子どもが繰り返し同じ絵本を読むのを好むことと似ています．次のページはこの絵とあのフレーズだと，子どもにとっては同じことの繰り返しや先がわかる（見通しがもてる）ことは，安心材料になります．家庭でも同じような流れはできなくとも，毎日，朝起きたときに，「おはよう」と子どもの手に手を合わせてタッチをすることや，寝る前に1冊好きな絵本を読むなど，何か決まった日課となるものをつくってもいいでしょう．

また，少し年齢が高くなると，お集まりのなかで，友達にお帳面を配るなどの保育士のお手伝いをする役割を担っていただくようにしています．お当番活動などは，保育園や幼稚園，就学後でもよくある風景です．家族の中で何かひとつ，簡単なお手伝いをするなどの役割がお子さんにあることは，生活に張り合いができるのではないでしょうか．特に家庭のなかには，子どもの興味を引く物がたくさんあります．布巾や，お料理のボール，しゃもじなどを持って，台所で普段お母さんがしているようなことを，子どもは見よう見まねでやってみたくなります．そのような家庭生活で使うものを活用して，遊びに置き換えていくこともできます．お母さんと一緒にお料理をしている雰囲気を味わうことも，ひとつのお手伝いになります．タコ足型の洗濯物干しについた洗濯物をひっぱってはずしたり，食事の後のテーブルを布巾で一緒にふいたり，「お手てをあげていてね」のお母さんの声かけに合わせて手をあげることもお手伝いになります．

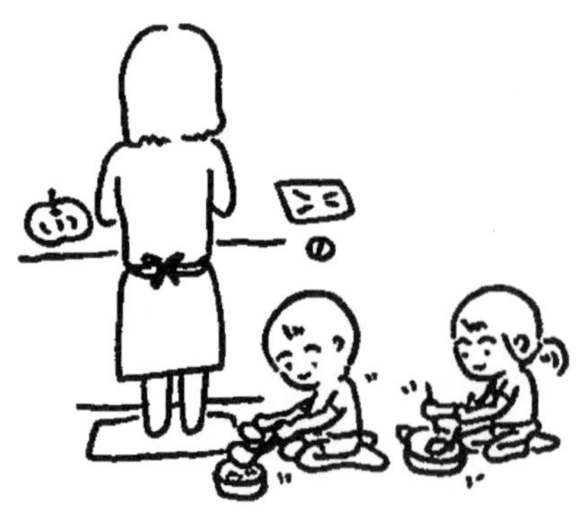

通園保育では，(1) 生活リズムを整える，(2) 全身を使う活動（おもに運動遊び），(3) 手を使う活動（おもに感触遊び・製作），(4) 見る活動，(5) 人との関係性を築いていく活動，を中心にプログラムを組み立てています．

(1) 生活リズムを整える

遊びに向かうためには，まずは，子どもたちの生活リズムを大切に考えていきます．朝起きて，朝食を食べて支度をする一連の朝の準備は，学校生活でも続きます．もちろん，個人の状態によって睡眠や食事など，個々の生活リズムは違っていますが，できるだけ同じ曜日の同じ時間に通園することを勧めています．その上で，子どもの状態に合わせて食事や休息，活動のバランスをとっていく必要があります．さらには，1日の生活リズムだけでなく，季節に応じた行事など，普段の生活で味わえないドキドキやワクワクを体感することも大切です．子どもの生活にとって，メリハリをつける意味でも大切な要素になってきます．

(2) 全身を使う活動（おもに運動遊び）

運動遊びでは，トランポリン・バランスボール・ハンモック・ブランコ・滑り台・トンネルくぐり・ボールプール・乗り物遊びなど，さまざまな運動遊びに取り組んでいます．夏のプールでの水遊びも子どもたちは大好きです．運動遊びをする際には，お母さんも一緒にその遊具に乗って，子どもがどういった感覚を身体に感じているのかを体験してもらいます．子どもは運動遊びのなかで，揺れる（縦揺れ，左右の揺れ，前後の揺れ）・滑る・擦れる（摩擦）・振動する・速い，遅いなどのスピード・高低などを身体で感じ，身体の構えや使い方を学んでいきます．例えば滑り台を滑る時には，一瞬，身体が前傾にならなければ前に進みませんし，ブランコをこぐときには，自然と身体が前後に揺れているのではないかと思います．このように，その遊具で遊ぶときに必要な身体の動きを，子どもはさまざまな運動遊びのなかで習得してい

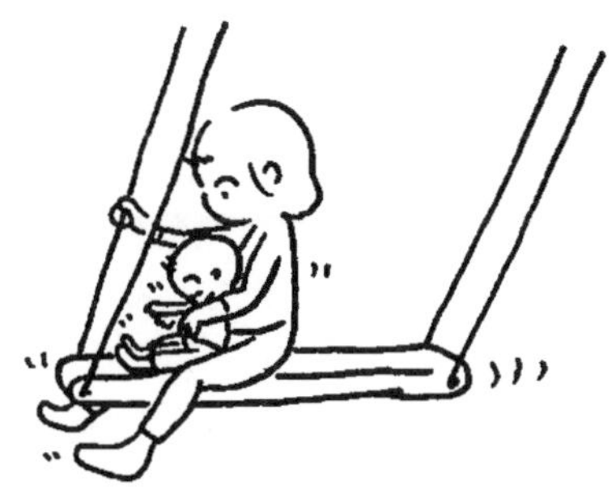

きます．同じように大型の遊具で遊ぶということは，家庭では難しいかもしれませんが，代用できるものがあります．柔らかなお布団やマットの上で，身体を左右にゆっくり揺らすだけでも，マットの柔らかさに沈む，包まれる，起き上がるなど身体がマットに馴染んでいく経験ができます．さらに，バスタオルやシーツなどに子どもを乗せて，空中でゆらゆらと揺らすシーツブランコなども楽しい遊びです．また，簡単にできる遊びとして，お母さんの膝の上で，絵本の「だるまさん」のフレーズに合わせてゆらゆらと左右に揺らしたり，小さなお子さんでは，膝に座らせてガタガタと揺れるバスごっこなどもあります．お母さんの膝を立てて作った滑り台から滑り落ちる，抱きかかえてのジャンプや回転など，揺れのスピードの違いや高低を子どもに感じてもらうこともできます．またプール遊びでは，浮力により水の中で身体が軽くなり，手足を自由に動かしやすくなります．水遊びは年中できませんが，普段のお風呂の中では，同じように自分の身体の動いているのがわかりやすくなります．お湯をバチャバチャして手足を動かしてみたり，洗面器やじょうろなどを使って水を汲んだり出したりする手を使った遊びも成功しやすいでしょう．

(3) 手を使う活動（おもに感触遊び・製作）

素材遊びは，よく実施する遊びのひとつであり，あまり大掛かりな準備はいりません．家庭にある身近なものを使う方が，子どもにとって馴染みがあり，触れてみようと，手が出やすいかもしれません．例えば，新聞紙，広告，包装紙，ビニール袋，ティシュペーパー，アルミホイルなど，固い，柔らかい，ザラザラする，ツルツルするなどそれぞれ触った感じやカサカサする音，キュキュッという音など，触れたときに出る音の感じも違ってきます．子どもはいろいろな素材に触れ，感触を感じることで手の使い方を経験していきます．また，素材遊びから季節の製作などにも取り組みます．例えば，春は蝶々や鯉のぼり，冬はクリスマスツリーや雪だるまなどの形に画用紙を切っておきます．そこに両面テープを貼り付け，子どもがちぎったり，丸めたりして遊んだ素材を貼り付けるだけでも素敵な作品になります．製作中にも，子どもは作品を作るだけでなく，テープに貼り付いた素材を剥がしたり貼ったりを繰り返します．つい，「剥がさないで」と言いがちなのを我慢して，子どもが夢中になって，手に入る感触（手応え）を感じて面白がっている様子をしばらく観察してみてください．

感触遊びは，スライム・粘土・絵の具遊び・寒天遊び・水遊び・泡遊び・砂遊びなどが挙げられます．家庭で実施すると部屋が汚れてしまうため，お母さん方には不人気ですが，お風呂場などでもいいので，ぜひやってみて欲しいとお願いしています．特にスライムや粘土などは，指先に力が入る遊びで，日常生活でよく使う手の動きへとつながります．こうした素材や感触遊びでは，つかむ・握る・つまむ・破る・引っ張る・こねる・丸めるなど，直接手指で触れることで，異なる皮膚刺激が伝わります．二点識別の鋭敏な指先を使った手で，触れたものを認識していく意味でも，とても大切な遊びです．最初は直接手で触れることが苦手だというお子さんでは，素材を透明のビニール袋に入れて，その上から触ってみることで少し刺激が抑えられるかもしれません．さらに手で触る

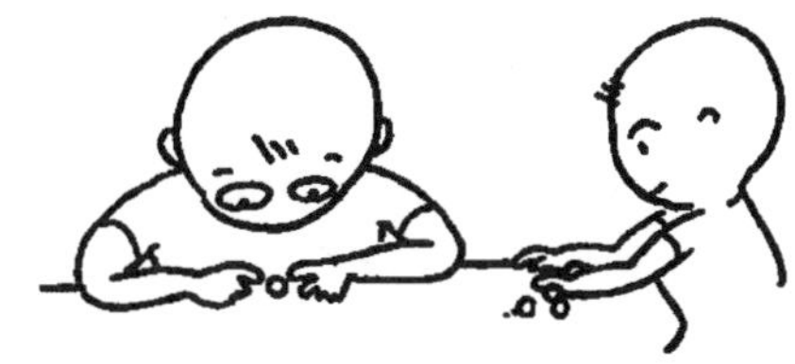

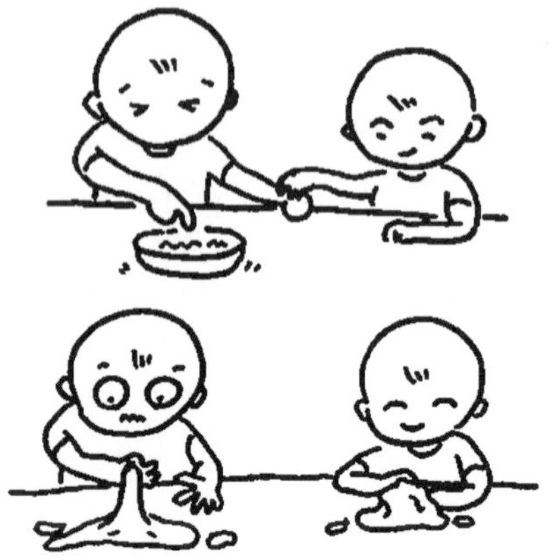

以外にも，形の変化を見て楽しむことや，匂いを嗅ぐということが経験できます．特に食材遊びでは，クッキングを通してこれを実践することができます．ミックスジュースを作るときは，まずはバナナやオレンジをそのまま触ります．果物を切ると今までの形がなくなり，手には果汁がついたりもします．ミキサーに入れるとさらに形がみるみる変化し，それがジュースになったとたんにいい香りが部屋中に漂ってきて，みんなで美味しくいただきます．さらに，ご飯のお焼きのお醤油の香ばしい香りやカレーライス，甘いイチゴゼリーなどが子どもには人気があります．クッキングでなくても，お風呂に入る際に入浴剤を入れて色が変化する様子を見たり，匂いを嗅ぐことで同じような経験ができます．このように素材・感触遊びでは，さまざまな活動を通して子どもの五感に働きかけていきます．

(4) 見る活動

見る活動は受容遊びともいい，新しいものを見ることや絵本を見る，音楽を聞かせて見る注意を引き出すなどです．外からの刺激に対して「なんだろう」と関心を示す反応は，子どもの主体的な活動の第一歩だといえます．何かに気づかせるには音を鳴らしたり，箱の中から飛び出すなど遊びの中で，物の出し方に工夫をします．特に見る活動を起こさせやすいものとして，音の出るもの(楽器類)・色鮮やかなもの（絵本）・馴染みのあるもの（お気に入りのぬいぐるみなど）・形の面白いもの・動くもの・急に変わるもの・光るもの・好きな人等があります．例えば楽器遊びでは，音や光，素材，動きの感覚などの刺激に，子どもは初めびっくりしてしまうことがあります．遠くからゆっくり音を聞かせたり，だんだん近づいてどんな音が好みか，子どもは手足・口・目などでどんな反応を示しているのかを見てください．また手や足，わずかに動ける部分にゴムにつけた鈴を巻いて鳴らしたり，バチを一緒に持って叩くと一緒にできたと言う達成感にもつながります．バチの持ち手は細くて硬いことが多いのですが，子どもが一人でバチを握る際には，フェルトなどを巻いてとめ，手にフィットしやすい形状にすることもあります．そして，ものを出すときにはそのものの大きさや目との距離，動きの方向や速さ，見えやすい位置はどこかなど子どもがどんな風に感じているかも観察します．また，新聞紙や広告などを細かくして紙吹雪のようにすると，ひらひらとした動きに目が止まり，形を変えながら降る紙吹雪を触ってみようと，少しでも手が出るようになるかもしれません．絵本では，同じタイトルの絵本でも，最近は大きさの違う絵本や音のなる絵本，ポップアップタイプの絵本などさまざまな種類がありますので，どの絵本が好みかを探って見るのも良いでしょう．こうした遊びを通して子どもは少しずつ提示されたものをみようとする態度が芽生えてきます．

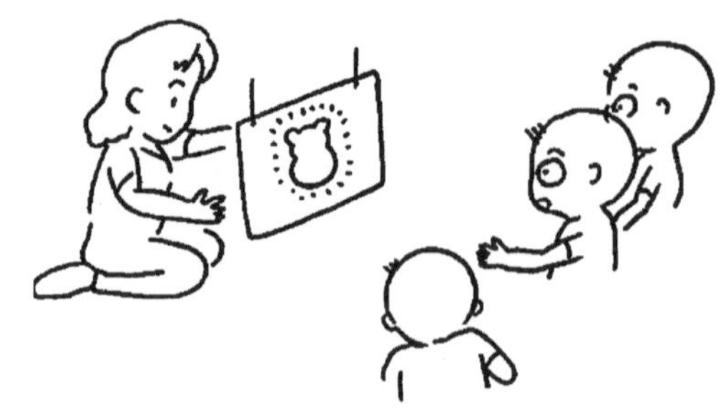

(5) 人との関係性を築いていく活動

子どもは子ども集団のなかで育つとはいえ，集団に入ったからすぐに子ども同士で遊ぶわけではありません．社会性の育ちには順序があり，“子ども同士で遊ぶ”ところに至るには，その前に大人との安定した関係性を築くことが起点となります．まずは，家族や身近な保育士などの大人との安心・信頼できる関係性を基盤に，次の関わりが築いていけることになります．大人との関係性は子ども同士が関係性を築くときのモデルとなります．今までの経験から，幼児期に安心できる大人に出会うことは重要なことだと感じます．怖くない，安心できる，この人の言うことを聞いておけば間違いない，といった関係性を築けた子どもは，就学を迎えるころには学校の先生にもすぐに慣れ，安心して自分の思いを相手に表出できる環境になります．通園保育では，このような点からまずは親子のスキンシップを大切にしています．身体と体が触れ合うことでその温もりを感じ，心地いいものとなるような安心できる親子のふれあい遊びです．ふれあい遊びはとても簡単で，「一本橋こちょこちょ」など，知っている歌に合わせて子どもの体をコチョコチョするくすぐりごっこ，スカーフやバンダナをかぶせてのいないいないバア，スカーフやバンダナのひっぱりっこ，身体のマッサージや手遊びなどが挙げられます．初めは反応が乏しくても，しっかりと子どもの反応を見てみてください．繰り返し行ううちに，子どもの反応が違ってくることに気づくはずです．子どもが笑えば，お母さんもきっと嬉しくなって笑い返すことでしょう．子どもは自分の発信したことに相手が応答したことから，他者の存在を意識します．そこから他者とのやりとりへと発展し，仲間とその場を共有し，面白さや楽しさを経験していきます．

おわりに

“遊び”というと，おもちゃで遊ぶ，ゲームをする，公園で遊ぶ，友達と遊ぶなどがイメージされますが，子どもは子ども自身でその遊びの面白さを見つけて感じていることが多いといえます．このため，その遊びのどこが面白いのか，何に面白みがあるのかに注目してあげてください．そうしなければいけない，その通りに遊ばなければならないと気負う必要はまったくありません．家庭で実践する場合には，家庭にある身近なものを使って経験し，子どもの世界観を少し広げるぐらいで十分です．安全なものなのかどうかを観察し，子どものタイミングでゆっくりと経験できれば大丈夫です．ただ家庭によって生活スタイルはさまざまですので，決して無理のないように実施してください．何よりも子どもがどう感じたかということを，大人も感じて遊びを共有できることです．まずは大人が遊んでみて，子どもに見せます．そのことで子どもは遊び方を学びますし，大人もその遊びやおもちゃの面白さを体感できます．作家レイチェル・カーソンは『センス・オブ・ワンダー』の本の中で，「『知る』ことは『感じる』ことの半分も重要ではない」と述べています．遊びの面白さの感じ方は人によって千差万別です．一人ひとりの子どもが持っている感性を受け止め，障がいの有る無しに関係なく，社会のなかの“自分”を築く活動をお手伝いしていきたいものです．

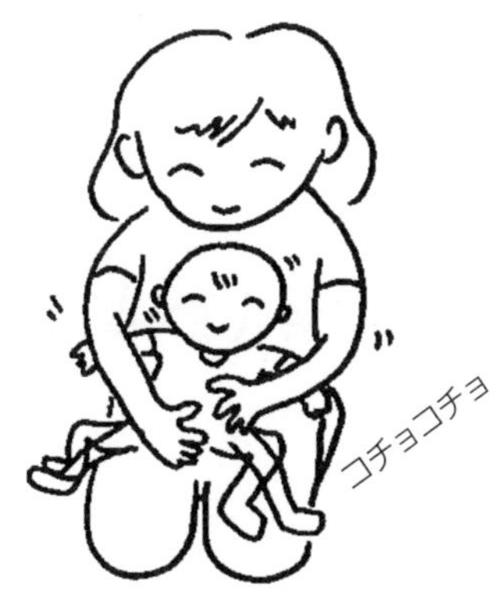

［水野　里佳］

［参考文献］

1）黒川久美：療育・保育実践における遊びの位置・内容について―療育内容・方法論構築のための基礎資料―．南九州大学人間発達研究　第4巻，95-104, 2014.

2）鯨岡　峻：最新保育講座15　障害児保育　第2版．ミネルヴァ書房，2013.

3）藤森平司：見守る保育．学研教育出版，2011.

4）Rachel Carson, 上遠恵子訳：The Sense of Wonder. 新潮社，1996.

10　器具（装具）

この章では，脳の障がいなどにより運動障がいのある子どもの，発達や学びに役立つ器具を紹介します．たとえ日常生活でさまざまな困難を経験されるお子さんでも，上手に器具を使えば，しばしば子どもたちの持つ潜在能力が発揮され，その結果，活動や参加の場面を一気に広げていくことが期待できるからです．そのような意味で，子どもの発達において，器具はとても重要な役割を担っています．

体や首がぐらぐらで，口の中の食べ物をなかなか飲み込めない食事場面や，手がうまく使えない遊び場面などで，器具や装具を使用することで，苦手な部分をサポートしてあげると，自分でできる感覚を受け入れられることが珍しくありません．例えば，自分で体をうまく支えることが難しい子どもでは，自分で手を持ち上げても，玩具までうまく届くことができないかもしれません．細かな操作が求められれば「これは自分には到底できるものではない」と，遊びをあきらめてしまうかもしれません．またそのことを訴えようとしても，声がうまく出せず，体を強く反り返って意思表示をするかもしれません．大人からは，さらに「そんな反り返っちゃダメでしょ，ちゃんと座りなさい」と言われ，伝える手立ても無くしてしまいます．結果として意思表示の意欲さえ無くすかもしれません．このような時，最初の興味のあるものに手が届くような器具の設定をしてあげられれば，以降の無駄な反り返りはなくなり，発声の余裕が生まれます．自分一人で何かを行うことが難しくても，その手伝いとなる器具を作成したり，適切な装具を装着することによって，子どもは一人でできる感覚を経験することになります．

どんな器具を作成するときでも，①どういった目的で使用するのか，②生活のどの場面で使用するのかを具体的にしておくことが重要です．目的がはっきりしなければ，子どもの活動や参加の場面から器具を検証し再評価できず，一人ひとりの個性に合った良い形への修正や，試行錯誤ができません．「立つための器具」「座るための椅子」だけではなく，「立つことで，股関節脱臼の進行を予防するため」，「座って○○をするため」等，生活場面や療育の目的をよりはっきりとした目線を持つ必要があります．

また最初に使用した時から，年齢や家庭，所属する集団・環境の経緯に伴い，目的は大きく変化します．5歳の時に作ったものをそのまま10歳になっても使い続けることはできません．子どもの身体状況だけではなく，生活環境も大きく変わり，生活に適合しなくなるからです．全人的な発達能力の変化に応じて，器具の使用の目的は大きく変わってくるはずです．特に就学後からの学校生活を含む，社会的適応を目指す療育経過の中では，幼児期での目，耳，手指，摂食・嚥下，発話，足の個別機能から，発達段階に応じた移動とコミュニケーション能力への支援が大きな目標になります．

子どもの体や生活にそぐわない器具を使用し続けることは，適切な運動の学習を妨げ，非対称で成功しにくい活動の姿勢を助長し，変形や拘縮の原因になるかもしれません．今使っている器具が適切かどうかを，定期的に専門職種に評価してもらうことをお勧めします．以下に具体的な器具の例を挙げ，その使用目的を紹介します．

1. プローンボード

プローンボード（図3-68）は，立位を保持することが難しい子どもに立位場面を提供し，さまざまなその他の機能の獲得・維持にも役立ちます．足の裏で地面を踏みしめる経験に乏しい脳性まひ児では，下肢が交差して緊張が持続すると，股関節の脱臼に繋がる場合もあります．プローンボードを使えば股関節には体を支える方向に力が加わり，体重が加わる荷重刺激は臼蓋の形成を促し，足の裏からは対抗する踏み返し感覚が加わります．

本器具は，重心線が体の前になるようにボード全体はやや前傾位に設定され，骨盤と胸の部分はベルトで支えられています．そのままでは体を垂直に起こすことが難しい子どもでも，脚全体の支持能力に応じた起立位が容易です．胸の高さにテーブルが用意できれば，目や手を使った課題にも取り組めます．ボードの傾斜をより前傾にすれば，元々備わっている体の抗重力機能にも影響が及んで，体幹から脚全体に及ぶ起立位を促すための関節や，筋肉の緊張が調整されることも期待できます．しかし本器具の使用は，子どもにとって束縛された姿勢であることは否めませんので，時間が長くなって子どもが嫌がる場合は，次の使用機会を子どもと約束し外してください．

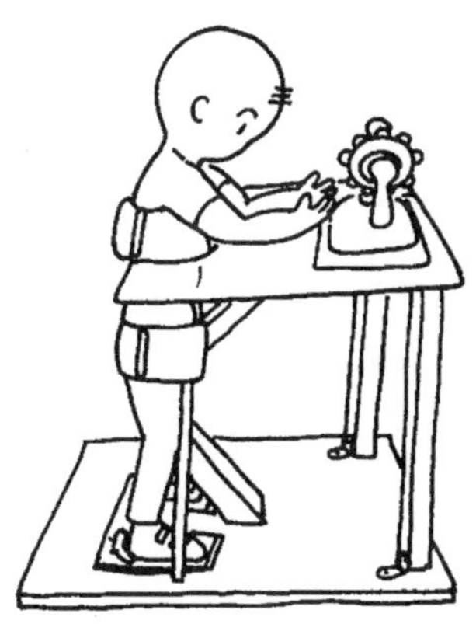

図3-68　プローンボード

2. 車椅子・バギー

下肢に障がいのある子どもでは，幼児になっても自立して歩行することが難しいことがあります．車椅子は，一人で歩くことができない子どもの移動支援のために使われる重要な器具です．自ら歩行ができないための移動障がいは，1歳代から始まる歩行能力自体の障がい以上に，歩行獲得以降に本来発達するはずの，移動能力に伴った脳の発達も障がいされます．このため2歳以上での移動障がいはいろいろの形で問題となり，その後の生活に大きな影響を及ぼします．これらの問題解決には，車椅子を適切に使った早期からの移動支援が必要になります．

車椅子には2つのタイプがあります．赤ちゃんの時と同じように，ご両親が子どもを連れて外出するために必要な手押し式のタイプと，脚の障がいのために自分で手を使って動かす駆動式のタイプです．遠方への外出には，バギー・車椅子を車に載せ移動する機会が多いといえます．

(1) バギー（手押し式車椅子）

最初はベビーカーで間に合うかもしれませんが，成長に伴ってベビーカーから頭や手足がはみ出すようになると，安全に移動が難しくなります．ベビーカーを卒業した低年齢の子どもに使用される手押し式の車椅子の代表がバギーです（図3-69）．折り畳み可能で，軽くて取り回しがききやすいのが利点です．サイズは幼児～成人まで幅広く，座面と背面（バックシート）の角度はベビーカーの傾斜に類似し，操作中，安定した座位で安全に移動できるように固定用のベルトが体幹・腰回りについています．なかには座位時間が長い場合を考慮して，座位保持装置（後述）の機能であるバックシートのリクライニング機構や，座位姿勢を固定したまま好みの角度に傾斜できるティル

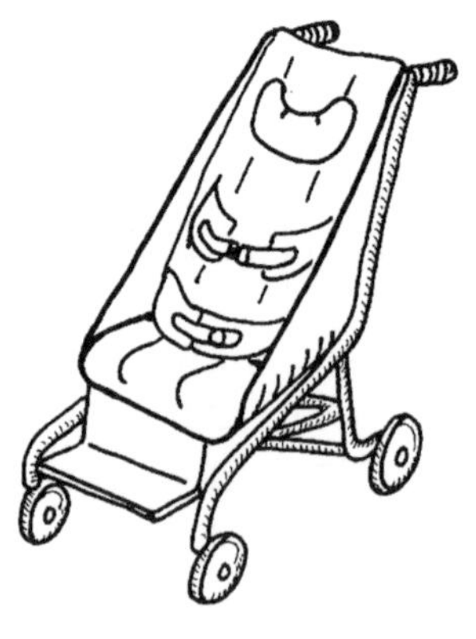

図3-69　バギー

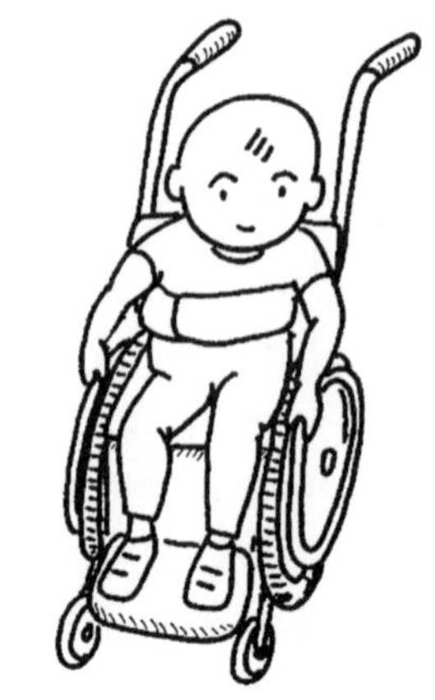

図3-70　駆動式車椅子

ト機構を付属させたものもあります.

(2) 車椅子（駆動式）

手押し型のバギーとは異なり，駆動式車椅子は自走が可能のため，自分の行きたい場所に自分の意志で向かうことができます（図3-70）．駆動式車椅子には，自分の腕を使って動かす手動式と，スイッチやレバーを使ってモーターが駆動する電動式があります.

車椅子は移動に用いられるだけでなく，学校では座った状態で授業を受ける場合もあり，長い時間座ったまま使用することもあります．この場合，移動とともに安定座位を保持することが目的として想定されます．座位安定のためには，前にテーブルや机がある場合と無い場合では，体幹を直立に起こす負担が異なり，求められる手の操作も変わってきます．移動時の姿勢不安定に耐えうるように，元々車椅子のフレームは頑丈で，体が大きくなっても不安定にならないようなさまざまな補正もできるようになっています．また必要に応じてバギーと同じように，座面と背面の傾斜角を変えられるリクライニング機構やティルト機構を有するものもあります.

3. 座位保持椅子のカーシート

車椅子のままで乗車不可能な車では，子どもを車に乗せる際には座位保持椅子のカーシートを使うことがあります（図3-71）．乳幼児に用いるチャイルドシートと同じ機能です．既存の車のシートに取り付けられるようになっていて，骨盤・体幹・頭部がベルトでサポートされ，車の揺れにも安定した座位を維持できるようにしたものです．この機器は，子どもの身体が大きく重くなった場合の適応は限界があり，調整などは難しいといえます.

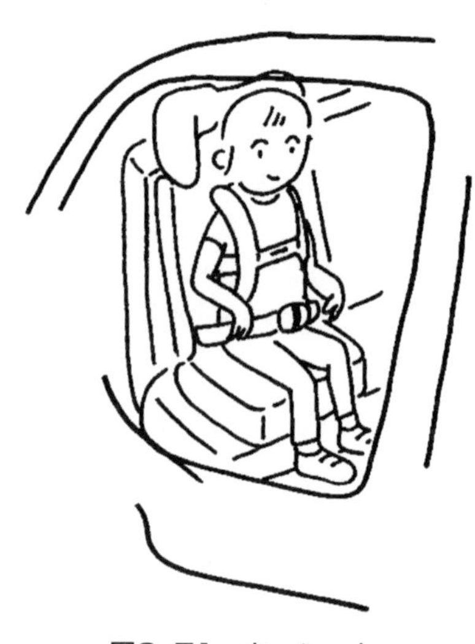

図3-71　カーシート

4．座位保持装置

赤ちゃんの座位は適当な赤ちゃん椅子を使えば，首がすわった4カ月以降から可能な姿勢で，8～9カ月頃には自分でさまざまな方向に手を伸ばし，手先を使って細かい動作が始まる重要な姿勢です．脳性まひ児では，これらの機能を獲得できる座位は難しいといえます．座位保持装置は，おもに家庭や学校で使用し，座位姿勢の不安定な子どもの姿勢調整を助け，可能であれば，手先を使った動作や，目で見て周囲の環境を認識する能力の発達を期待するものです．日常生活での食事や学校での授業場面の座位姿勢の支援等でよく使われる器具です（図3-72，図3-73）．

楽に安定して座れるようにするための足底接地面，座面，背面，側面それぞれにさまざまな工夫が可能で，テーブルの脱着も容易ですから，療法士や義肢装具士と相談するようにしましょう．サイズを合わせるだけではなく，子どもの機能に応じて，体の部位ごとの矯正支持のベルトやパット，リクライニングやティルト機構（背もたれの角度をかえれる機構）のあるものやモールド型（子どもの身体の形に採型されたもの）など選択できます．大人の目線と同じ高さに合わせた上下動の設定も可能で，移動が容易なキャスター付きにもできます．食事や授業場面で目線の高さを家族や友達と共有できることは，子どもの心の安心や満足にもつながります．手が使いにくく頭をコントロールしにくい場合には，前受けクッションを使用することもあります（図3-74）．また上肢は体重の10～15%の重さがあり，手を空中に持ち上げていることが難しい場合があります．そのような子どもでは，前受けクッションの使用で上肢の重さが支えられます．また前傾姿勢で使用する場合には，胸部前面の支持面が広く保障され頭部のコントロールが発揮しやすくなります．

●注意点：体幹を真っすぐにして，頭が中間位で安定したポジショニングを求めて，体と椅子の

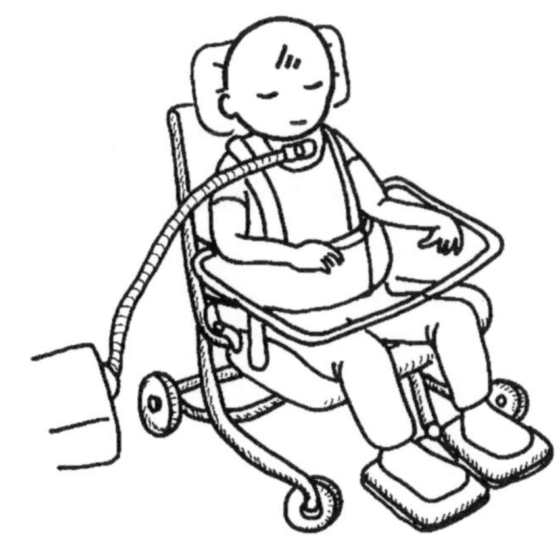

図3-72

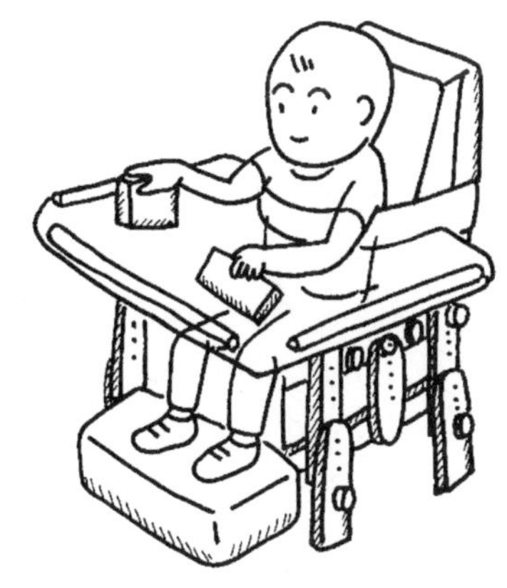

図3-73

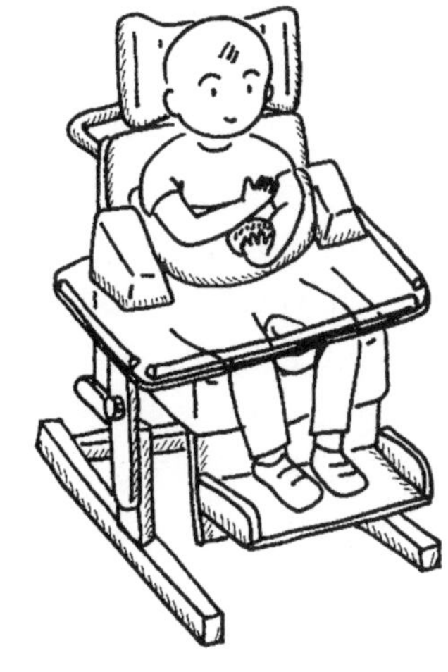

図3-74

隙間を大量のスポンジパットで埋め，矯正固定ベルトで絞められた状態の座位保持装置の使用がよく見られますが，自ら動けない子どもにとって，このような座位保持はむしろ居心地が悪い場合もあります．その子の持つ姿勢コントロールを可能な範囲で少し支援して，お座りが楽しい姿勢となるように工夫してあげましょう．また学童児の場合，学校生活～帰宅後の余暇活動や食事の際の使用と，1日の大半を座位保持装置に座っていることが多いかもしれませんが，同じ姿勢で長時間束縛されていることは身体的にも大きな問題です．適宜座り直しを行う，床上に寝る時間を作るなどの姿勢変換の配慮が必要となります．

5. 短下肢装具（AFO）

AFO（ankle-foot-orthosis）は足首のコントロールを助けるために用いられる補装具のひとつです（図3-75）．小児の分野では，ポリプロピレンなどの軽量素材のもの（図3-75a）と金属支柱付きの皮製のもの（図3-75b）が一般的です．さらに足首のジョイント付きか否かで使用目的が異なってきます．子どもの足関節は構造的に緩くなっているため，初めての立位では多くの場合，扁平外反になるのが普通ですが，脳の障がいのある子どもでは，荷重時と非荷重時では足の形がまったく異なり，立位では過度な扁平や踵が浮いた船底変形がみられます．本来の足底接地が難しいため，立位バランスの努力が求められます．これを支援するため歩行にはAFOを履く必要があります．適切なAFOを選んで履くと，足関節が安定し膝や股関節の運動バランスの修正が容易になるからです．もし装具を適切に使用できないと，将来的な足関節の変形に手術が必要になるかもしれません．装具の機能や使い方は，子どものリハビリテーション治療にとって非常に重要で，立位・歩行の発達に伴って大きく変わってきますので，どんなAFOがなぜ必要かは，担当医や療法士にその都度必ず質問してください．装具の装着は子どもの受け入れが前提ですので，子どもが嫌がって装着できない場合はその旨を必ず担当医にお話しして装具使用の是非を決めてください．

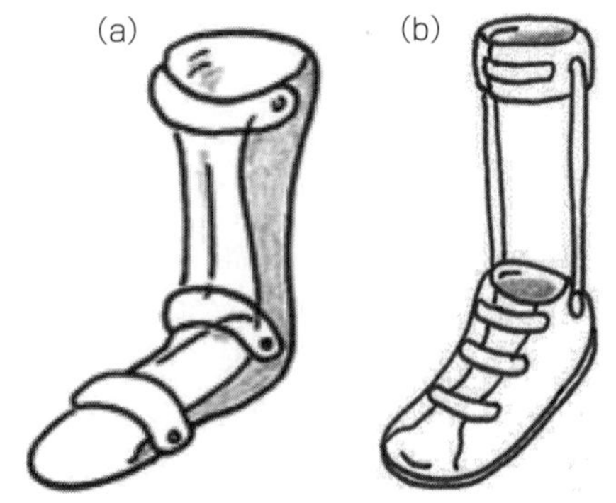

図3-75　短下肢装具
ともに右足用の装具

6. 股関節外転装具

運動発達が遅れた場合，股関節に荷重が加わる機会がない場合，骨盤の臼蓋の発育が不良のために，しばしば股関節の亜脱臼が起こります．また，臥床体位が長時間続き，両下肢が交叉する筋緊張が強い麻痺のある子どもでは，股関節脱臼の進行が心配されます．そのような子どもには股関節外転装具が処方されることがあります（図3-76）．この装具も短下肢装具同様に軽量素材のもの（図3-76a）と金属支柱付きのもの（図3-76b）があり，その子どもの適応によって選択されます．装具を装着することで寝返りが制限されるため，子どもによってはストレスになることもありますが，使用する時間を調整して子どもの機嫌をとりながら，効果的な使用方法を考えていく必要があります．

［馬場新太郎］

［参考文献］

1）Nancie R. Finnie編著，梶浦一郎，鈴木恒彦訳：脳性まひ児の家庭療育．医歯薬出版，原著第3版．1999年，総ページ数329．

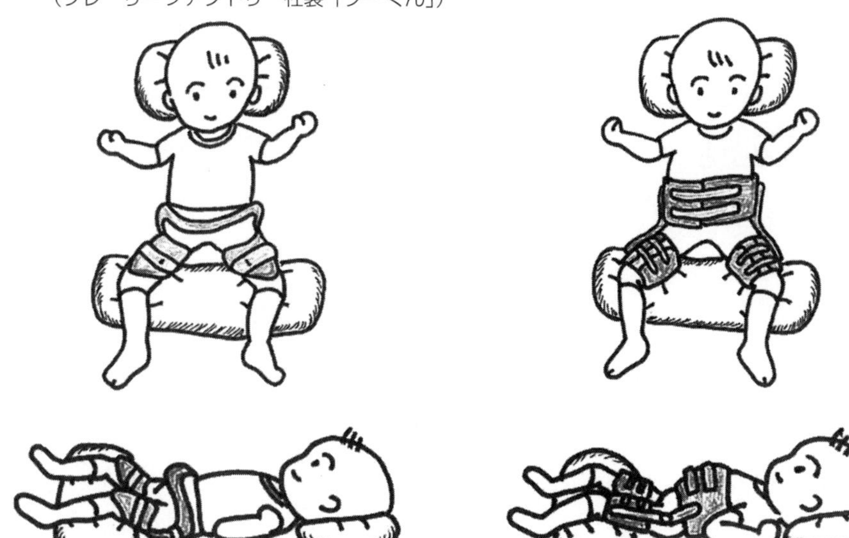

図3-76 股関節外転装具

2) 日本リハビリテーション工学協会, SIG姿勢保持編著:小児から高齢者までの姿勢保持. 医学書院, 第2版, 2012年, 総ページ数256.

3) Telesa EP他, 今川忠男監訳:脳性まひ児の24時間姿勢ケア. 三輪書店, 2006年, 総ページ数174.

11　自助具

1. 自助具とは

自助具とは“身体障がい者の失われた機能を補助するための器具”とされています．しかし，実際の生活場面で使用される自助具は，失われた機能を補助するためだけに使用されるわけではありません．自助具は，道具のみを指すのではなく，道具の改良や，素材やデザインの工夫まで，療法士や家族の創意工夫により，その範囲は多岐にわたります．

「自助」という言葉は“自分で自分の身を助けること，他人に依頼せず，自分の力で自分の向上・発展を遂げること”を意味しています．この点から考えると，自助具は自分の力で活動が成功できるようになるために，個々の機能を補助し，自立を助けるための道具といえます．子どもたちに提供する自助具は，現在の機能に補助を加えることで，さらなる潜在能力を引き出すことができる道具と考えることができます．子どもたちの“自分でしたい”という意欲を尊重し，“これを使うと○○しやすい”という気持ちを育むことで，活動への意欲を高め，活動の成功へと導く手助けとなります．

2. 自助具の選定と導入

自助具を導入する際は，子どもに何を目的として提供するかが重要であり，子どもの発達過程に沿いながら，活動の目的に合わせて自助具を変更していく必要があります．いつまでも同じ道具を使うことは，同じ動作パターンの学習を進めるだけになり，ある特定の環境下でのみ，その能力が発揮できるだけになってしまいます．その都度，その子の発達過程に沿った自助具の選定や修正が大切になります．

まずは，日常生活の中でどのような活動が難しいかを確認します．家での生活の中で“こんな環境や設定で上手くいった”，“この道具は使いにくそうだから，違う道具に変えてみたら少し上手になった”などという発見ができると，それが子どもの発達を促す手掛かりとなります．“あと少しでこれができそうだけど，どうしても上手くいかないな”というときは，作業療法士などに相談してみてください．その活動を困難にしている要因を一緒に確認し，改善できる自助具を検討していきます．自助具を導入するまでの流れは以下の通りです．

①日常の子どもの活動をよく観察します（子どものできる部分，難しい部分を活動の中で確認します）．
②子どもが苦手な動作の要素を分析し，活動を困難にしている要因や問題点を把握します．
③問題点を解決するアイデアを抽出します（道具の使用や改良，環境設定など）．
④子どもが難しい部分を補助し，活動が成功する自助具を選定または作製します．
⑤使用しながら適合性を確認し，適宜修正をします．

3. 活動の補助となる自助具

(1) 食事場面

食事場面で使用される道具には，スプーン，フォーク，箸などに加え，食事を乗せるお皿や水分を飲むためのコップなどがあります．食べるという行為が成功するためには，食べ物を口へと運ぶ必要があり，そのためには道具を使って食べ物を捉える必要があります．その動作に必要な手指の操作を発達させていくために自助具を使用します．

通常の環境設定としては，安定した座位姿勢が想定されますが，子どもによっては，プローンボードを使用した立位姿勢の方が良い場合があります．立位では，身体と頭が起きやすく，食べ物を目で見やすくなるため，動作の成功する機会が増えるのかもしれません．

次に動作を成功へと導くため，机上の食器などの設定を確認します．滑り止めマットで食器を安定させ，すくいやすい形状のお皿（図3-77a）を使用するなどの設定です．食事台などで，食器と口との高さと距離を調整することで，上肢の空間での運動量が減り，食事が成功しやすくなることもあります．スプーンやフォークなどは，手指の変形や発達状況に合わせて，“すくう”，“さす”などの動作がうまくいくもの，手指や手首の動きが容易になるものを選定します．握り持ちが安定しない場合は，太柄の握りやすい持ち手のもの（図3-77b），手首などの動きを補助したいときはT字型のものなどです（図3-77c）．おかずを集めたり，食べ物を切り分けるときなど，さらに指先の操作性を導き出したいときは，小指側に支える感覚が入りやすく，つまむ形を作りやすいピストル型のものを使用します（図3-77d）．

(2) 学校での授業場面

学校の授業場面では，“読みにくい”，“書きにくい”などの困難が生じやすく，子どもによっては集中力が低下し，授業に向き合うことに苦手意識が生まれます．その背景には，脳の障がい以外にも，子どもの座位姿勢に伴う問題や，周囲の環境からの影響なども関与してきます．そのため道具の工夫に加え，先生の教え方の形態に応じた，授業に臨みやすくなる座席の位置などの環境設定にも配慮することが大切です．

1) 授業場面での姿勢の補助具

長く座っていることが苦手な場合，持続的に活動に集中することが難しくなります．その場合，まずは身体に合わせた机と椅子の設定が必要です．足底が床につく高さに椅子を調節し，足が床に届かない場合は，足台を備える必要があります．

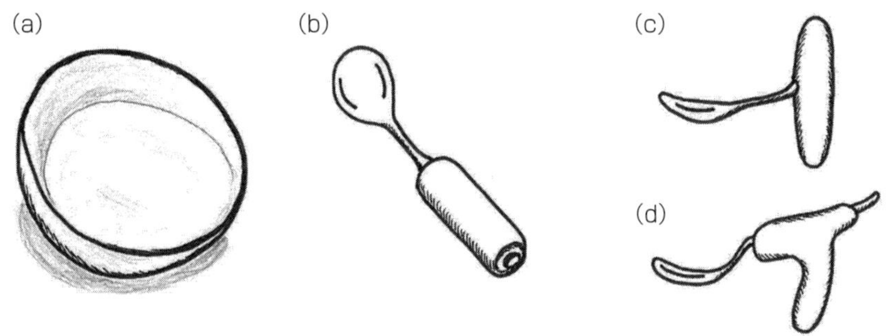

図3-77 動きの助けになる食器
(a) お皿の縁が高く，食べ物が落ちにくい
(b) 持ち手が太く，安定して握りやすい
(c) T字型：手首の動きを補助する
(d) ピストル型：小指側での支持が安定し，つまみの形がつくりやすい

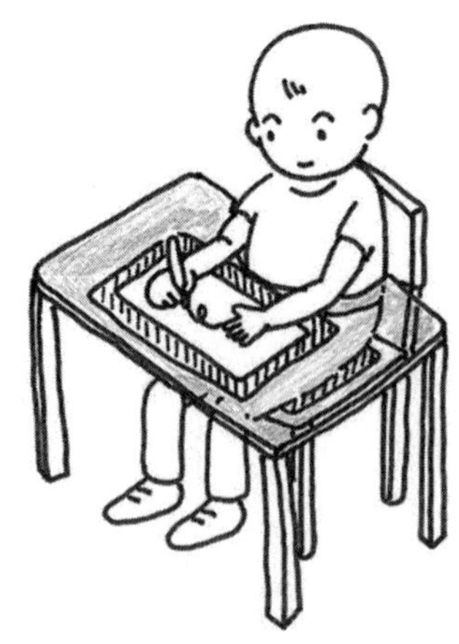

図3-78　姿勢保持を助ける机と椅子
机は体の前部分がくり抜かれており，椅子には滑り止めシートを敷いてお尻がずれないようにしている．

前の机は，肘がついて体幹が安定する高さに設定します．姿勢保持を助ける机の工夫としては，手が落ちやすい場合は，机に肘支えをつける，肘部分にマジックテープを貼って滑りにくくする，カットアウトテーブルを使用するなどの工夫を行います（図3-78）．椅子の工夫としては，お尻がずれないように椅子の上に滑り止めシートを敷く，お尻で支えている感覚がわかりやすいように座面にクッションを使用するなどの工夫を行います．幼児期は体幹が左右に崩れやすいため，箱椅子などの枠のある椅子を使用したり，足が外に広がらないようにタオルを丸めたものなどで枠を作ることも有効です．

2）書く動作の難しさ

書き始める前に教科書やノートの位置，利き手と反対の手の位置もシールなどで決めておくと，机上の環境が使いやすくなります．身体の中心がわかりやすいように，目印として机の中心に滑り止めシートを置くこともあります．書く作業を行いやすくするためには，書くもの自体への工夫も大切です．子どもが見やすく書きやすいサイズのマス目のノートを選択する，書く場所に背景とのコントラストをつけて意識しやすくするなどの工夫が必要です．

筆記具が持ちにくい場合は，手の中で鉛筆やペンを安定して持ち続けられるようにすることを目的に，手の機能に合わせて自助具を選定します．力を入れて握り込みを強めている場合は，プラスチック製のボールに鉛筆を通して握りやすくする（図3-79a），指が沿いやすい三角のペンホルダーや，三角鉛筆を使用するなどして，持ち方を補助します．作業療法士がいる病院や施設であれば，特殊な素材を用いて，子どもの手に合わせた持ち手の工夫をすることもできます．例えば，市販のペンシルホルダーに持ち手を作ることで，握り込みの強い子どもでも安定して把持することができ，親指側の3本の指でペンを操作しやすくなります．手の中の操作側と支持側が明確になるだけで，持ち方は安定しやすくなります．ご家庭で簡単に自助具を作りたいときは，市販のホースに穴を開けるだけでも簡易なペンシルホルダーを作製することができます（図3-79b）．手に力が入りにくく，ペンを把持できない場合は，形を自由に変えられるワイヤーやゴム製の道具（ヘアゴムや面ファスナーなど）を使って，手とペンを固定して字を書くことも可能です（図3-79c）．物を両手で扱うことが苦手な場合，線を書く際の定規の扱いが難しくなることがあります．その際は，押さえることや定規を扱うことを補助する自助具を使用します．例えば，定規の裏に滑り止めシートやマジックテープを貼って滑りにくくする，消しゴムを定規に取り付けて持ち手として使用する，などの工夫を行います．

3）読む時の場面設定

教科書やノートを押さえることが難しいと，押さえることと読むことの同時処理が行えず，見ることに集中できない場合があります．その場合は，押さえの構えを作る補助具として，滑り止めマットやバインダーなどを使用します．また，斜面台（図3-80）を使用することで身体を伸ばした姿勢を保持しやすくなり，頭を起こすことができ，視野が広がることで，読みの活動に集中しやすくな

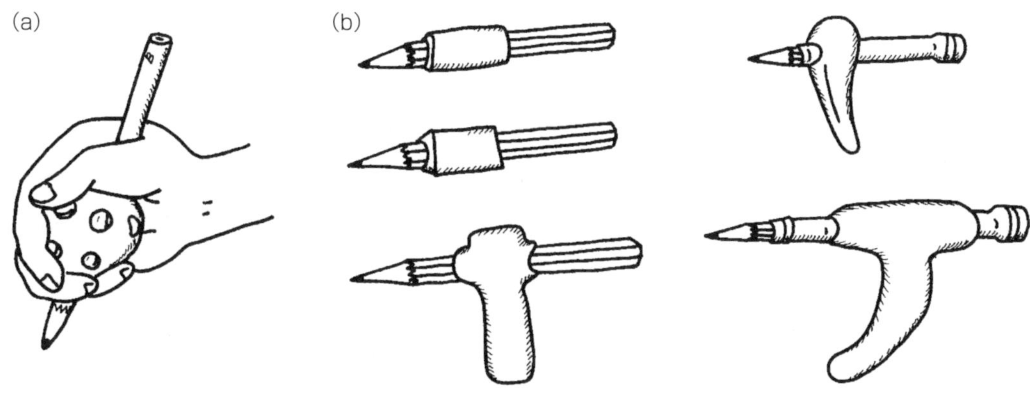

(a) 手の中に空間ができ，安定してペンが持てる

(b) ホルダー（左上，左中）：親指側3本でつまむ感覚が入りやすい.
ホースホルダー（左下）：小指側での安定が得られ，握りやすい.
右：小指側が安定して持ちやすく，親指側3本でつまみやすい.

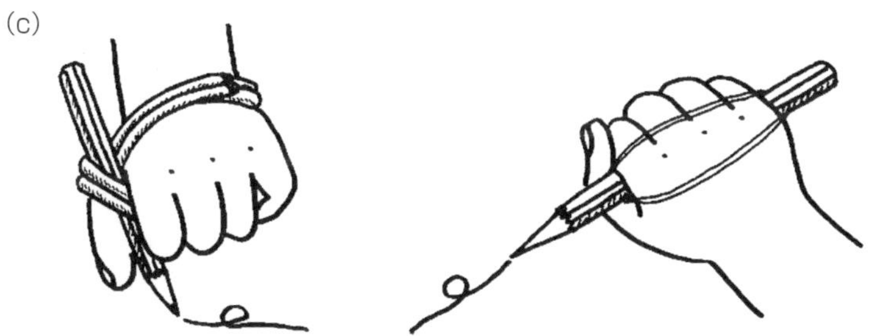

左：手で持てずとも，手とペンを固定して操作できる.
右：ペンと手を固定して安定させる（ベルクロなどでも可能).

図3-79　筆記具に取り付ける自助具

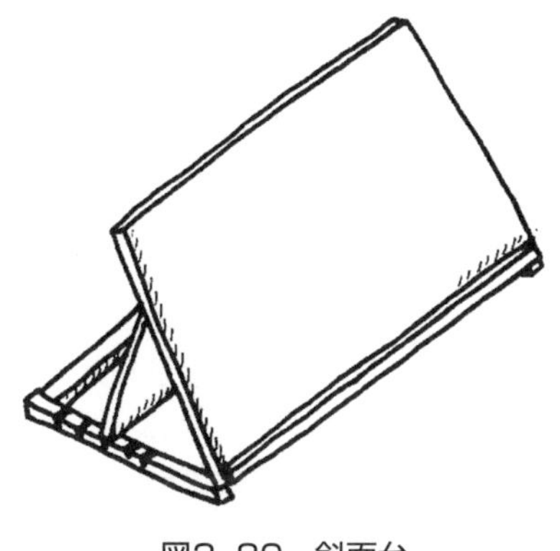

図3-80　斜面台

ります.

4）その他の活動

はさみで切る活動が難しいときは，子どもの手の機能と利き手を考慮し，はさみを選定します．自助具の中には，形が持ちやすいもの，バネつきで開きやすいもの，手全体で把持できて弱い力でも使用できるものなど，子どもの手の操作の難しさに応じて使いやすい物を選ぶことができます（図3-81).

(3) コミュニケーション

子どもはご両親との相互的なやりとりを通して，自分の意志を伝えていく手段を獲得します．ご両親が提供する安心感により，情緒が安定し，外界からの感覚情報への気づきが増え，能動的な探索活動に繋がります．そして，対人関係の形成や情緒の発達が促進され，より相互的なコミュニケーションが増えていきます．生理的に不安定な状態におかれ，自身からの情報の発信が苦手な子

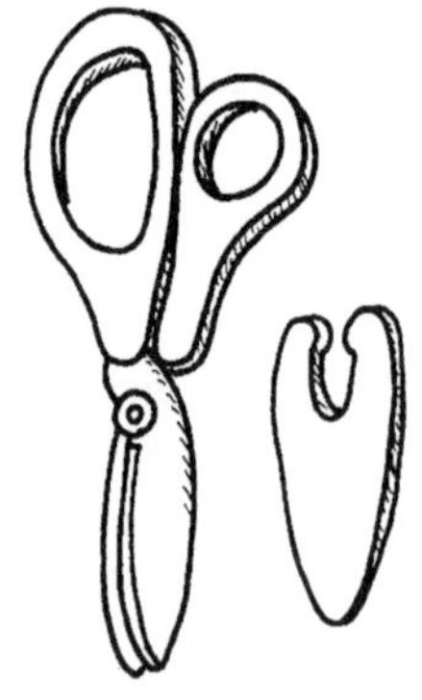

刃先がカーブしていて，切りやすい角度で切れるため，弱い力でも切りやすい．

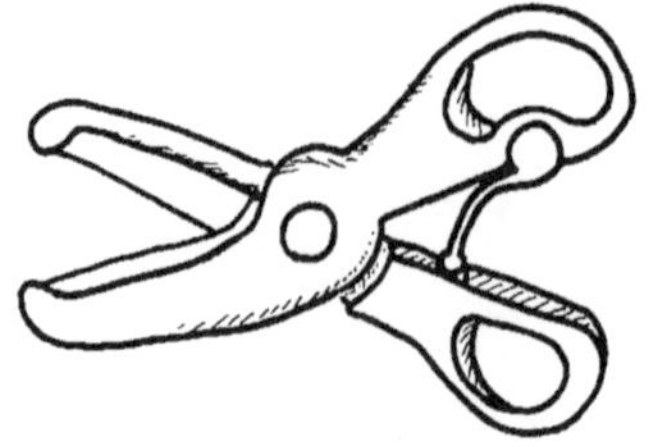

バネつきで切りやすい．

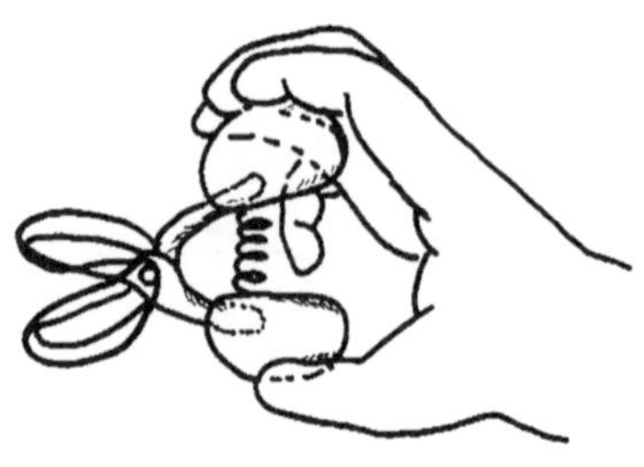

握る，つまむ，押すなど，さまざまな動作で使える．

図3-81

どもは，他者との相互的コミュニケーションが成立せず，能動的な学習の機会が減少してしまいます．

乳幼児期には，生理的に安定した状態を保ちながら，周りの環境との触れ合いが広がっていくことが大切です．できる限り，子どもがイエス，ノー以外の答えを誘導するような課題をみつけて，やり取りできるようにしましょう．学童期では，家族以外との関わりや集団生活も増えるため，考える時間をかけた問いかけと，応答が必要になります．コミュニケーションの手段を確保し，能動的なコミュニケーションを増やすことで，子どもの学習を進めていくことが大切です．

1）道具を用いたコミュニケーション

コミュニケーション手段を拡大する方法としても，さまざまな自助具が活用できます．コミュニケーションを拡大する道具として，文字盤やコミュニケーションボード，カードなどが用いられます．また，携帯やパソコン，タブレット，意思伝達装置などの電子機器もコミュニケーションの手助けとなります．子どもの身体状況に合わせて，どの手段が最も効率的かを評価し，導入を進めます．

携帯やタブレット，パソコンなどを直接操作することが難しい場合でも，スイッチやセンサーなどを使用することでコミュニケーションをとることは可能です．スイッチやセンサーを作動させることができる身体部位の動きを見つければ，携帯やタブレットとスイッチの設定を行うことで，ワンクリックでコミュニケーションをとることもできます．現在は視線入力装置も増えており，眼球の動きがあれば，アプリで遊ぶことができ，コミュニケーションをとることも可能です．

2）スイッチやセンサーの種類（図3-82）

コミュニケーションの手がかりとして必要なスイッチやセンサーには，さまざまなタイプがあり，押しボタン式のものや，ひっぱるだけで反応するもの，皮膚が触れるだけで反応するものや，息で反応するスイッチなどもあります．スイッチを垂直に押す動作が難しい場合は，水平方向の動きでもスイッチが押せる自助具を使用したり，スイッチの固定の向きや方法を変更するなどして，押しやすく，触りやすい位置に機器を設定することが大切です．固定器具としては，クリップが両方向についているものや，アーム式で角度を変更できるものがあり，寝たままの状態や車椅子に座った状態など，どの姿勢でも機器が操作できるように設定することが可能です．

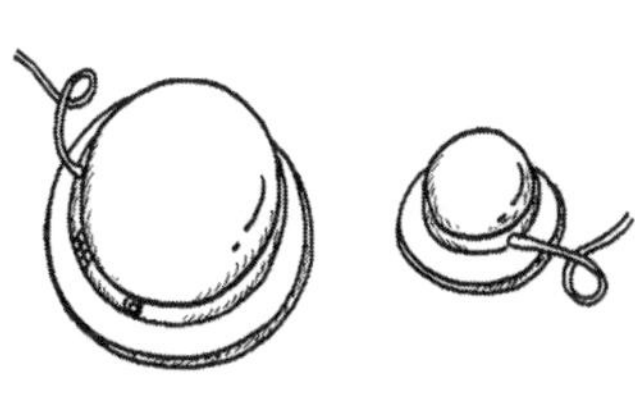
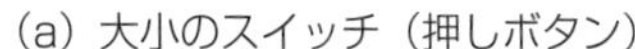

（a）大小のスイッチ（押しボタン）

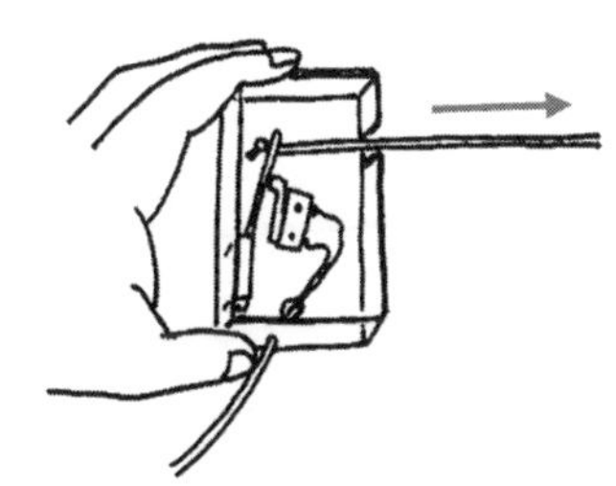

（b）紐をひっぱればスイッチが入る

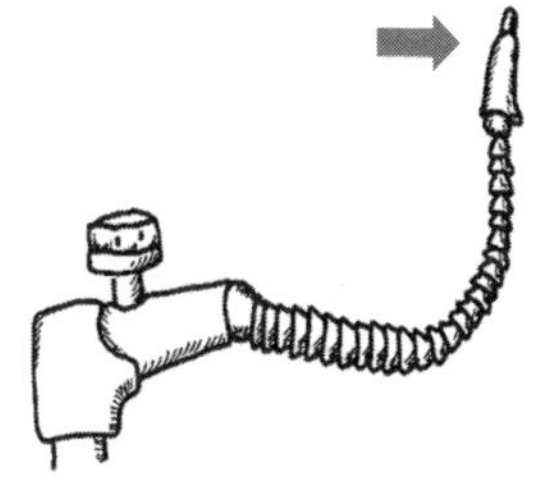

（c）センサー（矢印部分）に皮膚が触れれば反応する

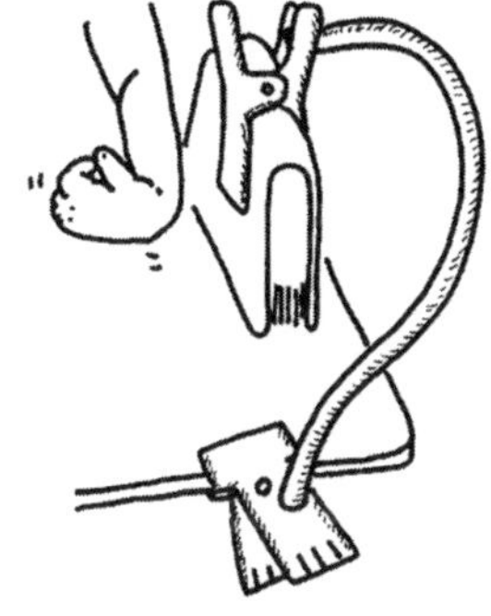

（d）クリップでテーブルなどと固定

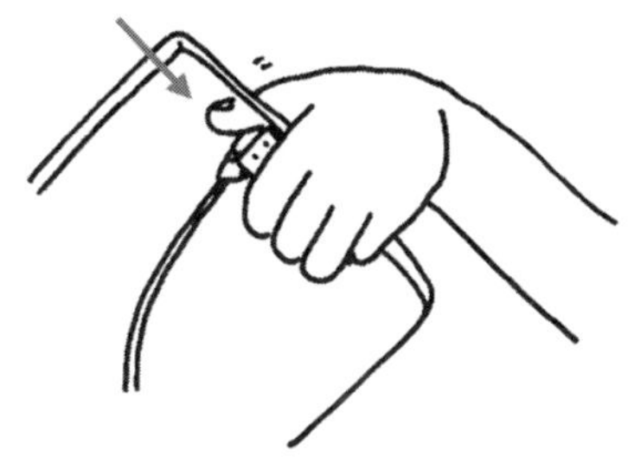

（e）親指のわずかな力でクリック

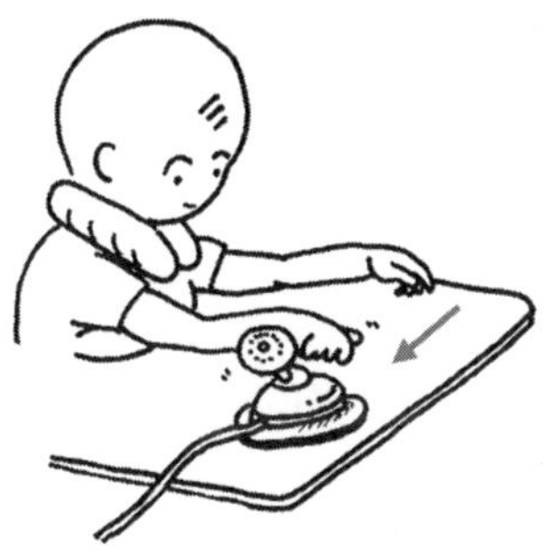

（f）腕の水平方向の動きでクリック

図3−82

（4）身近な生活場面での工夫

もしご家庭においても，日常生活で使用する道具を工夫することができれば，家での遊びや活動を成功させる機会を増やすことができます．例えば，子どもが手を動かしやすいように手の重さを無くす工夫（図3−83）や，触りやすい位置に玩具を設定するだけでも，遊びを成功させることができます．まずは子どもの手をとって一緒に遊び，介助している大人の手を他の道具に代替させることができれば，子ども自身の動きを引き出すことになります．また，使用している車椅子の机や，ふだん寝ているベッドなどに，手助けとなる部品の取り付けの工夫をするだけでも，遊びが展開できます．日常的に使用しやすいものとして，抵抗感のあるゴム素材のものや，自由に形を変えられるワイヤーなどが応用しやすいかもしれません．それらを使用して，手を吊るす工夫や，手の引き込みを軽減させる工夫もできます．自発的な動きで遊びが成立し，そこから感覚が入ることで，子どもの反応は得られやすくなり，さらに活動が広

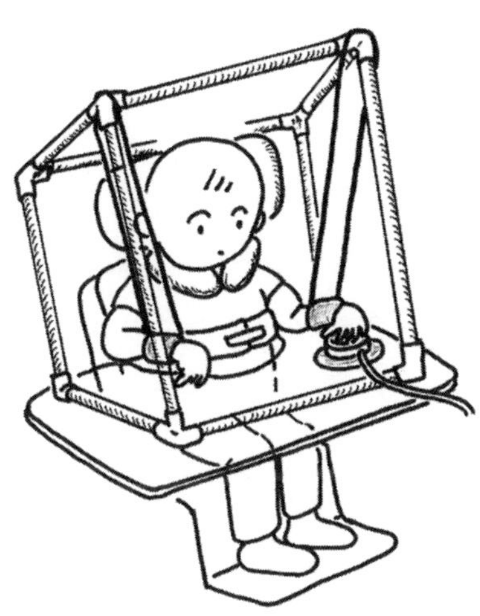

図3−83　腕の重さを上からゴムバンドで助け，スイッチを押しやすい位置に固定

がります.

一人ひとりの障がいが異なるために，器具や自助具の導入が最初からうまくいくとは限りません．子どもによっては，その道具に適応できず，初め拒否してしまうことはよくあることです．ご両親や療法士が力を合わせ，何度も試行錯誤を繰り返し，どのような設定ならば子どもが適応でき，力を発揮できるのかを丁寧に時間をかけて考えていくことが大切です.子どもたちに合わせた器具，自助具を選択し，使用することは，子どもの成長発達を促進するだけでなく，見える世界を広げ，活動への意欲を高めてくれます.器具や自助具は，子どもに足りない機能を補うものではなく，今ある機能に補助を加え，潜在能力を引き出すツールといえます．これらを使用することで，活動に参加でき，自分で動作が成功できるという体験が大切です.

[関口　佑]

[参考文献]

1）肢体不自由教育「子供の発達と自助具の活用」．須貝京子，No.189(2009): p10–15.
2）JOURNAL OF CLINICAL REHABILITATION「自助具（Ｉ）：食事，整容，更衣，コミュニケーション」．古川　宏，野田和恵，Vol.6 No.7(1997): p684–690.
3）苦手が「できる」にかわる！発達が気になる子への生活動作の教え方．鴨下賢一.
4）日本作業療法士協会　ダウンロード資料.
5）「特別支援教育における作業療法」http://osaka-ot-jp.sakura.ne.jp/fot/wp-content/download/pamphlet/special_needs_education.pdf
6）大阪府作業療法士協会　ダウンロード資料.
7）「発達障がいのある児童・生徒への学習および学校生活援助　作業療法士からの提案」http://osaka-ot-jp.sakura.ne.jp/fot/wp-content/download/pamphlet/hattatusyougai.pdf
8）「発達が気になる子の生活と学習の工夫がわかる—家族向けテキスト—」http://osaka-otjp.sakura.ne.jp/fot/wpcontent/download/pamphlet/hattatugakininaru.pdf

12　脊柱変形と新しい体感装具について

脳性麻痺児，染色体異常児などでは体幹を支える筋が麻痺とか発育が不十分なため，働きが弱く姿勢を正しく保つことが困難です．特に幼児期に体幹が柔らかいと抱きにくく，座らせても倒れてしまうことがあります．しかも学童期ごろになると脊柱の変形が強くなり，固まって麻痺性側弯症の状態になります（図3-84）．

麻痺性側弯症の予防や保存的治療には特殊な椅子（複雑で高価な座位保持装置），各種体幹コルセット（多くは硬く，その上重くて装着が困難（図3-85）），運動療法，作業療法（効果が一定でなく持続も困難）などが行われますが，どの方法もそれぞれ困難さもあり，効果は確定していません．側弯が高度になると手術が必要との意見がありますが，手術には危険を伴うこともあり，広範囲な脊柱の固定をした場合，かえって日常介護が困難になったという声もあり，長期間経つとどのよう

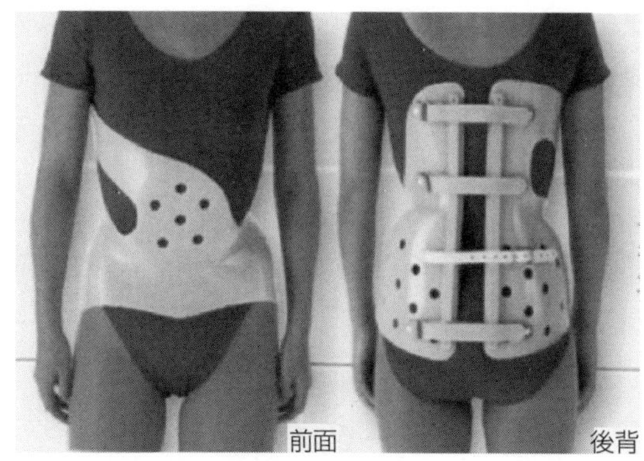

図3-85　ボストン型体幹装具
ミルウォーキーブレースから前後支柱を取り除いたもの．下位腰椎以下の弯曲に対して効果的な矯正が得られる．

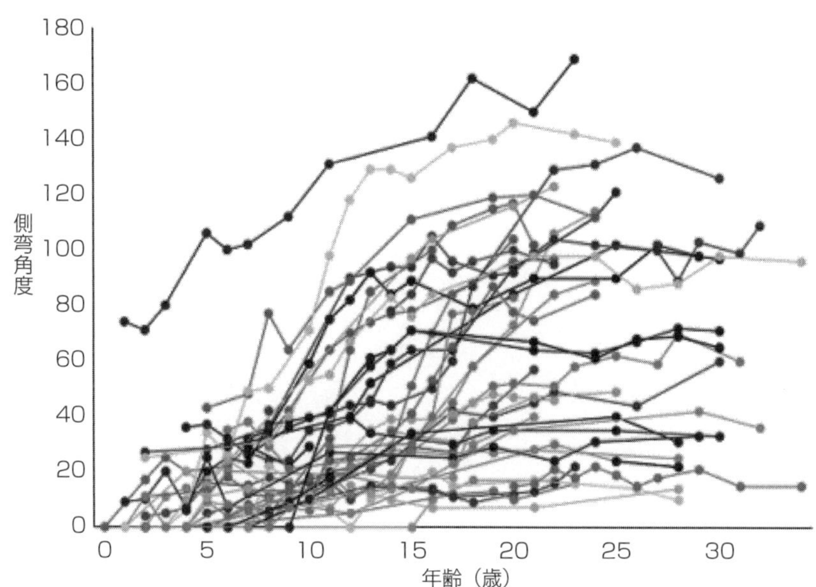

図3-84　113例のCPの年齢による側弯の変化

な影響がでるかまだ不明です.

1. 新しい考えによる体幹装具の開発

平成19年（2007年）から私どもはそれまでになかった新しい体幹装具を作り試用し始めました. 従来の側弯治療装具は他動的に強力な矯正をして, その形を保つため硬い材料を用いて体幹を固定するものでした. それに対して新しく開発した装具は, 自分の力で体幹の立ち直りを促すように弾性のある材料を用い, 持続する力で支える装具です. その基本原理から動的脊柱装具（Dynamic Spinal Brace: DSB, 愛称プレーリー）と名付けました. プレーリーは硬性の装具と比べて柔軟で軽く, 体表面を覆うことが少ないので, 痛み, 圧迫感, 苦しさなどが少なくなり, 幼児, 高齢者, 重症児でも継続して使用できるようになりました.

2. プレーリーの構造

側弯の凹側の支柱を前後から環状にして, 凸側の隆起した胸郭を押えてベルトで斜上前に引き, 前支柱に接続して柔軟な矯正力を働かせるのです（図3-86）.

この支柱は弾性のあるポリカーボネートで作り, 年齢, 体格, 側弯の強さによって, 厚さを2mmから4mmまでを選び, ベルトの引く力を調節し緩やかな持続する矯正を目指します（図3-87）.

3. プレーリーの使用・目的

どのような年齢でも使用できますが, その目的が違います.

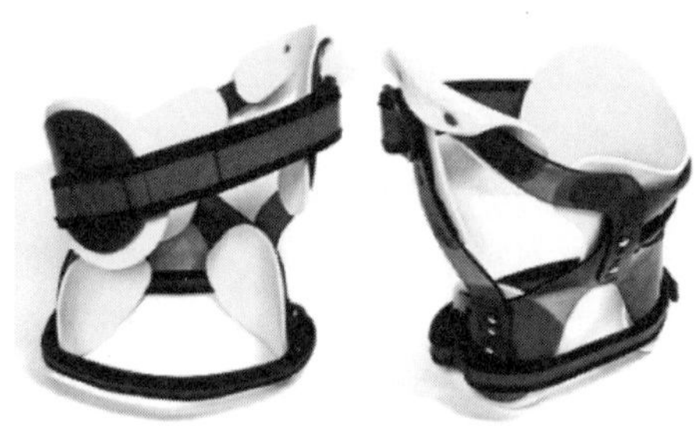

図3-86　右凸側弯用のプレーリー
凸側に前方と後方の支柱を環状に作り, ハンプ押さえを後方支柱から上前方に引き, 前方支柱に結合する（特許4747327）

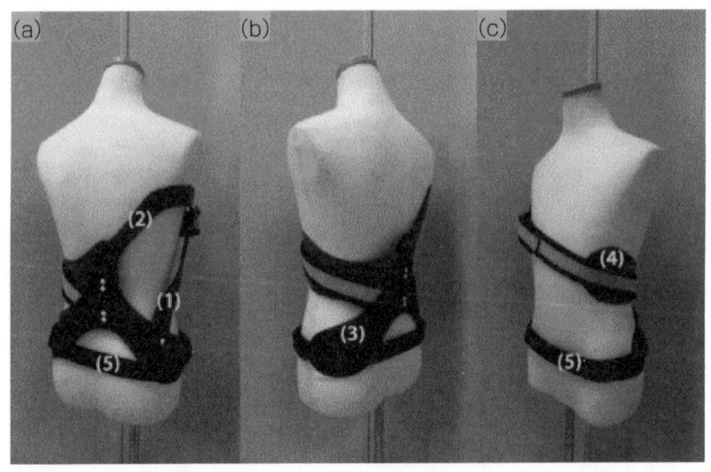

図3-87　左凸側弯用プレーリー
（1）前支柱,（2）後支柱,（3）殿部支持,（4）凸側隆起部押え,（5）骨盤ベルト

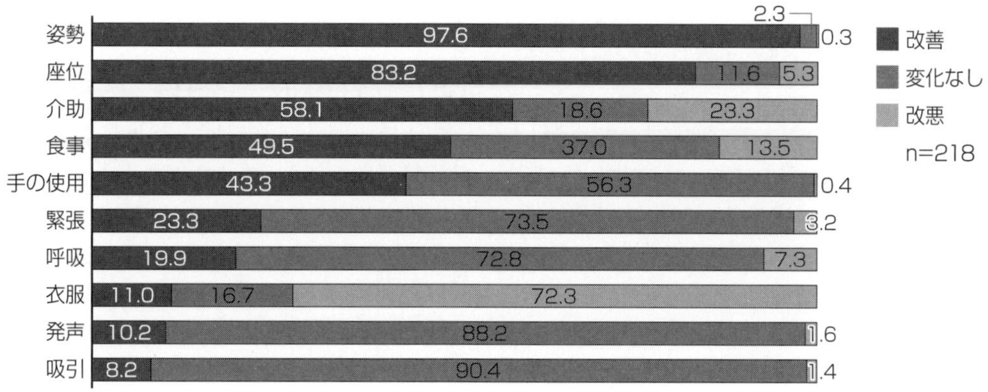

図3-88　プレーリーによる日常生活での問題点の影響

(1) 乳幼児期（1～5歳）

体幹が安定するので抱きやすく，普通の椅子に座らせることができます．体を垂直に立てる機会が長くなるので抗重力機能が発育しやすく，やがてプレーリーが不要になる場合もあります．

(2) 学童期（6～15歳）

側弯が最も進行する時期です．運動療法（PT），作業療法（OT）と協力してその効果を持続することにより，進行を遅らせることを目指します．

(3) 成人（16歳以上）

日常生活における介護を援助し，少しでも快適な生活を得ることを目指します．腰背部の痛みが軽減したり，時には新たな機能が可能になることもあります．

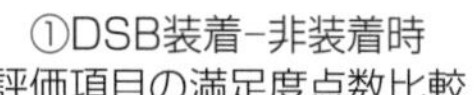

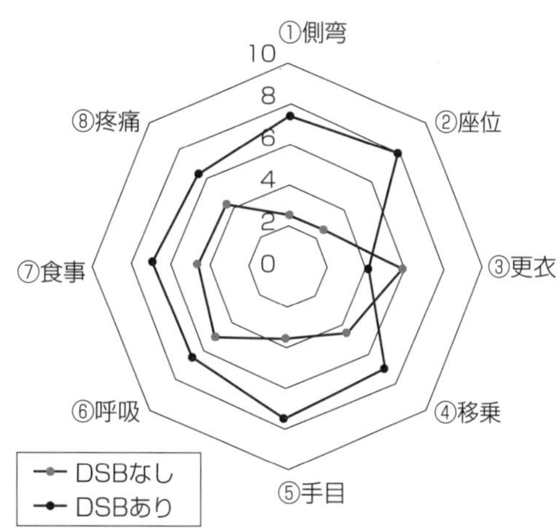

図3-89　プレーリー装具による満足度
・コブ角の改善率がよかった群：座位，立位の安定，手の使用で満足度が高い
・年齢の高い群：移乗介助，疼痛項目で満足度が高い
全項目で有意差あり（$p<0.01$）

4. プレーリーを使用した介助者の感想，満足度のアンケート調査

介助者の評価（図3-88）では姿勢，座位の安定などが特に改善していますが，衣服の着脱が困難になったとされるのが72％にものぼり，これはトイレ時での衣服の着脱にみられます．

介助者の満足度（図3-89）では更衣以外すべての項目で満足度が高くなります．

5. 側弯の強さに対する効果

年齢，疾患の種類，側弯の程度などで効果は異なりますが，学会で発表した結果では表3-2のように進行を遅らせる傾向にあります．今後，症例を増やし長期間にわたって観察する必要があります（表3-2ではコブ角が5度以上大きくなったものを進行，5度以内を維持，5度以上改善したものを改善群とします）．

注）コブ角：脊柱のレントゲン像によって計測して，側弯の強さを表します．正常は0度，50度以上は重度と言えます．麻痺性側弯は90度を超える例がしばしばみられます．

6. 症　例

(1) 脳性麻痺，3歳，女

このような幼児でも嫌がらず装着し，日常生活が安定します．コブ角68度がプレーリーを装着すると33度に改善しています（図3-90）．

(2) 脳性麻痺，18歳，男

コブ角72度という高度な側弯ですが，プレーリーをつけると，51度と改善し，座位が安定します（図3-91）．

(3) 脳性麻痺，39歳，女

成人ですがコブ角57度が38度に改善し，座位の姿勢が良くなり，両手が使えるようになりました（図3-92）．

まとめ

麻痺性側弯の治療は，原疾患の種類，重症度，年齢などによって異なり，効果も目的も違ってきます．したがって，本人と介護者に大きな負担をかけず安全な方法から試みるべきで，その第一歩としてDSB（プレーリー）から開始するのが適当かと思います．麻痺性側弯を正常にする，つまりコブ角を0度にすることはできませんが，日常生活の介護を容易にすることを目標にします．担当する医師は少なくとも6カ月ごとに経過を観察し，効果，装着の適合性，不具合などを注意することが必要です（表3-3）．

表3-2　プレーリー装着1年以上の側弯の進行状況

	脳性まひ	早期発見（6歳未満）	Rett症候群	Prader-Willi症候群
発表の学会（年度）	日本整形外科学会（2013）	日本小児整形外科学会（2012）	日本側弯症学会（2012）	プラダー・ウィリー症候群児・者親の会（2013）
進　行	88人（58.3%）	18人（51.4%）	14人（63.6%）	3人（37.5%）
維　持	31人（20.5%）	6人（17.2%）	5人（22.7%）	4人（50.0%）
改　善	32人（21.2%）	11人（31.4%）	3人（13.6%）	1人（12.5%）

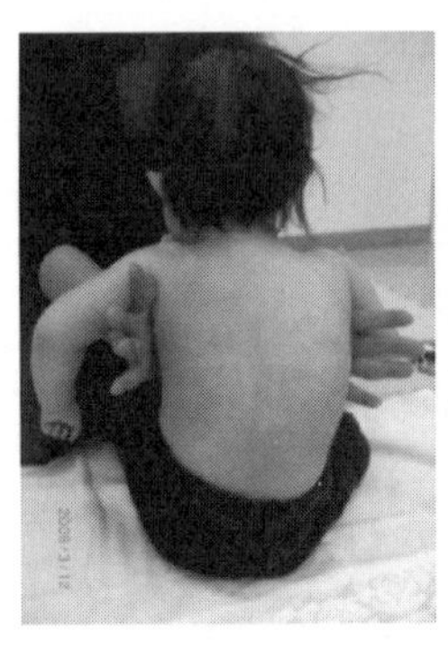

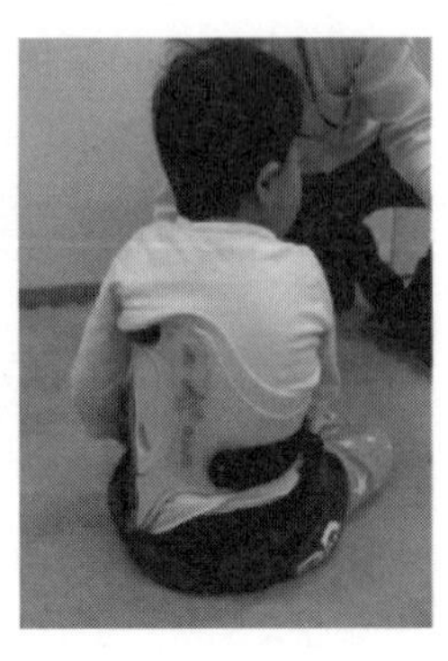

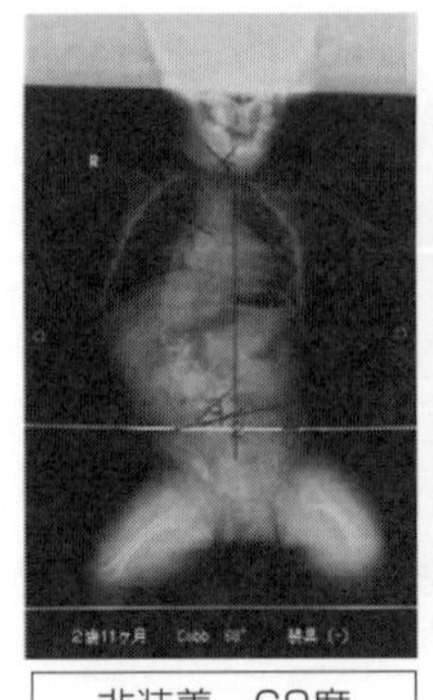

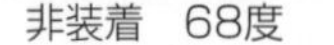

非装着　68度

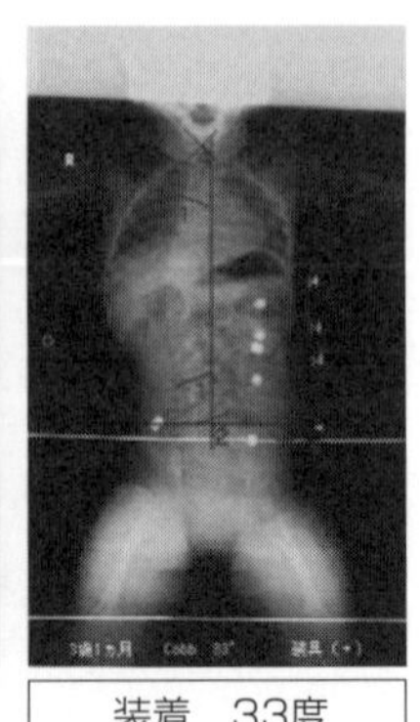

装着　33度

図3-90　症例①　脳性麻痺右凸側弯（3歳）

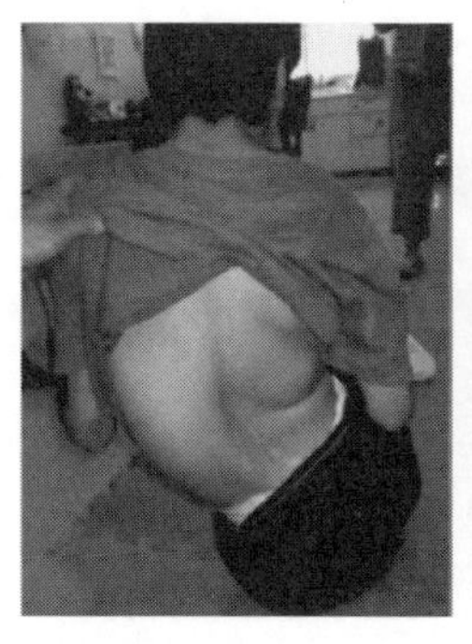

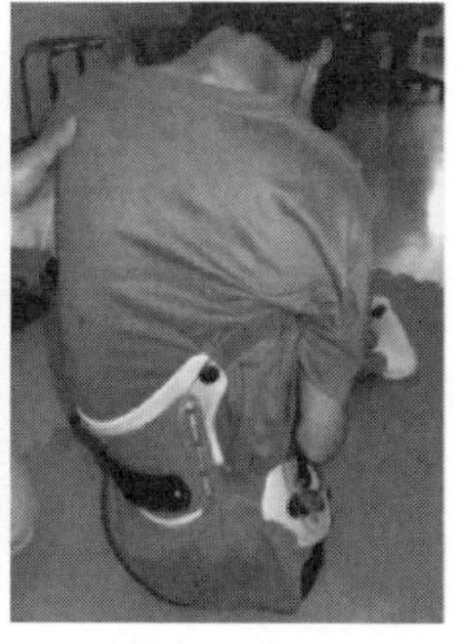

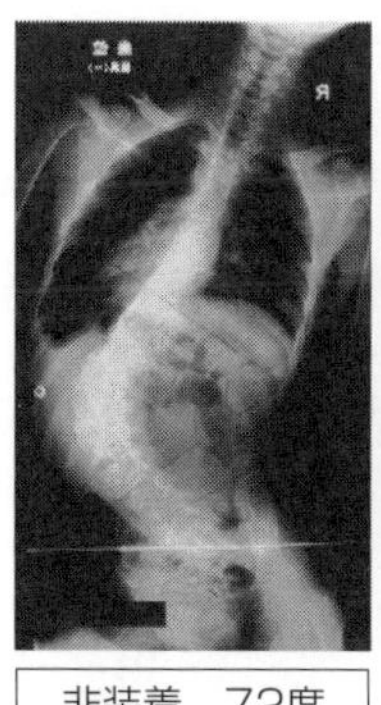

非装着　72度

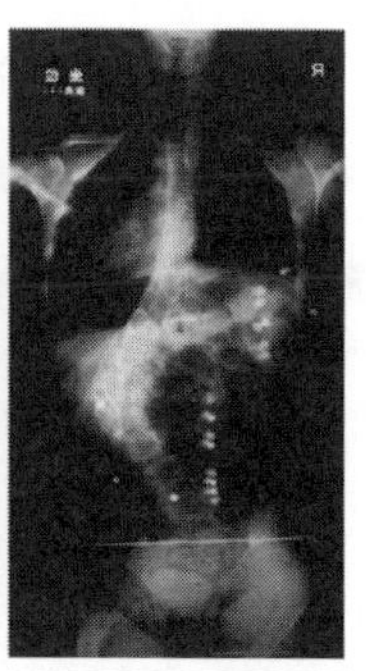

装着　51度

図3-91　症例②　脳性麻痺左凸側弯（18歳）

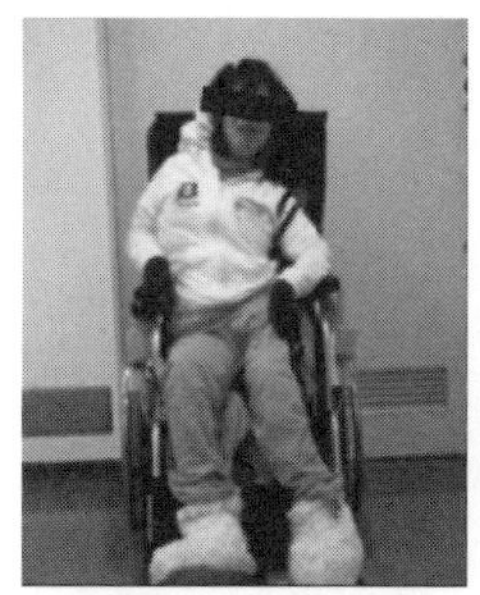

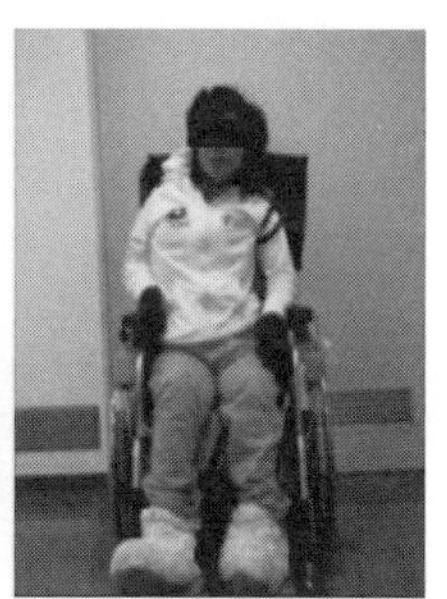

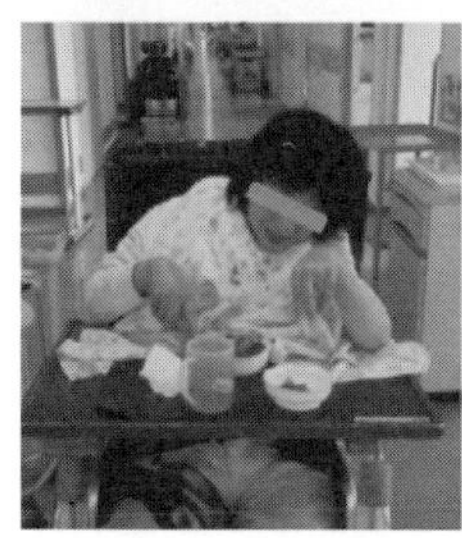

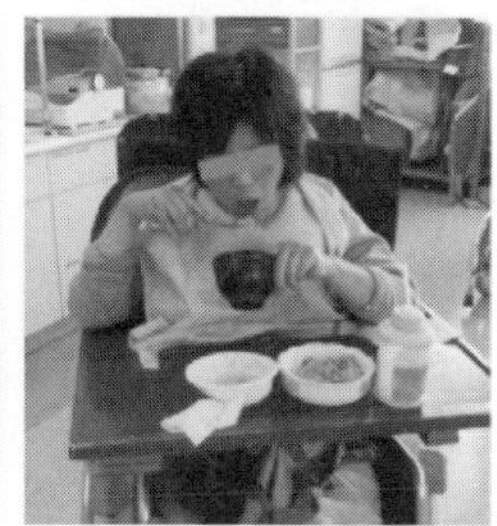

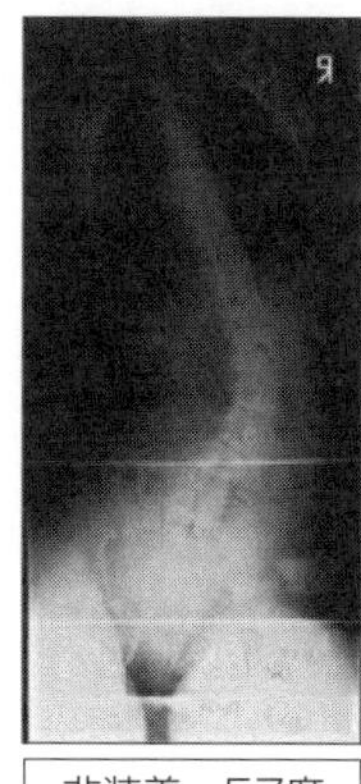

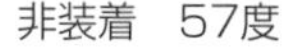

非装着　57度

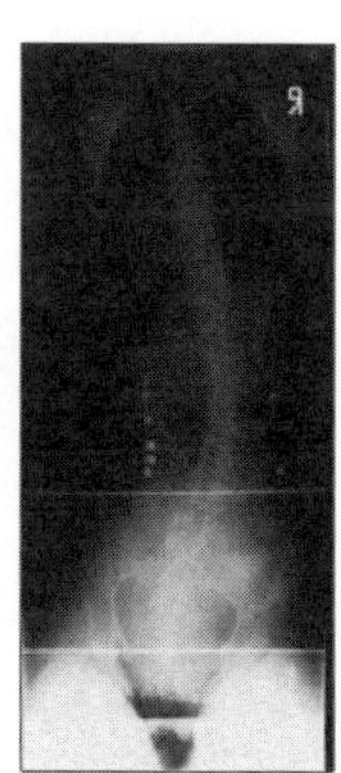

装着　38度

図3-92　症例③　脳性麻痺（39歳）

表3-3　プレーリー装着の注意点

1. 呼吸障がい，てんかん発作がある場合には，夜間装着は特に注意が必要です．
2. 装着時間は最初は30分くらいからはじめて，子どもの状態をよく注意しながら，異常がなければ徐々に長くしていってください．
   1日のうち最低8～10時間が目標です．
   障がいが重度の場合には，必要に応じて，パートタイムで装着してください．
   注意すべき子どもの状態とは，
   1）痛がっていないかどうか
   2）装具のあたる場所が発赤していないかどうか
   3）苦しそうにしていないか，いつもより顔色が悪い
   4）機嫌が悪いかどうか
   5）便秘，下痢，嘔吐などないか

   重症児・者では，特に全身状態の観察が必要です．

DSB（プレーリー）は医師の指示・処方が必要です．必ず診察を受けてください．

追記：脊髄性進行性筋萎縮症やデュシェンヌ型筋ジストロフィーなど，原疾患が進行する病気の場合は側弯が早く進行し，呼吸障がいが出現するのでコブ角40度になると手術が必要になります．

［梶浦　一郎］

［参考文献］

1）Kiyoshi Yoshida. et al.: Natural history of scoliosis in cerebral palsy and risk factors for progression of scoliosis. Journal of Orthopaedie Science 30, 2018.

2）大川敦子他：中枢神経障害による脊柱変形と装具．MB Med Reha. 179: 16–20, 2015.

3）梶浦一郎他：動的脊柱装具（プレーリーくん）．J of clinical rehabilitation, 24. 11: 1068–1072, 2015.

4）Ichiro Kajiura. et al.: Concept and treatment outcome of dynamic spinal brace for scoliosis in cerebral palsy. J of Pediatric Orthopaedics B, 28: 351–355, 2019.

5）田井宏治他：動的脊柱装具（DSB）の日常生活動作における介助者の主観的評価の調査分析．第27回日本小児整形外科学会学術集会，2016.

6）梶浦一郎：麻痺性脊柱変形に対するDynamic Spinal Brace. J of clinical rehabilitation, 25. 7: 669–672, 2016.

7）梶浦一郎他編：脳性麻痺のリハビリテーション実践ハンドブック，118，市村出版，2014.

第4章　家庭支援（チームアプローチ）のこと

1　在宅移行支援

在宅移行支援とは，何らかの障がいのある子どもが家族の中で，さらには地域の中で，その子どもらしく成長・発達し，その家族らしく暮らしていくことを目的としています．病院から在宅へスムーズに移行できるように，また，在宅移行後もいろいろな専門職から継続的な支援を受けられるように，計画的に支援していくことです．はじめに，関わる専門職種を表4-1で紹介し，在宅移行支援の流れについて詳しく説明します（p.134，表4-2）．

もちろん一人ひとりの子どもの必要性に応じてその他の専門職も参加します．病院によって関わる職種が違うかもしれませんが，疑問に思ったことは質問して，できるだけ疑問のままにしないことが大切です．

表4-1　在宅移行支援に関わる専門職（病院スタッフ）

職種	内容
医　師	子どもの医療面を全面的に支援し，診療方針に従って関わる全専門職が合理的な支援ができるように指示し，職種間の調整や療育の進め方について説明を行います．
看護師	毎日の医療的ケアから日常ケアに関して，全般的方法と具体的手順を身近に示してくれます．日々の子どもの支援の中で気になることを相談してください．
介護福祉士・保育士	毎日のケアを実際に行いながら，子どもが楽しめる活動や子どもと家族にとって快適な過ごし方について一緒に考え，取り組みます．
医療ソーシャルワーカー	今後の自宅での生活に向けて，生活に必要な社会資源やどのような手順で取り組んでいけばよいのか，在宅移行の手順を支援します．
セラピスト（療法士）	子どもの潜在能力を発達に伴って引き出せるようにハンドリングやリハビリテーション療法を通して身体面，知的面など多方面から関わります．次の３職種がいます．
・理学療法士（PT）	基本的な姿勢・運動機能を促し，必要に応じて呼吸機能や変形予防などに取り組み，自宅で出来る身体的関わり方を提案します．
・作業療法士（OT）	子育てで取り組む日常生活場面での介助や子どもとの遊びなどを支援し，最適な子どもの運動と感覚の学習環境を具体的に提案します．
・言語聴覚士（ST）	子どもの基本的コミュニケーション能力の発達を支援します．口腔機能を評価し，楽しく安全に口から食べられるように親子の取り組みを提案します．
臨床心理士	育児に関わる親子間の心因的ストレスの相談にのります．このため家族それぞれの気持ちに寄り添い，楽しい療育につながるようにお話しを伺います．
臨床工学技士（ME）	人工呼吸器・吸引器など，子どもに必要な医療機器を安全に使えるように取り扱いについて説明します．

1. ステップ1:
在宅生活の検討・決定

自宅への退院が可能な状態となれば，医師から退院に向けてのお話があります．まず，現在の状態，今後予想される状態や合併症などをふまえて，自宅で障がいのある子どもとの生活がイメージできるか，考えられるかについてお話があります．その上で納得されれば，退院に向けて準備することや準備に要する期間などの説明があります．準備については医師だけでなく，看護師やリハビリテーションのセラピスト，医療ソーシャルワーカー等の医療・福祉スタッフからも多くの役に立つ事柄の説明があります．

退院に向けたお話があったからといって，急いで決める必要はありません．不安なことやわからないことは，理解・納得するまで何度でもお話を聞いて，在宅生活について病院スタッフと共通の認識を持って考え・イメージしていきましょう．

2. ステップ2：心構え（準備）

まずは子どもの日常ケアへ参加していきましょう．日常ケアとは，食事や清潔（入浴・清拭）・整容・口腔ケア・更衣・排泄など，私たちが生活を送る上で日常行っている動作です．障がいがあることによって気をつけなければならないことや，育児介助を行っていく上で，その子どもにとっての特別な方法・手順など，学びが必要になる場合があります．それらのことをそれぞれの場面で直接・間接に関わる専門職から実際に教えてもらい，家族がイメージできて自宅でもできるように練習をしていきます．

(1) 姿勢設定

24時間の生活でどのような姿勢で過ごすと子どもの姿勢が安定できるかを考えながら，少しずつ姿勢のバリエーションを増やしていきます．これまで背臥位で過ごしてきた時間が多い子どもでは側臥位，腹臥位や座位姿勢にも挑戦します．特に，周囲が見やすくなり，親子でのやり取りが成功しやすい「お座り」の姿勢にあせらずに挑戦していきます．その際，なぜその姿勢設定をするのかを確認することが大切です．クッションひとつにも理由があります．その意図を理解しておくことが大切です．誰が実施しても同じような効果を子どもに提供できるようにしましょう（図4-1）．

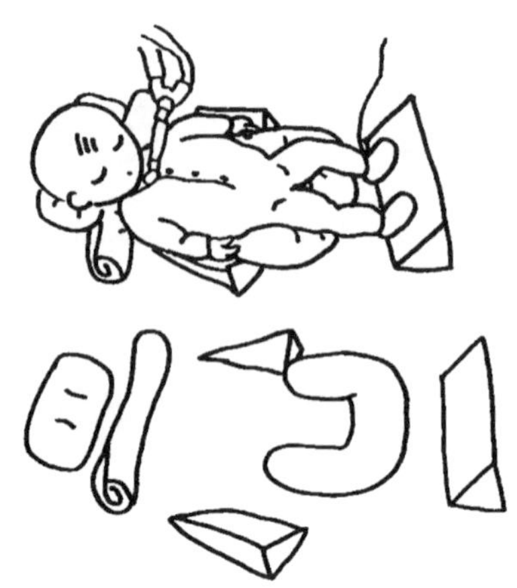

図4-1　姿勢設定
身体に負担がないように安定した姿勢設定を考えます．両脚が開いてしまう場合，脚が開きすぎないように膝下と骨盤両側から支えるクッション，頭が中央を向けるようにタオルローラーを入れるなど目的に応じた設定の工夫をします．

いずれも，生活のどの場面（食事，遊びなど）で取り組むかを考えます．日常生活で頻度が多い「抱っこ」の姿勢介助でも，子どもにとってより良い発達につながるように，適切なハンドリングを実際に行っていきます．まずは病棟スタッフと協力し，バイタルサインが安定していることを確認しながら取り組み，家庭へとイメージしていきましょう．

(2) 口腔ケア

顔をやさしくマッサージしたり，口周囲をゆっくりと動かすことから始めます．口の中はとてもデリケートなので，医療用手袋を付けて指などで

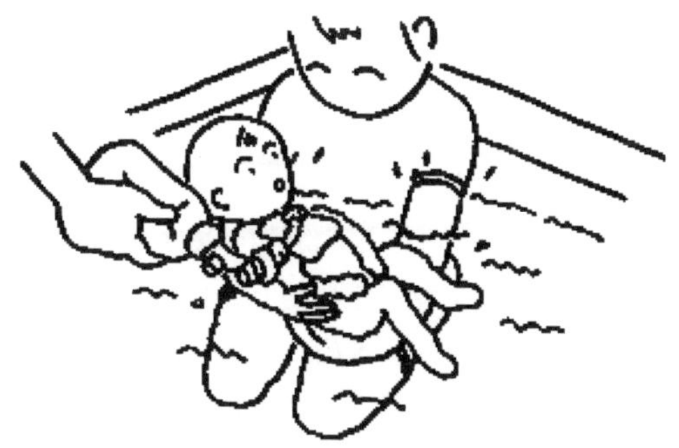

図4-2　気管切開チューブ児の入浴練習
病棟の浴槽を利用して，入浴練習を行います．実際の自宅での状況を想定して，どのように介助するのかだけでなく，一連の流れを経験して段取りや動線を確認しましょう．例えば，お父さんがお風呂に入れる場合には，お父さんが浴槽に入り，お母さんがバギングをする練習などもしていきましょう．

歯茎をやさしくマッサージしていきます．口の中の衛生面への配慮だけでなく，感覚を整える援助にもなります．経鼻栄養を受けている子どもも，口から食べる練習を始めます．子どもが受け入れられる範囲で，哺乳瓶だけでなく浅いスプーンからミルク・おかゆなどをほんの少量，味見程度で口に含ませてあげます．この時に子どもの口の中の動きと飲み込み（ごっくん）を注意深く観察してください．食べること（栄養）の治療方針を理解された上で，安定して介助ができるように関係する看護師・言語聴覚士などと相談しながら進めていきます．

(3) 入　浴

入浴は，自宅での生活を想定して，家族内での療育のひとつとして一緒に取り組んでいきます．まずはスタッフと一緒に実施してみた上で，お父さんやお母さんの役割を練習してみます．実際行う中では，想定とは違ったいくつかの体験を通して，容易でより良い方法をシミュレーションしていきましょう（図4-2）．

(4) 医療的ケア

日常生活に必要な経管栄養や気管切開部の処置，浣腸などの医療的ケアがあればその手技も覚える必要があります．生命に直結する吸引や人工呼吸器などの医療機器の取り扱い，気管カニューレや胃ろうチューブなどが抜けた時の，その場での対応や手順もできるようになる必要があります．しかし臨床工学技士から説明されても，これらは一気に覚えられるものではありません．入院中だけでなく在宅での具体的な場面を通して，時間をかけて少しずつ理解ができるものですから焦る必要はありません．

(5) 子どもの全身像について

リハビリテーションが始まると，まず子どもの身体の特徴を確認していきます．筋肉の緊張が高まりやすいのか，緊張が低く姿勢保持に援助が必要なのか，それは身体のどの部分でどんなときに生じるのかなど，その都度家族と一緒に確認していきます．

次に，身体の各部位の筋肉で緊張が高まりやすいところは緩め，もっと活動的になってほしいところは積極的に動きや姿勢保持を促すハンドリングを考えていきます．しかし子どもがそれを嫌がることがあるかもしれません．場面や時間などの環境を変え，楽しい遊びを通じて子どもに負担にならないように進めていくことが大切です．

ハンドリングを通して，見ること，聞くこと，触ること，身体を動かすことなど，子どもがどのように周囲の環境からの影響を受け，感じているのかを考えていきます．リハビリテーションでは子どもが得意な感覚を促し，苦手な感覚は少しずつ挑戦し慣らしていきます．例えば抱っこでもベッド上でも落ち着けなく，泣いてしまう原因がわからないことがあります．より密着した抱っこや顔の向きを変えた姿勢変化を試みてください．こういった子どもの姿勢変化による感覚の受け取り方が想像以上に影響していることがあります．子どものリハビリテーションについては，いろいろ知りたいことがあると思います．ご家族が理解されることが大切ですので，どんどん担当セラピストに質問してみてください（図4-3）．

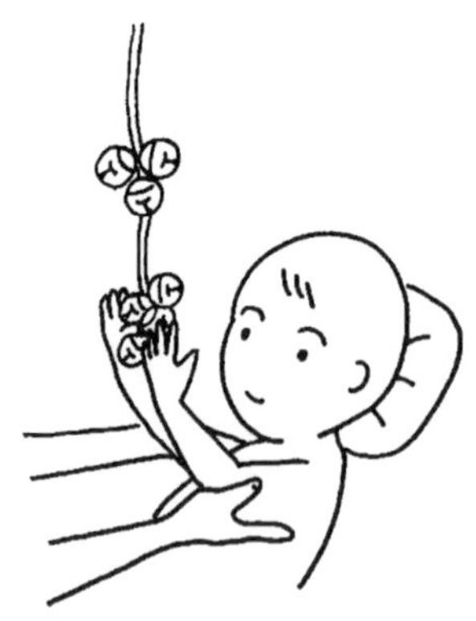

図4-3　リハビリテーションの様子
子どもの姿勢を援助して，安定した姿勢になることで，見ること，手を使うことが発揮されやすくなります．おもちゃをみることができると，目の前のものを見て触る活動ができ，興味の発達促進につながります．

(6) 社会資源の情報

在宅で生活することは家族との生活になることですから，今の生活リズムに合わせていけるのか，生活時間を調整するのか，家族の役割を考え直すのかなどの課題を考える必要があります．しかし家族だけで考えずに，ぜひ病院スタッフとも一緒に最善の方法を検討していきましょう．それら手助けとして社会資源を活用することも必要となります．

社会資源は自分で調べることも大事ですが，関係スタッフからお話を聞いて在宅生活に必要なことを選択していきましょう．

1) 福祉手帳

「身体障害者手帳」は身体に障がいがある場合に，「療育手帳」は知的に障がいがある場合に申請し取得することができます．お住いの行政窓口で是非詳細をお聞きください．手帳を所持することで，種々の福祉サービスを利用することができるようになります．

2) 福祉手当

特別児童扶養手当，障害児福祉手当があり，福祉増進を図ることを目的としてその子どもの家族に対して支給される制度です．

3) 小児慢性特定疾病

対象疾患が該当する際に利用することができます．子どもの健全育成を目的として，疾患の治療方法の確立と普及，ご家庭の医療費の負担軽減につながるよう，医療費の自己負担分を補助するものです．

4) 医療面の社会資源

自宅に赴いて支援を提供する訪問診療，訪問看護や訪問リハビリテーションなどがあります．訪問看護や訪問リハビリテーションについては次の項で詳しく紹介します．

5) 福祉面の社会資源

自宅に赴いて支援を提供する居宅介護（ヘルパー）や居宅訪問型児童発達支援などがあります．出かけて支援を受けるサービスとして，児童発達支援や放課後等デイサービス，短期入所（ショートステイ）などがあります．さらに，これらのサービスを紹介・調整し，在宅での生活について相談する障害児相談支援というサービスもあります．これらの福祉サービスを受ける際には，お住いの行政窓口に申請をする必要があります．

これらの社会資源については医療ソーシャルワーカーから詳しく説明されます．不安なことやわからないことがあれば，理解・納得できるまで何度でも聞いて，家庭での療育に必要な社会資源を有効に活用できるようにしましょう．

3. ステップ3：外出・外泊

実際に入浴や着替え，場合によっては食事など，子どものハンドリングについて家族ができるようになり始め，病棟スタッフの見守りを受けながら，面会時に子どもの介助になじんでいかれる時期です．この頃からバギー車など必要な福祉器具を実際に作製・試行し，子どもにあったものを選択していきます．その他にも医療的ケアの機器，ベッドなど必要なものをリストアップしていきます．どのように選ぶのかは，第3章を参考にしてください．

日常ケアができるようになれば，ステップ2と並行して在宅での生活をイメージしていきます．まずは外出の練習です．病棟内散歩から病院内散歩へと進み，次は病院外に出かけていきましょう．その際には，想定される緊急時に備えた対応の仕方を事前に学んでおく必要があります．最初は病院スタッフが付き添いますが，慣れてくると家族で院外散歩を楽しむことも大事です．初めての院外散歩は緊張しますが，子どもが外の風，気温，お日様の光を感じることはとても喜ばしいことです．また，外出時の子どもの快適な環境を配慮し，必要な日よけや扇風機などもその都度に検討してみましょう．

その次の段階は自宅へ外出（場合によっては外泊）をしましょう．自宅への外出の前にベッドや家具の配置，ケア実施時の動線などを関係スタッフと確認しておきます．場合によっては外出の際に病院スタッフも一緒に行って確認することが必要になるかもしれません．この時，コンセントの位置や入浴での浴室と居室との行き来の動線など，実際の生活でどんな難しさがあるのかを確認し，退院までに解決できるように一緒に考えていきましょう．このような問題点や課題を一つひとつ解決するために，院内外泊，1泊2日，2泊3日以上と段階を踏んだ計画的な外泊練習をお勧めします．

4．ステップ4：退院準備

外泊等も順調に進み退院日が決まったら，退院の準備をします．日常ケアや緊急時の対応などについての最終確認が必要です．外泊時の問題点や課題の中で十分解決されていない事柄，宅移行後に必要な申請や手続きなどについて，関係スタッフと一緒に確認しながら準備をし，退院前カンファレンスに備えましょう．

(1) 退院前カンファレンス

退院間近になると，関わっている病院スタッフと在宅生活を始めた後に関係する医療機関（在宅移行後のかかりつけ医や訪問診療医，訪問看護や訪問リハビリテーション）や福祉関係機関（児童発達支援事業や放課後等デイサービス事業，短期入所，障害児相談支援事業など）との間で，子どもの障がいと今後の支援方法の情報を共有するための退院前カンファレンスが開かれます．そこでは入院中の発達・成長の経過とリハビリテーション医療などの情報に基づき，障がい児の固有情報を踏まえた，退院後の家庭療育を円滑に進めるための連携した支援方法が検討されます．想定された在宅生活が実施できるように，その場で相談・修正されます．ご家族からの要望もお伺いし，具体的な支援のお話もできますので，是非出席して在宅生活が始まった後の支援内容を確認し，疑問点などを解消しておきましょう．

5．ステップ5：退院

ここで大事なことは，これまで相談していた窓口が病院から在宅支援の窓口に変わることです．カンファレンスでも確認をした相談窓口について，再度確認しましょう．また，在宅移行後に行わなければならない申請や手続きについての確認も必要です．医療機関（病院）の次の受診日を確認することも忘れないようにしましょう．

6．ステップ6：在宅生活開始

在宅生活で不安なことや困ったことは，支援を提供している方（支援者）に相談して一緒に解決を図っていきましょう．支援者は状況に応じ関係機関と連携を図り，問題点や課題の解決に尽力してくれます．相談の際には，子どもの状態や在宅での生活状況を報告し，困ったことや問題点などをできるだけ整理して相談するようにしましょう．あるいは想定された在宅での家庭療育が難しい場面に遭遇することがあるかもしれません．慌てないで無理のない範囲でその子らしく成長発達し，その家族らしく暮らしていけるような工夫も大切となります．入院中に培われたご自身のお子さんの能力を信じて，家族として待ってあげるゆとりの気持ちが重要です．

必要に応じて利用されることが多い，訪問による看護とリハビリテーションを紹介し，実際の在宅生活をイメージしてみましょう．

[近藤　正子・須貝　京子]

表4-2　在宅移行支援の流れ

項　目	子ども・家族	病院スタッフ
ステップ1 在宅生活の検討・決定	□家族（支援者となるであろう家族）と自宅での生活について考える	□主治医や看護師，各担当者は家族に在宅生活について説明する
	□退院の可能性について説明を聞く	□在宅移行の可能性について家族の意思を確認する
	□不安なことや分からないことは，理解・納得できるまで何度でも聞くようにする	□不安なことや分からないことがあれば，理解・納得できるまで何度でも説明を行う
	□じっくり考える	□在宅生活のイメージについて表現してもらう
ステップ2 心構え（準備）	□日常ケアへ参加していく＊ ・日常ケア→食事，清潔（入浴・清拭）・整容，口腔ケア，排泄，更衣 ・医療的ケア→経管栄養（経鼻，胃ろう，腸ろう）吸引，気管切開部，浣腸，ストーマ，呼吸器管理	□日常ケアの指導と確認を行う
	□日常生活で必要となることを確認する＊ ・姿勢設定・生活リズム，移動手段，通園・通学，通院	□日常生活で必要となることの確認を行う
	□子どもについての理解を深める＊	□日常ケアやリハビリテーションを通じて子どもの様子を説明する
	□社会資源の情報を知る＊ ・身体障害者手帳，療育手帳 ・福祉手当 ・小児慢性特定疾病 ・医療→訪問看護・リハビリテーション，訪問診療等 ・福祉サービス→児童発達支援，放課後等デイサービス，ヘルパー，短期入所，障害児相談支援，保育所等訪問支援等	□社会資源の紹介と説明を行う
	□必要な社会資源や手当，手帳等の申請	□社会資源や手当，手帳等について必要な手続きを案内する
	□各担当者と適宜面談を行う	□各担当者は適宜面談を行う
	□不安なことや分からないことは，理解・納得できるまで何度でも聞くようにする	□不安なことや分からないことがあれば，理解・納得できるまで何度でも説明を行う
ステップ3 外出・外泊	□日常ケアを習得する	□日常ケアの習得について確認をする
	□必要物品を確認する＊	□バギー，医療器具など必要物品を説明する
	□緊急時の対応について学ぶ	□緊急時の対応を指導する
	□外出の練習をしていく ・病棟内散歩→院内散歩→院外散歩→自宅とステップを踏んでいく	□外出の練習を一緒に行っていく ・必要に応じ付き添う

	□自宅の間取りや写真等を提示し，ベッドや家具などの配置やケア実施時の動線等について相談する	□必要に応じ自宅訪問をする
	□外泊を行う* ・院内外泊→１泊２日→２泊３日以上と段階を踏む	□外泊に向けての準備を一緒に行っていく ・必要に応じ訪問看護の利用を案内する
	□外泊時の問題点や課題を明らかにする	□外泊時の問題点や課題を明らかにする
	□不安なことや分からないことは，理解・納得できるまで何度でも聞くようにする	□不安なことや分からないことがあれば，理解・納得できるまで何度でも説明を行う
	□必要に応じて社会資源の申請をしていく	□必要な社会資源や手当，手帳等の進捗状況を確認し，必要に応じて手続きを案内する
ステップ４ 退院準備	□日常ケアの最終確認を行う	□日常ケアの最終確認を行う
	□緊急時対応の最終確認を行う	
	□外泊時の問題点や課題を解決する	□外泊時の問題点や課題を解決する
	□社会資源の最終確認をする	□社会資源の最終確認をする
	□医療や福祉の関係機関とのカンファレンスに参加する*	□医療や福祉の関係機関とのカンファレンスを開催する
ステップ５ 退　院	□困ったことや不安なことなどを相談するところを確認しておく	□困ったことや不安なことなどを相談するところを案内しておく
	□在宅物品をもらう	□在宅物品を渡す
	□次回受診日の確認をしておく	□医療や福祉の関係機関に連絡を入れる
		□医療や福祉の関係機関に必要な書類を提出する
ステップ６ 在宅生活開始	□退院後の生活や問題点を，受診時に質問できるようにしておく □困ったことや不安なことは確認しておいた医療や福祉の関係機関に相談する (*訪問看護・リハビリテーションを受けながら生活する)	□受診時に，困ったことや不安なことなどを確認する □受診時に，家族の身体的・精神的負担の確認をする □必要に応じ医療や福祉の関係機関と情報共有を図る

*本文に説明がある項目

[参考文献]

1) 梶浦一郎・鈴木恒彦編集：脳性麻痺のリハビリテーション実践ハンドブック．初版，市村出版，2014年出版，総ページ数118.

2) 前田浩利監修，岡田恵里香編著：病気をもつ子どもと家族のための「おうちで暮らす」ガイドブックQ＆A―医療的ケア・サポートが必要な子どもの生活のヒント―第1版第1刷．メディカ出版，2016年12月15日発行．

2　訪問看護・リハビリテーションの特徴

訪問は，ご家族と訪問する支援者との間の信頼関係の下に，いつも安心して子どもを療育できる環境を整えるように心がけられています．訪問の特徴は，行われる場所が「生活の場」であり，目的が治療ではなく「生活の継続・維持」であることです．それぞれの家庭がそれぞれの生活観や考え方をお持ちであるのは当然なことです．そのためご家庭の希望を最優先に訪問による支援内容が考慮されます．例えば，訪問時にインターフォンを押さないで静かに入る，入浴介入の時の着替える手順や衣服の置き場所を決めるなど，細かいこともできる限りご家族の意向にそって行うように心がけられます．訪問を特別なものと構えるご家族の気持ちや緊張をできる限り取り除くように配慮されています．

訪問による支援者としての訪問医，看護師，セラピストだけでなく，病院の主治医，医療ソーシャルワーカー，福祉サービスの相談支援専門員とも連携しながら支援を受けられます．必要があれば他支援者，例えばデイサービスや他の訪問看護ステーションなどとの協力を図りながら支援を受けることができます．

1. 対　象

在宅で生活をしている慢性疾患のある方で，0歳から高齢者まで年齢は問いません．対象疾患は，脳性まひ・染色体異常・てんかん・神経筋疾患・心疾患・精神発達遅滞・発達障がいなどさまざまです．疾患で区切るのではなく，医療機関を定期的に利用することができない場合に，主治医からの訪問看護指示書が出されれば，訪問看護・リハビリテーションを利用することができます．例えば，体が弱って動けなくなってきた時や，二次障害が出てきた時，家庭の事情で医療機関に通えなくなった時なども対象になります．

2. 支援内容

大きく分けて，医療的ケアの支援と療育（生活および育児）支援があります．

(1) 医療的ケアの支援

①胃ろう，経管・経鼻栄養ケア，②気管切開部ケア，③人工呼吸器，在宅酸素，吸引，吸入，気管カニューレの交換など呼吸器関連ケア，④人工肛門や導尿など排泄関連ケア，⑤褥瘡や皮膚疾患ケア

(2) 療育（生活および育児）支援

①体調の観察と把握，②入浴・清拭，③摂食・嚥下，④排泄や更衣などの日常生活動作の介助と指導，⑤見守り（在宅での短時間レスパイト）と遊びの提供，⑥服薬管理，⑦生活全般に対するリハビリテーション，⑧家族の医療的ケアや療育の相談

3. 在宅でのリハビリテーション

セラピスト（理学療法士，作業療法士，言語聴

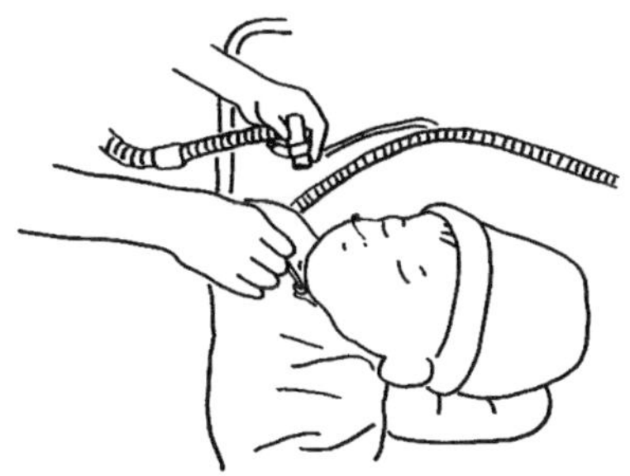

図4–4　ご家族がカフアシスト後吸引を行う様子

覚士）が，運動面・知的面・口腔機能とコミュニケーション面の発達を通して子どもの成長・発達を促し，ご家庭の日常生活の中で安心して楽しく生活できる環境設定を提案し，ご家族の日々の育児を支援します．

4．実際の訪問の支援内容

(1) さまざまな姿勢変換と排痰補助装置（カフアシストなど）を使う場合

姿勢の調整やカフアシストを使って，ご家族を支援する場合があります．ごきょうだいの相手をしながら，ご両親は訪問者（看護師やセラピスト）と子どもの日常の様子の情報を交換・共有し，訪問時間内に一緒に排痰を促すための姿勢変換やカフアシスト使用の介助に集中して参加し，その後の子どもへの関わり方を向上させていきます（図4–4）．

外出時には，酸素ボンベや呼吸器，吸引器，着替えなど，たくさんの物品をバギーに乗せる場合があります．冬場の低体温，夏場のこもり熱など体温調節が苦手な子どもも多いので，冬場の防寒と夏場のクーリングが欠かせません．通園，通学，デイサービスや家族旅行などに行けるよう，安全な姿勢設定や外出先で必要な物品・対応などをご家族と確認します．必要に応じて訪問医や医療機関と連携し，外出先での医療的ケアなどの具体的な処置を練習できるように支援します（図4–5）．

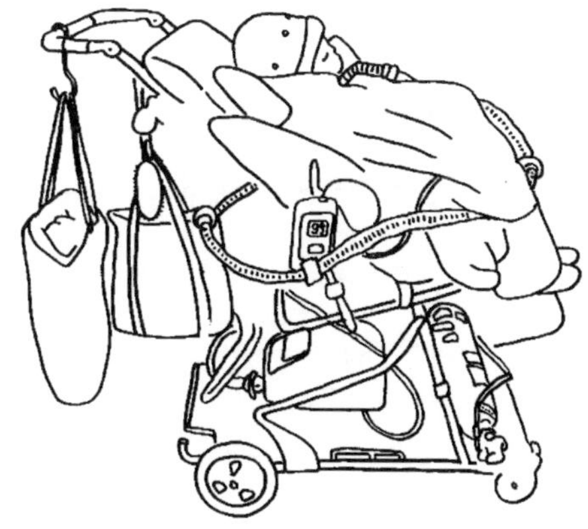

図4–5　外出時の様子

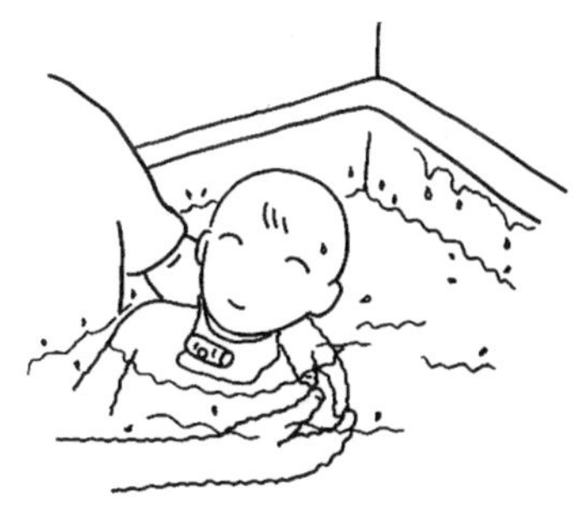

図4–6　看護師が入浴支援する様子

(2) 入浴支援の場合

おもに看護師が一緒にお風呂に入って支援することもあります．ご家族は洗い終わった後に，子どもを受け取るために居室内で準備します．身体が大きくなると入浴時の着替えや抱っこや移動も大変になります．ご家族と一緒に，抱っこひもを使う移動方法を検討したり，シャワーチェアーを試行したり，安全な介助方法を考えることもあります（図4–6）．

(3) 専用歩行器や座位保持装置を持っている場合

座位保持装置（特製椅子）や起立台などさまざまな福祉器具や補装具を，発達に応じて作ることがあります．これらの器具や装具類を使用する場

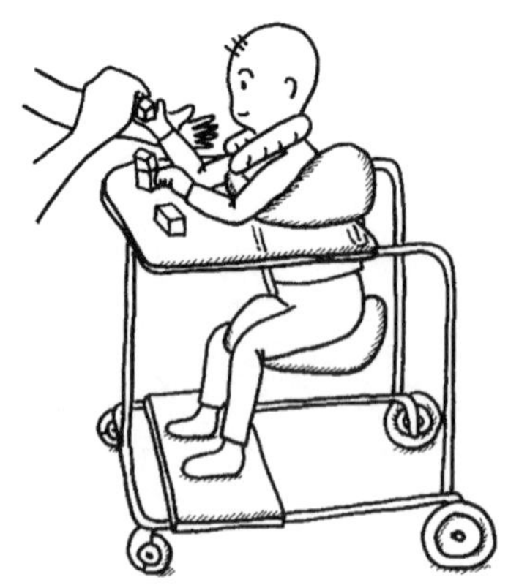

図4-7　SRC歩行器（3章⑥参照）を利用した，またがり座位でセラピストが遊びを支援

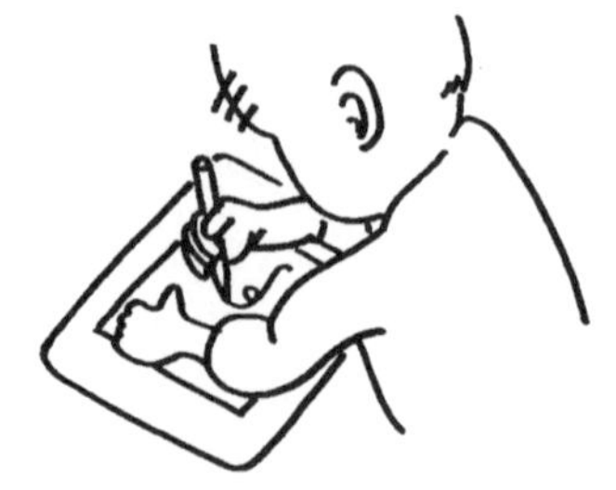

図4-8　セラピストとペンの握り方を練習
スプーンが上手く握れなくても，握る準備になります．

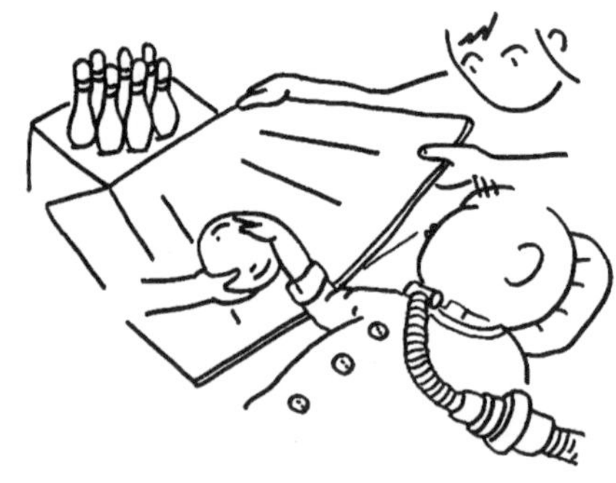

図4-9　授業のボウリング活動で，手の動かし方などを支援する様子

面と効果を確認して，もっとも有用な使い方をご家族と一緒に考えていきます．使用時の望ましい姿勢や痛みの有無など，適応状態を確認することもあります．成長に応じてサイズや機能を調整し，さらにデイサービスや学校などの他施設の生活場面でも有益に使えるように，使用方法などを伝達することもあります（図4-7）．

(4) 食事の支援

口の中が過敏で固形物の咀嚼（奥歯でのかみかみ）や嚥下（飲み込む時のごっくん）を嫌がったり，手や指の緊張が強くて，スプーンが上手く握れなかったり，食事が上手に進まない場面があります．

医療機関からの指示や医療情報を確認した上で，家庭内での日常の食事場面を踏まえて支援します．なめることから始めたり，おもちゃを握る動作や食べやすい姿勢を考えたり，子どもが嫌がらずに食べられる工夫をして口から食べる練習をします．食べ物の一回量の硬さや大きさ，形，水分のとろみなど，食べやすくなるように支援することもあります（図4-8）．

(5) 特別支援学校の訪問学級の授業への支援

障がいが重度で学校に通学できない子どものため，特別支援学校の教員が家庭を訪問する「在宅訪問授業」の時間に合わせて訪問し，授業を手伝う支援です．活動しやすい姿勢や動作などを介助し，学校の先生と一緒に授業しやすくします．そのままでは自分で座ったり動いたり話したりできない場合に，お手伝いします．授業の狙いに応じた子どもの姿勢と状態を確認し，居宅内で安全に活動が行えるように先生とご家族を支援します（図4-9）．

［河中真由美］

［参考文献］

1）梶浦一郎，鈴木恒彦編集：脳性麻痺のリハビリテーション実践ハンドブック．初版，市村出版，2014年出版，総ページ数118．
2）中野久枝：特別支援学校の教員による訪問教育の一例．小児看護．2018年7月，臨時増刊号，第41巻8号：946-952ページ．

3　子育て支援・家庭支援：児童発達支援について

普通の子育てでも大変なことですから，障がいのある子どもの「育児」はさらに大変な努力が求められます．どう育てたらいいのか，ご家族で悩むことが多いかもしれません．また近所の公園で遊んだり，地域の保育所や幼稚園に行ったりすることにも勇気がいるものです．その際どう相手をして遊んだらいいいか，お友達とどう関わればいいか，戸惑い困惑されることが多いかもしれません．

そんな子どもとご家族をお手伝いするために「児童発達支援」があります．

ここでは，「児童発達支援とは何か」，「児童発達支援の利用方法」についてお伝えします．

1．児童発達支援とは何か

厚生労働省が掲げている「障害児支援の基本理念」は表4-3の通りです．この基本理念を基礎に，「障害児支援サービス」があり，その中のひとつが「児童発達支援」です．

子どもの健康状態がある程度落ち着き，お家に帰って家族としての生活が始まってから，前述した悩み（どう育てたらいいのか等）へのお手伝いとして，子育て・家族支援のための福祉サービス

表4-3　障害児支援の基本理念

①障害のある子ども本人の最善の利益の保証
障害のある子どもの支援を行うにあたっては，その気づきの段階から障害の種別にかかわらず，子ども本人の意思を尊重し，子ども本人の最善の利益を考慮することが必要である．

②地域社会への参加・包容（インクルージョン）の推進と合理的配慮
子ども一人ひとりの障害の状態および発達の過程，特性等に応じ，合理的な配慮が求められる．障害の有無にかかわらず，すべての子どもが共に成長していけるようにしていくことが必要で，障害のある子どもへの支援では，移行支援を含め，可能な限り，地域の保育，教育等の支援を受けられるようにしていくとともに，同年代の子どもとの仲間作りを図っていくことが求められる．

③家族支援の重視
子どもを育てる家族に対して，障害の特性や発達の各段階に応じて子どもの「育ち」や「暮らし」を安定させせることを基本において丁寧な支援を行うことにより子ども本人にも良い影響を与えることが期待できる．

④障害のある子どもの地域社会への参加・包容（インクルージョン）を子育て支援において推進するための後方支援としての専門的役割
保育所等訪問支援の活用．
ライフステージに沿って地域の保健，医療，障害福祉，保育，教育，就労支援等の関係機関が連携し，切れ目のない一貫した支援を提供する．

を利用することができます．身近な地域における障害児通所支援の福祉サービスのひとつが「児童発達支援」です．

平成24年の「児童福祉法の改正」によって，障害児施設・事業の一元化が行われました．

それまで「知的障害」，「難聴」，「肢体不自由」，「重症心身障害」などに分かれていた障がい児の通所サービスがまとめて一元化され，「障害児通所支援」となりました．

「障害児通所支援」の中には「児童発達支援」，「医療型児童発達支援」，「放課後等デイサービス」，「居宅訪問型児童発達支援」，「保育所等訪問支援」がありますが，ここで説明するのは「児童発達支援」についてです．

(1) 対象児童

集団療育および個別療育を行う必要があると認められるおもに未就学の障がい児とされています．保育所や幼稚園に在籍していても利用することができます．通所するために，医学的診断名または障害者手帳・療育手帳を持っていることは必須要件ではありません．

(2) サービス内容

日常生活の基本的な動作の指導，知識技能の付与，集団生活への適応訓練，その他必要な支援とされています．リハビリテーションや保育を通して，食べることやトイレ，更衣等の子どもの身辺動作がうまくできるように援助するサービスです．

(3) 事業の担い手（支援者）

「児童発達支援センター」と，それ以外の「児童発達支援事業所」の2類型に分かれます．

どちらも，身近な地域における通所支援機能をもち，通所利用の障がい児やその家族に対する支援を行うことは共通です．「センター」は施設の有する専門機能を活かし，地域の障がい児やその家族への相談，障がい児を預かる施設への援助・助言を合わせて行うなど，地域の中核的な療育支援施設です．一方「事業所」は，児童デイサービスに代表されるように，専ら利用障がい児やその家族に対する支援を行う身近な療育の場です．直接関わるスタッフは，児童指導員，保育士，児童発達管理責任者等です．

2. 児童発達支援の利用方法

「児童発達支援センター」と「児童発達支援事業所」のどちらを利用する場合も，まずは住んでいる地域の役所にある「福祉の窓口」で相談することになります．

「福祉の窓口」では，地域にどんな「児童発達支援センター」や「児童発達支援事業所」があるかを教えてもらえます．それぞれの施設によって特徴があり，利用条件も異なりますので，ホームページなどで調べてみましょう．条件に合いそうな施設が見つかったら，連絡をとって見学に行ってみてください．子どもや家族にとってより望ましいところを選択していくようにしましょう．具体的には，場所，交通の便，送迎の有無，母子通所なのかレスパイト（分離）なのか，建物や部屋の様子，どんな子どもが利用しているのか，スタッフの雰囲気，日中の過ごし方（活動内容）などが，ご自分のお子さんやご家庭の状況に合っているかどうかです．

利用したい施設が見つかったら，地域の役所で「児童発達支援」を利用したい旨を申請することになります．役所は，子どもの生活や障がいの状況について調査し，サービスの支給を決めます．前述したように，給付を行うに際し，医学的診断名または，障害者手帳・療育手帳を有することは必須条件ではありません．また市町村保健センター，児童相談所，保健所等からの意見に基づいた給付も可能です．

サービスの支給が決まると「受給者証」が交付され，利用できる日数（時間）が決まりますので，児童発達支援センターや児童発達支援事業所と契約し利用開始することができます．

3. 児童発達支援の具体的内容

それぞれのセンターや事業所によって違いがありますので，ここでは大阪発達総合療育センターの中にある児童発達支援センター「ふたば」についてご紹介します．

(1) 基本理念

障がいのある子どもたちが，地域のなかで安心して豊かに楽しく主体的に生活できるよう，子どもとその家族に対して，生活全般にわたって支援します．

(2) 対　象

・主として運動発達に障がいのある乳幼児（0歳児～就学まで）

・保護者（育児をおもに行っている）がお子さんと共に通園できる方

(3) 目　的

1）発達支援

遊びを通して,子どもが「できた！」「やった！」という達成感や満足感を味わうことができ,また,自信を持つことで,物や人への興味の世界を広げ,持っている力を最大限に発揮できるように支援します．感触遊び・粗大遊び・手先を使った遊び・ごっこ遊び・リズム・楽器遊びなどなど年間カリキュラムに沿ってさまざまな遊びを提供します．

また，地域移行（就園や就学）に向けての準備などの支援を行います．

2）家族支援

家族の方も子どもと一緒に遊ぶことで新しい発見ができるように，子どもが生き生きと活動できる方法を一緒に考えていきます．また，社会資源や子育てに必要な情報の提供としての「療育講座」や「リハビリテーション講座」を開催し，家庭における育児支援を行います．

3）地域支援（地域社会との交流と連携）

地域で暮らす障がいのある子どもと家族を対象とした講座，交流会「ママカフェ」を年間で計画しています．

地域の保育・教育・児童発達支援事業所等へ向けた支援者支援の会「わくわくハッピーワークショップ」を年間で計画しています．

4. 保　育

(1) 保育スケジュール

年齢に応じたプログラムを提供することによって，子どもたちの潜在する基本的能力を最大限に引き出せるように支援しています．子どもたちの日常生活の自立を目指し，コミュニケーションや集団適応など社会性や学習能力の準備をします(表4-4)．

障がいのある子どもたちが，地域のなかで，安心して豊かに楽しく主体的に生活できるよう，子どもとその家族に生活全般にわたって支援することを基本理念に，医師・看護師・理学療法士・作業療法士・言語聴覚士・保育士・臨床心理士・医療ソーシャルワーカーなどがチームで支援します．

各曜日に専任の理学療法士・作業療法士・言語聴覚士のいずれかが保育士とともに終日保育に入ります（図4-10）．また，給食時間には言語聴覚士が参加し，おもに子どもたちの食事姿勢や介助方法について支援し(図4-11),看護師と連携して,食形態についても相談していきます．

並行して病院のリハビリテーションを受けておられる子どもについては，担当のセラピストとも連携して情報を共有しています．

1）0～2歳児クラス（ちゅうりっぷ）／3～5歳児クラス（さくら）

・0・1・2歳さんは，親子でふれあいながら，好きな遊びや楽しいことを見つけていきます．また，遊びに取り組みやすい姿勢設定などを一緒

表4-4　2019年度保育スケジュール

	月	火	水	木	金
9:40			いちごぐみ（ならし保育）		いちごぐみ（ならし保育）
10:30 11:20	みんなで遊ぼう（たてわり保育）	ちゅうりっぷ（0～2歳児）	ちゅうりっぷ（0～2歳児）	ちゅうりっぷ（0～2歳児）	ちゅうりっぷ（0～2歳児）
	給食	給食	給食	給食	給食
13:35 14:25	さくら（3～5歳児）	さくら（3～5歳児）	さくら（3～5歳児）	みんなで遊ぼう（たてわり保育）	さくら（3～5歳児）
14:35 15:35				みかん（就学準備・並行通園）	

＊スケジュールは，子ども全体の発達目標や特性・年齢を考慮したうえで編成しているため，毎年見直しをしています．

保育のながれ

［ちゅうりっぷ］

10:00～　順次登園，検温・健康チェック
トイレ・水分補給
自由遊び
（おうちでの様子を伺ったり，活動に向けた事前の導入や準備等もします）

10:30～　体操，朝の会
今日の活動
振り返り

11:20　おしまい，給食準備

［さくら］

（順次登園，検温・健康チェック）

13:00～　トイレ・水分補給
自由遊び
（おうちでの様子を伺ったり，活動に向けた事前の導入や準備等もします）

13:35～　体操，昼の会
今日の活動
振り返り

14:25　グッドバイのうた

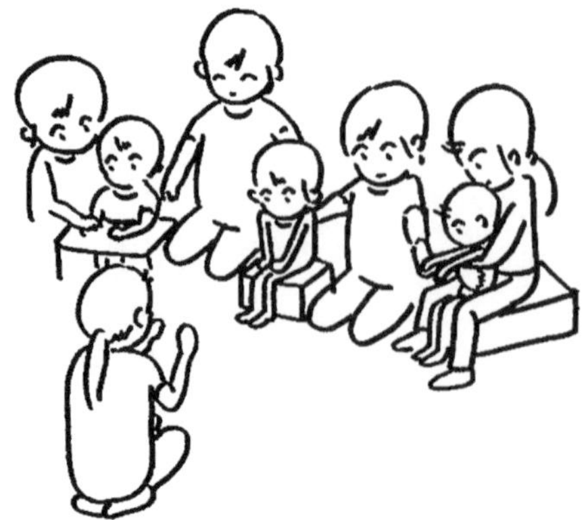

図4-10　療法士が姿勢を援助して保育に参加している様子

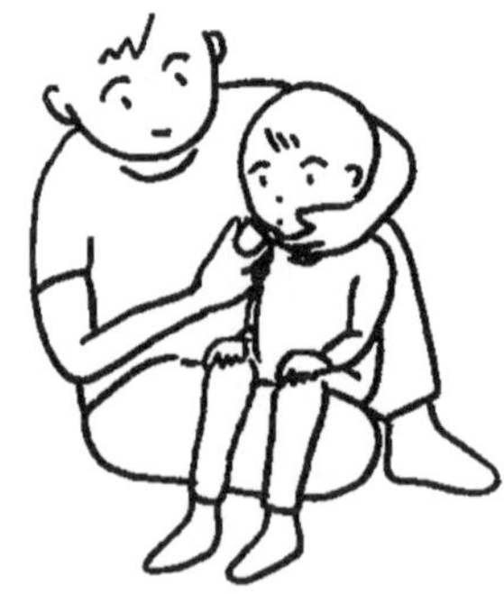

図4-11　言語聴覚士による食事支援の様子

に確認していきます．

・3・4・5歳さんは，道具を使った製作やお友達を意識した集団遊びなど，これまで経験してきた遊びをさらに発展させていきます．子どもたちの発達の過程をご家族と一緒に確認していきます．

また，就園や就学に向けての準備を家族と共に進めていきます．集団の一員として役割を持ち，

お友達と一緒に活動することの楽しさを味わえるような取り組みを大切にしていきます.

2）たてわり保育

0〜5歳まで一緒に保育を行います. 異年齢のお友達と関わる経験を得ることや, 集団遊びを楽しむことをねらいとしています.

3）就学準備・並行通園（みかん）

次年度就学を控えている5歳児の子どもを対象としたクラスです. 就学に向けて学校につないでいけるよう, 子ども・保護者と一緒に準備をしていきます（3〜5歳児クラスの保育においても, 就学に向けた準備を行っていきます）.

4）いちごぐみ

通常保育に入る前の, ならし保育のクラスです.

(2) イベント, 講座など

1）行事・イベント

入園式・サマーフェスティバル・スポーツデイ・ハロウィン・クリスマス会・ウィンタースポーツデイ・卒退園式は, 家族皆さんで楽しめることを目的に, 休日に行っています. また, 季節ごとのイベントや遠足, 消防署見学等行っています.

2）療育講座

子育てに必要な知識や, 子どもの成長発達への理解が深まることを目的とした各種の講座を実施します. 講座内容の例）窒息・第一次救命・歯磨き指導・社会性の育ちなど.

3）リハビリテーション講座

セラピストが講師となり, 排泄・着替え・食事・道具操作などの動作を保護者に体験していただくことで, 発達の理解がより深まることを目的としています.

5. 児童発達支援利用の具体例

(1) Kくん

・現在, 地域小学校1年生の男の子

極小未熟児で生まれたKくんは, 脳性麻痺による緊張が強く, 最初は抱っこすることも椅子に座ることも難しい状況で, 1歳よりふたばの通園を開始しました. お母さんはもともと働いておられ, 出産を機に仕事量はセーブされたものの, Kくんの体調をみながら徐々に仕事に復帰されました. 児童発達支援事業所（デイサービス）の利用も開始し, 3歳児（年中）の年からは週に2日ふたばに親子で通園, 3〜4日レスパイトのデイサービス利用日に仕事に行かれる生活を就学まで3年間続けられました.

お母さまはKくんの障がいがわかった時に, 一度は仕事をあきらめかけたそうです. しかし仕事仲間のサポートもあり,「障がい者の保護者は疲れていて大変, というイメージを払拭したい」,「自分が輝くことで同じ境遇にいるママたちに勇気を与えたい」という思いもあり, 通園も仕事も全力で取り組まれました.

Kくんは地域の保育所に通うことはありませんでしたが, 自宅近くの地域小学校に就学され, 毎日楽しい生活を送られています. 入学まではいろいろな出来事がありましたし, 今後も順風満帆なことばかりではないかもしれません.

しかし, 入学後の7月に訪問支援（保育所等訪問支援事業）に伺った時にお母さんがおっしゃられた「この子が生まれてから今が一番楽しい」という言葉は, Kくんと5年間をともに過ごしてきたスタッフにとって何よりの喜びとなりました.

(2) Yくん

・現在, 特別支援学校小学部1年生の男の子
・2歳上の兄と4歳上の姉の3人兄弟です

1歳11カ月の時に遺伝子の変異が判明して, ある症候群の診断名がつきました. 生後3カ月から

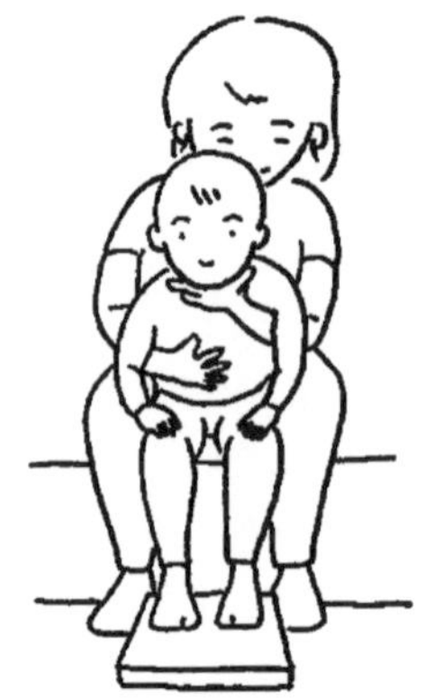

図4-12　保育士の介助で保育参加

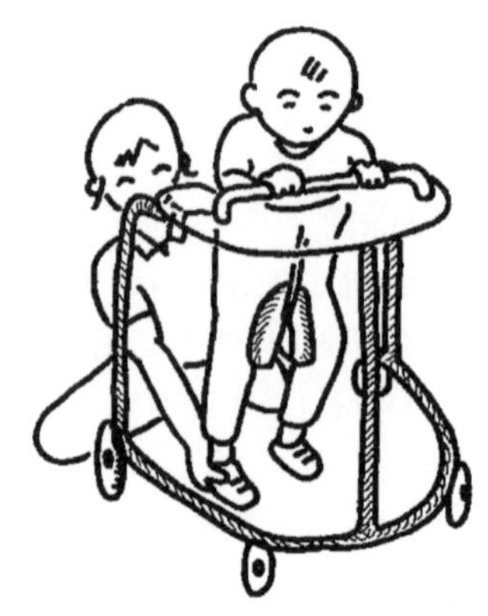

図4-13　担当療法士とSRC歩行器の練習

リハビリテーションを開始し，担当の整形外科医にすすめられ，身体障害者手帳（1級）を取得し，1歳7カ月から「ふたば」の通園が開始されました．

1歳10カ月時に療育手帳（A）を取得．2歳時に栄養状態の改善や，経口摂取量を増やすことを目的に，胃ろう増設手術を受けました．以後食事は，経口と胃ろうの併用です．

3歳4カ月「ふたば」と並行して児童デイサービス「なでしこキッズ」の利用を開始，4歳5カ月，地域の保育所との併行通園も開始しました．最初は週に1回，1時間だった保育所登園ですが，体調をみながら時間と日数を徐々に増やし，年長開始時には週に4回登園できるようになり，「なでしこキッズ」の利用は終了しました．

約2年間，地域保育所でお友達との交流を楽しまれたYくんですが，お母様は悩んだ末，特別支援学校への入学を決められました．支援学校を選ばれた大きな理由は，医療的ケアを有し，自発運動の少ないYくんのペースに合わせたゆっくりした関わりによって，コミュニケーションの幅が広がってほしいと，5年間の「ふたば」通園の体験から期待されたことでした．「ふたば」のスタッフはいつも「どうしたらYくんが楽しめるか」,「たくさんYくんの笑顔が見たい」，「Yくんの思いをくみ取りたい」という思いで，日々の関わり方を模索してきましたので，5年間の通園で得られた情報を，今度は学校の先生に引き継いでいくことになります．

Yくんのお母さまは，最初は，Yくんをどう育てていいのか見当もつかず，「親子で路頭に迷ったような」気持ちだったそうです．しかし「ふたば」に通い，たくさんのお母さんや子どもたちと触れ合いながら「ちょっとやそっとじゃへこたれない肝っ玉母ちゃん」になれたそうです.「ふたば」のスタッフやお母さん仲間から得た情報から自信ができ，次第に児童デイサービスや保育所へとYくんの生活の幅を広げていくことができたそうです（図4-12，図4-13）．

(3) Hくん

- 来年度，特別支援学校入学予定の5歳児（年長）の男の子
- 4歳児（年中）と1歳の弟がいます

Hくんは重症新生児仮死で出生し，0歳で胃ろう造設術を受け，1歳で喉頭気管分離術を受けました．食事はすべて胃ろうからの注入で，頻回の痰吸引，夜間の酸素が必要な重度の障がいがあります．出生後1年以上NICUに入院していましたが，1歳の時に当センターの在宅移行支援（第4章参照）を受けられ，おうちでの生活を開始されました．

在宅移行直後は，お母様は年子の弟さんの育休中でしたが，仕事復帰するために当時大阪には数件しかなかった，気管切開児を受け入れてくれる

送迎付きのデイサービスを探し出しました．ヘルパーさんによる支援も受け，当センターや他病院のショートステイも利用されながら，Hくんが2歳の時に仕事に復帰されました．その後も仕事を続けながらHくんが5歳の時に第3子となる弟さんを出産されました．

非常に忙しい生活を送りながらも，Hくんのお母さまは，いつも笑顔です．重度の障がいのある子どもさんを抱えながらも，たくさんのサービスを上手に利用しながら，ご自分の時間を確保され，やりたい仕事を続けていらっしゃいます．

Hくんは通園施設や保育所の経験はありませんが，ご本人とご家族に適した児童発達支援サービスを受けながら来年度小学生になられます．

以上はほんの一例ですが，児童発達支援のサービスを上手に利用されながら，その子どもさんのペースに合わせた楽しい生活の方向を見つけられた好事例といえます．

今回紹介した事例のなかにも出てきた社会資源や支援サービスである，「療育手帳」，「放課後等デイサービス」,「保育所等訪問支援」については，次節4社会資源の利用ガイドで紹介しています．

[木村　智香・阪口　和代]

[参考文献]

1）厚生労働省ホームページより：福祉介護→障碍者福祉→施策情報→障害児支援施策→1.障害児支援施策の概要，5.児童発達支援ガイドライン．

2）大阪発達総合療育センターホームページより：福祉サービス→通所サービス→児童発達支援センターふたば．

4　社会資源の利用ガイド

小児の在宅生活に役立つと思われる社会資源を紹介します．個別の制度や福祉サービスについては，都道府県や市町村で運用の詳細を確認してください．

1．医療費の助成

項　目	対象者	内　容	窓　口
小児慢性特定疾病の医療費助成制度	18歳未満の児童等で下記のすべての要件を満たし厚生労働大臣が定めるもの ・慢性に経過する疾病である ・生命を長期に脅かす疾病である ・症状や治療が長期にわたって生活の質を低下させる疾病である	小児慢性特定疾病対策は，児童の健全育成を目的として，疾患の治療方法の確立と普及，患者家庭の医療費の負担軽減につながるよう，医療費の自己負担分を補助するもの	市町村
自立支援医療（育成医療）	18歳未満で身体に障害を有する児童，またはそのまま放置すると将来障害を残すと認められる児童	身体障害を除去，軽減する手術等の治療によって確実に効果が期待できる者に対して提供される，生活の能力を得るために必要な自立支援医療費の支給を行うもの	市町村
特定疾患（指定難病）医療費助成制度	原則として「指定難病」と診断され，「重症度分類等」に照らして病状の程度が一定程度以上（確立された対象疾病の診断基準とそれぞれの疾病の特性に応じた重症度分類等が，個々の疾病ごとに設定）	指定難病患者の負担を軽減するため，医療費等の自己負担に上限を設けた制度 医療費などの自己負担が上限額を超えた場合に，その超えた金額分が国・都道府県から特定医療費として支給されるもの	都道府県 政令指定都市
福祉医療助成制度	市町村により異なる （例）重度障害者医療費助成 ・身体障がい者手帳1級・2級の交付を受けた方 ・重度・中度の知的障害者の方 ・精神障害者保健福祉手帳1級の交付を受けた方 ・特別児童扶養手当1級相当の方　など （例）こども医療費助成制度 ・0歳～15歳までの子ども　など （例）ひとり親家庭助成制度 ・ひとり親家庭で、18歳に達した日以降最初の3月31日までの児童　など	障害者の方が，健康保険証を使って病院などにかかったときの費用の一部を公費で助成する制度 1医療機関・訪問看護ステーション・薬局あたり，入・通院自己負担限度額の設定，所得制限など，市町村により異なる	市町村

2. 障害者手帳の交付

項　目	対象者	内　容	窓　口
身体障害者手帳	身体障害者福祉法に基づき，法の別表に掲げる障害程度に該当すると認定された方	・視覚，聴覚，平衡機能，音声·言語機能，そしゃく機能，肢体，心臓機能，腎臓機能，呼吸器機能，膀胱または直腸機能，小腸機能，ヒト免疫不全ウイルスによる免疫機能および肝臓機能に障害のある人 ・各種の福祉サービスを受けるために必要となる ・障害の程度により１級～６級までの区分がある	市町村
療育手帳	児童相談所または知的障害者更生相談所において知的障害であると判定された方	・知的障害児（者）に対して一貫した指導・相談を行うとともに，これらの者に対する各種の援助措置を受け易くするもの ・障害の程度によって重度・中度・軽度の区分がある	市町村
精神障害者 保健福祉手帳	何らかの精神疾患（てんかん，発達障害などを含む）により，長期にわたり日常生活または社会生活への制約がある方	・精神障がい者の社会復帰·社会参加の促進を図る ・障害の程度によって１級～３級までの区分がある	市町村

3. 各種手当等

項　目	対象者	内　容	窓　口
特別児童扶養 手当	20歳未満で精神または身体に障害を有する児童を家庭で監護，養育している父母，または養育者に支給	〈支給制限〉 ・受給資格者（障害児の父母等）もしくはその配偶者又は生計を同じくする扶養義務者（同居する父母等の民法に定める者）の前年の所得が一定の額以上であるとき ・手当を受けようとする人又は児童が日本に住んでいないとき ・児童が児童福祉施設（母子生活支援施設，保育所，通園施設を除く）に入所しているとき ・児童が障がいを支給事由とする公的年金を受けることができるとき 〈支給金額〉 １級：52,500円 ２級：34,900円 ＊月額は，物価変動等の要因により改定される場合がある	市町村
障害児福祉 手当	精神または身体に重度の障害を有するため，日常生活において常時の介護を必要とする状態にある在宅の20歳未満の者に支給	〈支給制限〉 ・受給資格者または扶養義務者の所得が一定以上あるとき ・肢体不自由児施設等の施設に入所しているとき ・障害を支給事由とする年金給付を受けているとき 〈支給金額〉 14,880円 ＊月額は，物価変動等の要因により改定される場合がある	市町村

＊これ以外にも生活環境や年齢等により受けられる手当がある場合がありますので，お住いの市町村にお問い合わせください.

4. 補装具・日常生活用具の給付等

項 目	対象者	内 容	窓 口
補装具の 交付・修理	補装具を必要とする障害者，障害児，難病患者等	障害のある方が日常生活上において必要な移動や動作等を確保するために，身体の欠損または損なわれた身体機能を補完・代替する用具について，購入または修理に要した費用（基準額）から所得に応じた自己負担額を差し引いた額を補装具費として支給 〈補装具の種類〉 義手・義足，装具（上肢・下肢・体幹），車椅子，電動車椅子，座位保持装置，歩行器，歩行補助杖，起立保持椅子，補聴器，義眼，義鏡，盲人安全杖，重度障害者用意思伝達装置　など	市町村
日常生活用具 給付事業	重度の身体障害者（児），知的障害者（児），精神障害者，難病等であって，日常生活用具を必要とする方	≪障害者総合支援法≫ 〈要件〉 ・安全かつ容易に使用できるもので，実用性が認められるもの ・日常生活上の困難を改善し，自立を支援し社会参加を促進するもの ・製作や改良，開発にあたって障害に関する専門的な知識や技術を要するもので，日常生活品として一般的に普及していないもの 〈品目〉 ・介護，訓練支援用具 ・自立生活用具 ・在宅療養等支援用具 ・情報，意思疎通支援用具 ・排泄管理支援用具 ・居宅生活動作補助用具（住宅改修費）	市町村
	小児慢性特定疾病医療受給者証をお持ちで，対象となる種目毎の対象者欄の要件に該当する方	≪小児慢性特定疾病事業≫ 〈要件〉 ・小児慢性特定疾病医療費支給認定の対象となっている在宅の方で，それぞれの用具に対する対象者要件を満たしているもの ・児童福祉法および障害者の日常生活および社会生活を総合的に支援するための法律（障害者総合支援法）等による他の施策の対象とならないもの 〈品目〉 便器，特殊便器，特殊マット，特殊寝台，歩行支援用具，入浴補助用具，特殊尿器，体位変換器，車椅子，頭部保護帽，吸引器，クールベスト，紫外線カットクリーム，パルスオキシメーター，人工鼻，ストーマ装具	

5. 日常生活の支援

項 目	対象者	内 容	窓 口
児童発達支援	集団療育および個別療育を行う必要があると認められる学校就学前の6歳までの障害児	障害児通所支援のひとつで，障害児がおもに通い支援を受けるための施設．日常生活の自立支援や機能訓練，保育園や幼稚園のように遊びや学びの場を提供といった障害児への支援を行うもの ＊本文「児童発達支援」参照	市町村

放課後等デイサービス	学校教育法に規定する学校（幼稚園，大学を除く）に就学している障害児	学校通学中の障害児が，放課後や夏休み等の長期休暇中において，生活能力向上のための訓練等を継続的に提供することにより，学校教育と相まって障害児の自立を促進するとともに，放課後等の居場所づくりを行うもの	市町村
保育所等訪問支援	保育所，幼稚園，小学校などに在籍している障害児	障害児が障害児以外の児童との集団生活に適応することができるよう障害児の身体および精神の状況並びにその置かれている環境に応じて適切かつ効果的な支援を行うもの	市町村
居宅介護	・18歳以上の身体障害，精神障害，知的障害で障害支援区分1以上と認定された方 ・18歳未満のこれに相当する障害児	障害のある人の自宅を訪問し，介護や家事，各種相談・助言を行い，住み慣れた地域で自立して日常生活を送ることができるように支援する一方，家族などの介護の負担の軽減を図るもの	市町村
短期入所	≪福祉型≫ （障害者支援施設等において実施） ・障害支援区分が区分1以上である方 ・障害児に必要とされる支援の度合に応じて厚生労働大臣が定める区分における区分1以上に該当する児童 ≪医療型≫ （病院，診療所，介護老人保健施設において実施） ・遷延性意識障害児者，筋萎縮性側索硬化症（ALS）等の運動ニューロン疾患の分類に属する疾患を有する者および重症心身障害児者　等	自宅で介護する人が病気や出産，その他の私的な理由により介護が困難になった場合に，短期間，夜間も含め施設で，入浴，排泄，食事の介護などを行う	市町村
相談支援	≪障害児相談支援≫ 障害児通所支援を利用するすべての障害児の保護者 ≪計画相談支援≫ 障害福祉サービスを利用するすべての障害者等	サービス等利用計画についての相談および作成などの支援が必要と認められる場合に，障害者（児）の自立した生活を支え，障害者（児）の抱える課題の解決や適切なサービス利用に向けて，ケアマネジメントによりきめ細かく支援するもの	市町村

＊ここに示している以外にも利用できる福祉サービスはあります．また，市町村独自で行っている福祉サービスもあります．

6．医療支援

項　目	対象者	内　容	窓　口
訪問診療	さまざまな理由で通院が困難な方 住み慣れた自宅で療養を望む方	定期的，かつ，計画的に訪問し，診療，治療，薬の処方，療養上の相談，指導等を行う	主治医
訪問看護 訪問リハ	障害児	看護師やリハビリ専門職がご自宅へ訪問し，子どもの成長や発達，ライフスタイルの変化に合わせてケアを行い，子どもとそのご家族が安心して在宅生活を送れるようにサポートしていきます．	主治医

［近藤　正子］

［参考文献］

1）福祉のあらまし．令和2年度版，大阪市福祉局．
2）前田浩利監修，岡田恵里香編著：病気をもつ子どもと家族のための「おうちで暮らす」ガイドブックQ＆A—医療的ケア・サポートが必要な子どもの生活のヒント—．第1版第1刷，メディカ出版，2016年12月15日発行．

付録1　身体の名称・おもな筋肉の名前と働き

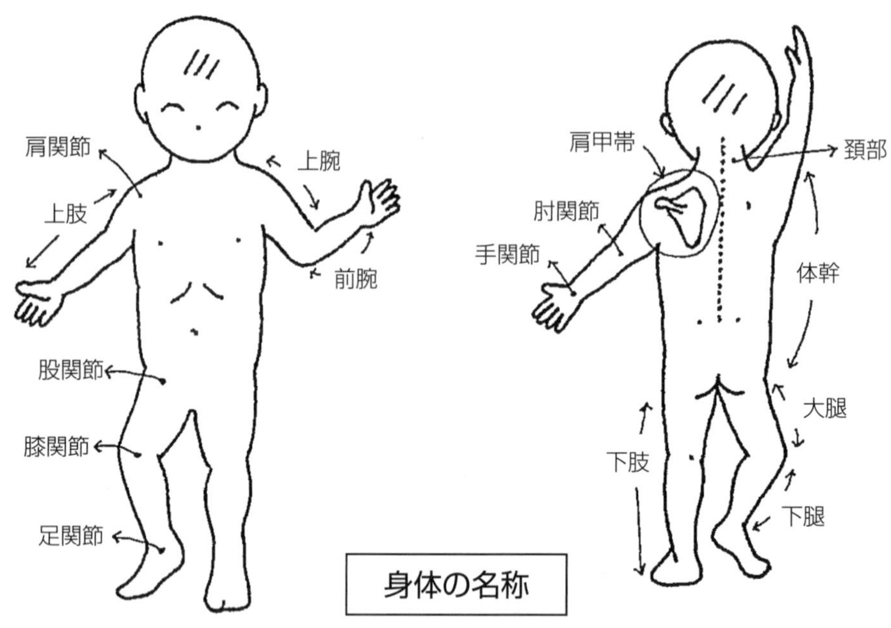

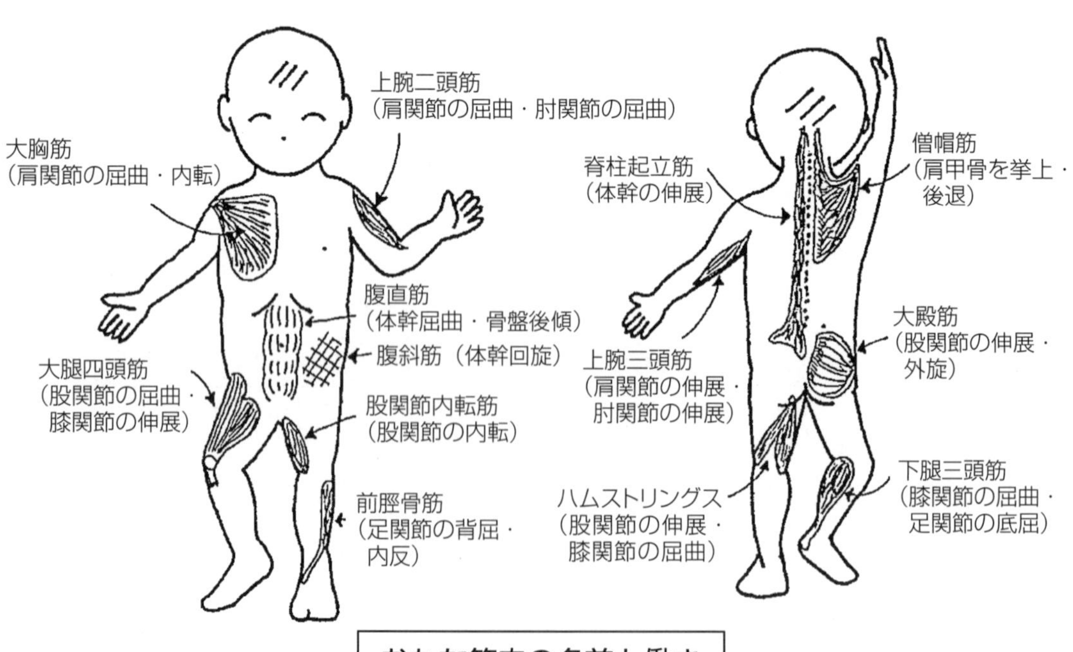

付録2　からだの運動について

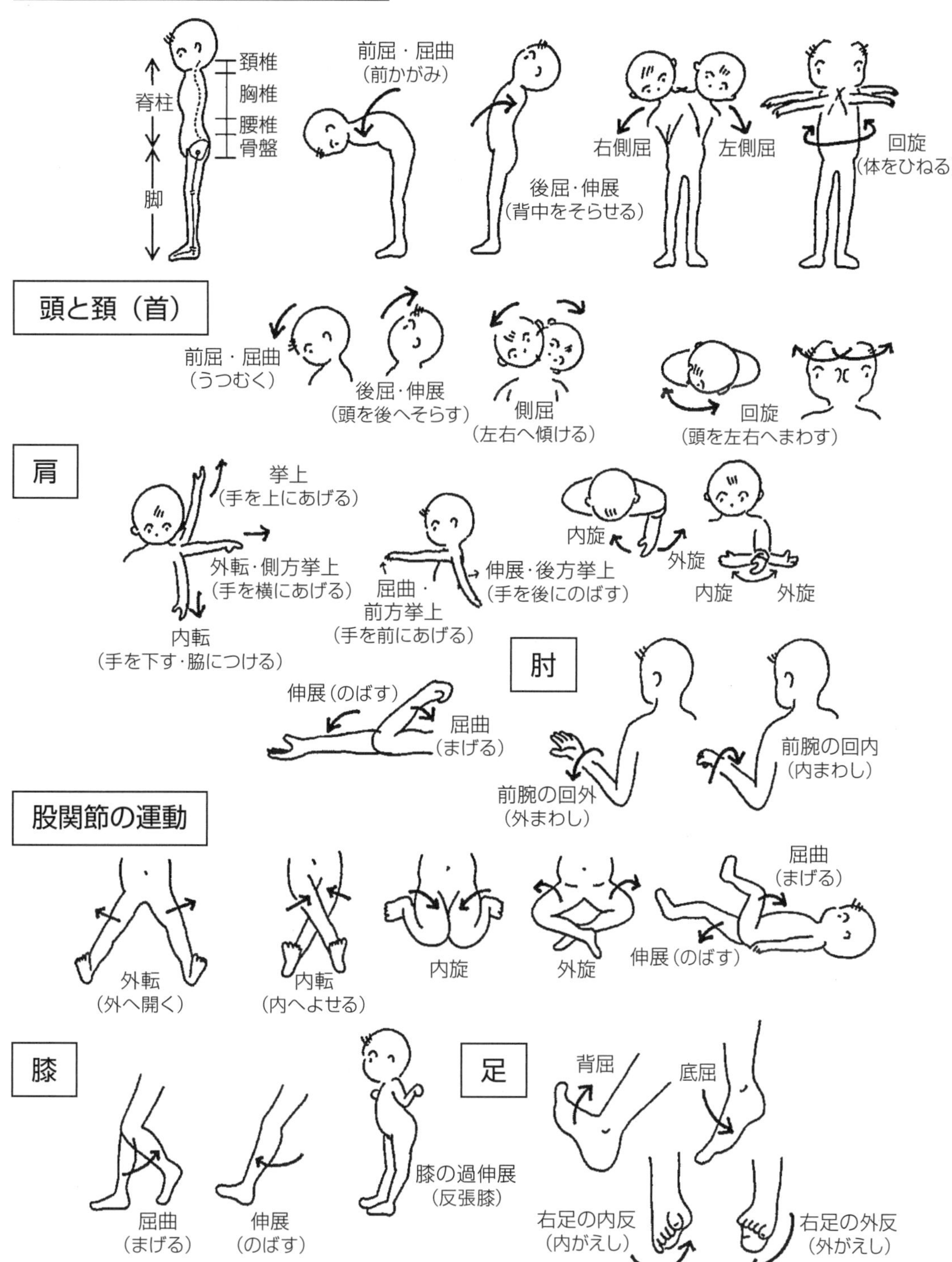

付録3　腰痛・肩こり・首こり体操

腰痛・肩こり・首こり体操

①

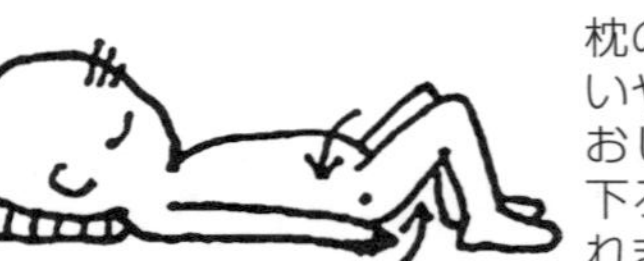

枕の高さは，首・背中が楽で呼吸が行いやすいことを目安に．
おしりを少し上げて，腰からゆっくり下ろすと，腰が少し伸びた感じが得られます．

②

脚（例えば右足）のうしろの筋を伸ばす．
足にタオルをひっかけて，ゆっくり伸ばします．

③

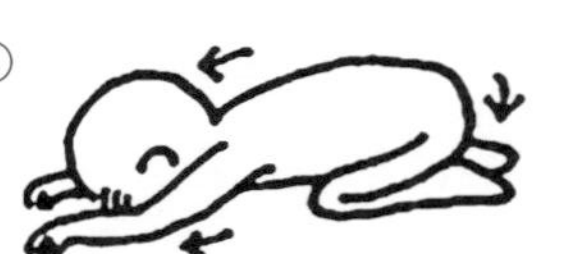

うつ伏せ姿勢をとる．
静かに息をして背中を伸ばす．
股関節のまわりの筋肉を緩めて，動きやすくする準備になります．

④

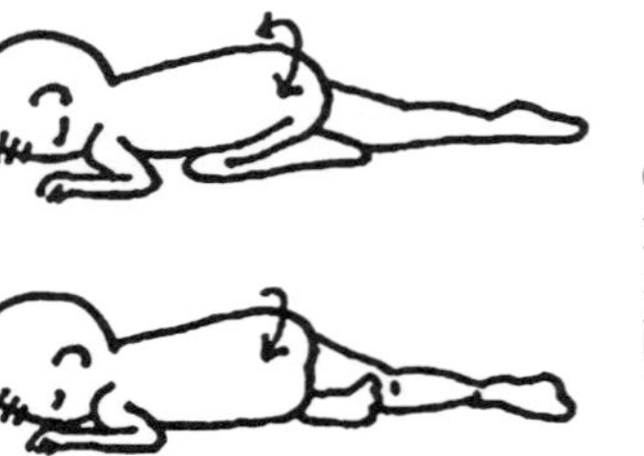

③の姿勢から片脚を伸ばします．
左右へおしりを動かして股関節のまわりの筋肉を伸ばし緩めます．
両腕を伸ばしにくければ，曲げて肘で支えても構いません．

⑤

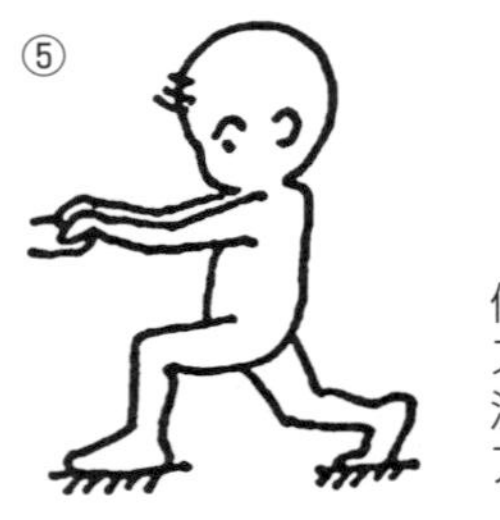

何かにつかまって肩の力をぬき，一歩足を引いたステップ姿勢から，腰を下ろしてゆきます．
決して無理せず，ゆっくり行います．
アキレス腱を伸ばし，股関節～腰が伸びてゆきます．

⑥

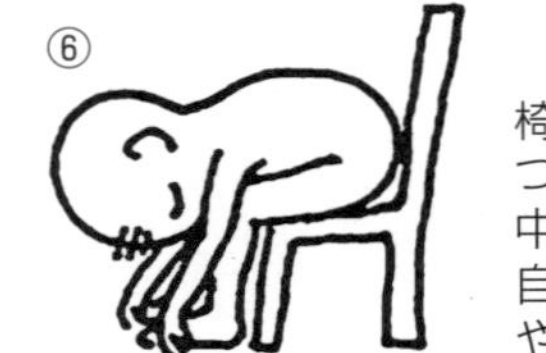

椅子にすわり，前かがみの姿勢，両足で踏んばりつつも，上半身の力をぬいて，静かに息をし，背中を伸ばします．
自分の太ももに身体をあずける姿勢で，頭の重さや腕の重さは重力にまかせます．

⑦

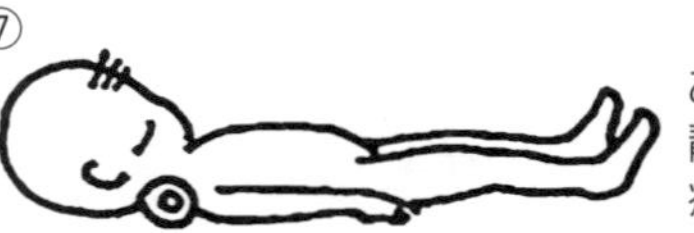

あお向けで，ビールビンを首枕にして，静かに呼吸．
痛くない範囲で頭を左右に向けてみる．

⑧

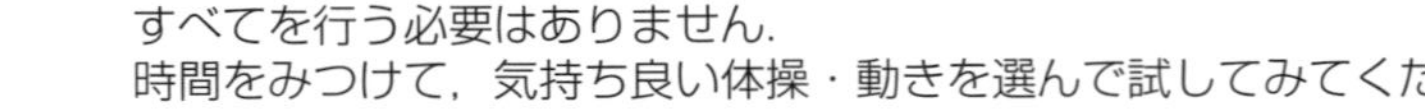

すべてを行う必要はありません．
時間をみつけて，気持ち良い体操・動きを選んで試してみてください．

（大阪発達総合療育センター・めぐみ　作成）

用語集

[あ　行]

胃食道逆流：胃の中にある胃液や胃酸などが食道まで逆流して，嘔吐，胸やけやすっぱいゲップなどの不快な症状を起こす病気．

胃瘻増設手術：身体の外から胃の中に直接栄養剤を流し込むための穴をお腹にあける手術．飲み込むことができない方，誤嚥性肺炎を繰り返す方，通常の食事ができず栄養剤治療を長時間必要とする方，胃内にたまったものを外に出す治療が必要な方などが対象となる．

咽頭：食べ物や空気の通り道で，上咽頭・中咽頭・下咽頭に分かれる．

[か　行]

可動域：関節の動かせる範囲．

下顎の後退：下顎が後ろに引っ込んだ状態．

気管切開：喉から気道までを切開し，多くの場合は穴が塞がらないように気管カニューレという管を入れ，呼吸をしやすくすること．

義肢装具士：医師の処方のもと患者さんの採型・採寸を行い，義肢装具を製作する医療専門職．

基底面：地表（あるいは床面）に接地した荷重点を結んで構成される面．

虚血脳：脳神経を栄養する血液の供給が生理的範囲以下になる状態．低酸素性脳症をきたす．

吸引器：口腔・咽頭・気道・気管内にカテーテルを挿入し，分泌物を除去して呼吸困難感を軽減・改善する吸引を行う際に用いる機器．

臼蓋：股関節にある大腿骨頭がはまっている受け皿のような部分．

筋痙縮：関節を他動的に動かす時に，初めに抵抗を示し，その後抵抗がなくなる筋緊張状態．速く操作をすれば起きやすく，痙攣様の筋活動（クローヌス）を来す．

空腸・回腸：小腸の一部で胃や十二指腸で消化された食べ物をさらに分解し，栄養素を吸収するはたらきをしている部位．

グリア細胞：神経系を構成する神経細胞ではない細胞の総称で，神経細胞の位置の固定，栄養と酸素の供給，他の神経から絶縁等の機能を持つ．

経管栄養：口や鼻から胃に入れたチューブを通して，水分や栄養分をとること．経鼻胃管栄養，経鼻腸管栄養，胃瘻，腸瘻の4つが代表的．

経腸栄養剤：口から食べることができない方に，経鼻や胃瘻などから注入する栄養剤．

原始反射：生下時（新生児期）にある反射群で，生命の維持になくてはならないものが多い．大部分は生後3カ月までには消失する．

拘縮（関節）：関節が固まって動かなくなってしまうこと．

巧緻運動：手や指を使った細かく精密な運動．

喉頭蓋：声帯の少し上にある軟骨でできた組織で，食塊が入ったときに気道を一時的に閉鎖し，誤嚥を防止する．

喉頭気管分離術：気管への唾液の流れ込みを完全に防止するのを目的として行う手術．気管を離断して上の気管（口側）は閉鎖し，下の気管（肺側）を気管切開のように皮膚にあけて呼吸できるようにする．これによって口の中と気管が分離され，誤嚥は完全に防止できる．

肛門括約筋：自分の意志とは関係なく常にやや弱めにしめていて，無意識に便が漏れるのを防ぐ筋肉．

誤嚥性肺炎：唾液や食べ物などと一緒に細菌が誤嚥され，気管支や肺に入ることで発症する疾患．

[さ　行]

ジストニア：関節を他動的に動かす時に，不規則な抵抗が持続する筋緊張状態．環境に敏感で，不安定．その都度，筋抵抗が増す．

姿勢トーン：姿勢によって変化する筋肉の張り．

児童発達管理責任者：児童福祉の現場で活躍する職種．主たる業務は子どもの成長に合わせた「個別支援計画」の作成．アセスメントやモニタリングを行いながら，子ども自身の希望やその家族のニーズもくみ取り，短期・長期の目標や支援内容，援助の方針などを作る現場の職種．

重心線：身体を横から見たときに，各部分の重心をつないだ縦線．前後の重心の傾きを示す．

身体図式：運動する際，無意識にもっている身体の枠組み．用語として身体像や身体概念とは分けて使われる．

髄鞘化：成熟した神経細胞の軸索は髄鞘という膜で覆われ,非常に速い速度で情報が伝達できる．しかし出生時の軸索には髄鞘がなく，成長に伴いできてくる過程．一般に2～3歳くらいで髄鞘化が完成すると，その脳神経領域は十分に機能するようになる．

舌根沈下：舌根が喉側に落ち込むことで空気の通り道が狭くなってしまう状態．

先天異常症候群：生まれつきの疾患が複数臓器に認められる指定難病のひとつ．

蠕動低下:大腸の緊張がゆるんで蠕動（ぜんどう）運動が弱くなっている状態．

相反的筋活動：動作筋とそれに対抗した拮抗筋の間で，互いの筋活動が円滑に行われること．

粗大運動：姿勢の保持や移動運動などの動きの大きな運動．

[た　行]

体幹：胴体．

大腿部：太もも．

体性感覚：皮膚感覚，深部感覚，内臓感覚を指す（内臓感覚を除外する立場もある）．感覚器が外からは見えず，皮膚・筋肉・腱・関節・内臓の壁そのものに含まれる．

脱感作：過敏を取り除き，感覚に慣れること．

トーン（Tone）：筋肉の張り．

特別支援学校：障がいのある子どもが，幼稚園，小学校，中学校または高等学校に準ずる教育を受け，学習上または生活上の難しさに対して自立に向け必要な知識や技能を獲得することを目的とする学校．対象は視覚障がい者，聴覚障がい者，知的障がい者，肢体不自由者または病弱者（身体虚弱者を含む）．

[な　行]

内／外尿道括約筋：尿がもれないように尿道を閉める筋肉．

乳幼児突然死症候群：なんの病気もなく元気だった赤ちゃんが睡眠中に突然亡くなってしまう病気．

[は　行]

バギング（bagging）：専用器具を利用して空気を送る方法．人工呼吸の方法のひとつで，用手換気ともいう．

バランス反応：静的，動的にも姿勢を崩さない反射機能．

非対称性緊張性頚反射：赤ちゃんにみられる運動（原始反射）のひとつで，背臥位にした子どもの顔を一側に回すと，首筋の固有感覚受容器の反応により，顔面側の上下肢が伸び，後頭部側の上下肢が曲がる反応．

不随意運動：本人の意思とは無関係に身体に起こる異常な運動．

[ま　行]

満腹中枢：脳の神経の集まっている場所で，お腹がいっぱいになると「もう十分」と指令を出し，ご飯を食べたくなくなるようにする．

[ら　行]

療育：発達の遅れや発達障がいのある子どもに対して，特性にあった支援計画を実施することにより，発達と自立および社会参加をサポートしていく取り組みのこと．

療育者：障がいのある子どもたちが，社会的に自立できるようにするために行う治療・教育に携わる人々．

連合運動：重いものを持ち上げようとする時，口を閉じるような，無意識に起きる他の身体部位の運動．

あとがき

今回，社会福祉法人愛徳福祉会「大阪発達総合療育センター」創立50周年記念に際し，脳性まひの子どもさんのための「子育てハンドブック〜脳性まひ児とともに〜」を作成しました．この本は，梶浦一郎名誉理事長・鈴木恒彦理事長によって共訳されましたNancie R Finnie編著『脳性まひ児の家庭療育（原著第3版)』を参考に，また学会や当センターで永年積み上げられた治験や体験を基に家庭での子育てのこつや考え方を療育支援の立場から表したものです．Karl Bobath博士は，「患者さまを宝石のように大切に扱いなさい．誠心誠意をもって」という大切な言葉を私たちに残しています．それぞれの担当者がその精神を心に刻みながら，子どもさんとご家族を中心に多職種協働で心を込めて執筆しています．

英語のLifeには3つの意味があります．すなわちいのち，生活，そして人生です．現在社会全体がICF国際生活分類（2001年，WHO）を基に，チルドレンファースト，ノーマライゼーション，ユニバーサルデザイン，ソーシャルインクルージョンなど「共生社会の形成」へと進もうとしています．たとえ一部に障がいがあろうとも，一人の人間としてどのように楽しく生活し，自ら光を放ちながら人生を生き抜くかが大切な目標となっています．このハンドブックは，その土台となる5歳までの子育てを中心に具体的に書かれています．是非ご家族だけでなく脳性まひの子どもさんと共に歩む支援者の人々にも読んでいただきたいと願っています．

最後に執筆いただいたスタッフの皆さま，出版に協力いただきました市村出版の皆さまに感謝いたします．最後に私の好きな田中千鶴子氏の「光と影の輝きについて」という詩を紹介させていただきます．

〜光と影の輝きについて〜

光が当たらなければ影はできない．
光が当たると影ができ，光が強ければ強いほど濃い影になる．
光が多方から当たると影はできない．
それ自体が輝いていれば影はできない．

（田中千鶴子：家族が願う子どもと家族のトータルケア）

船戸　正久

子育てハンドブック～脳性まひ児とともに～
定価（本体2,600円＋税）

2021年　7月　15日　初版1刷発行

監　修
鈴木　恒彦・船戸　正久・川端　秀彦
発行者
市村　近

発行所
有限会社　市村出版
〒114-0003　東京都北区豊島2-13-10
TEL 03-5902-4151・FAX 03-3919-4197
http://www.ichimura-pub.com・info@ichimura-pub.com

印刷・製本
株式会社　杏林舎

ISBN978-4-902109-58-0　C2047
Printed in Japan